Mit **Trennkost** zum **Wunschgewicht**

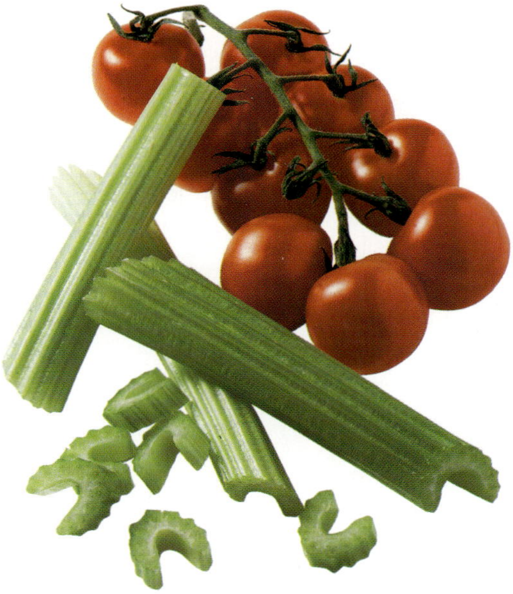

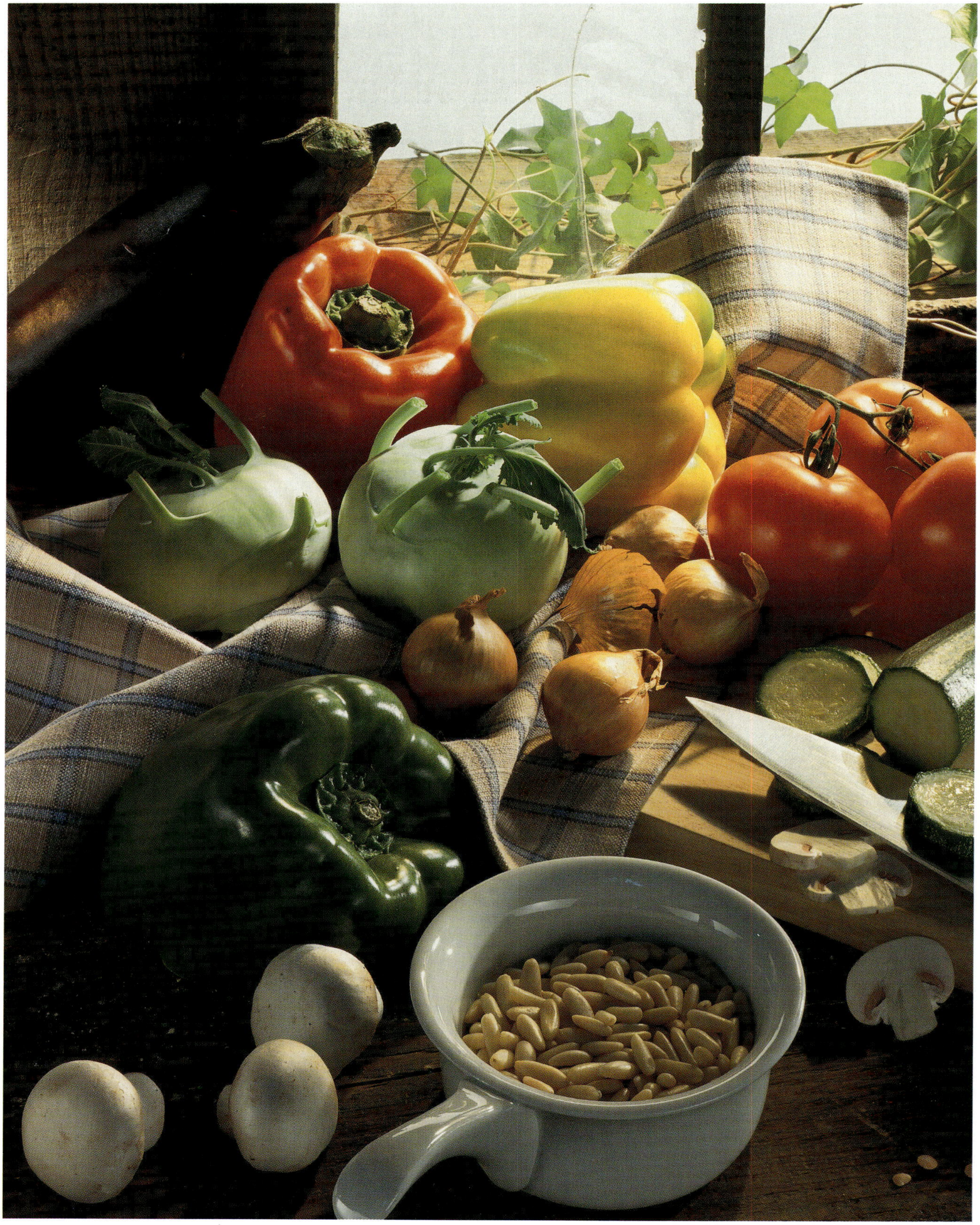

Ursula Summ

Mit Trennkost zum Wunschgewicht

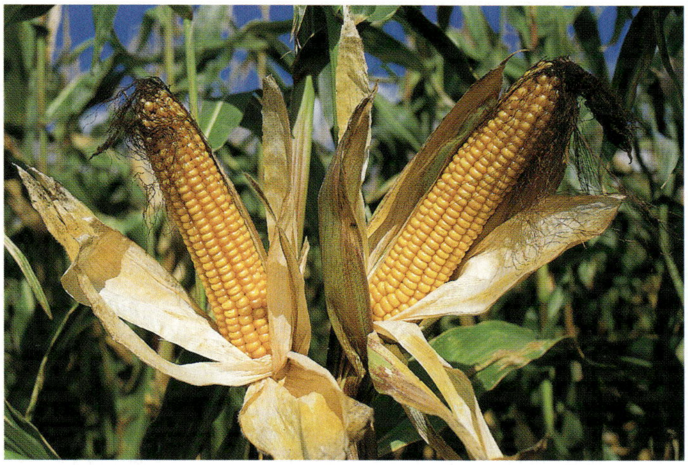

FALKEN

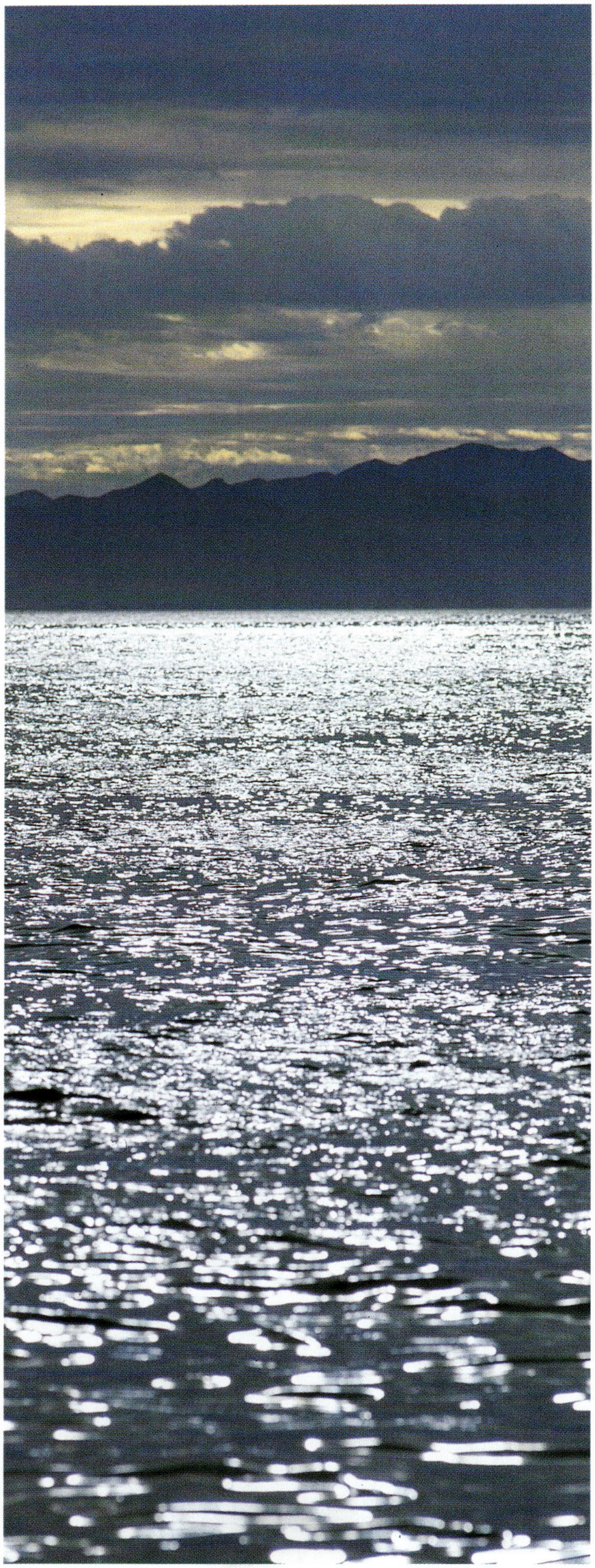

Inhalt

Einleitung

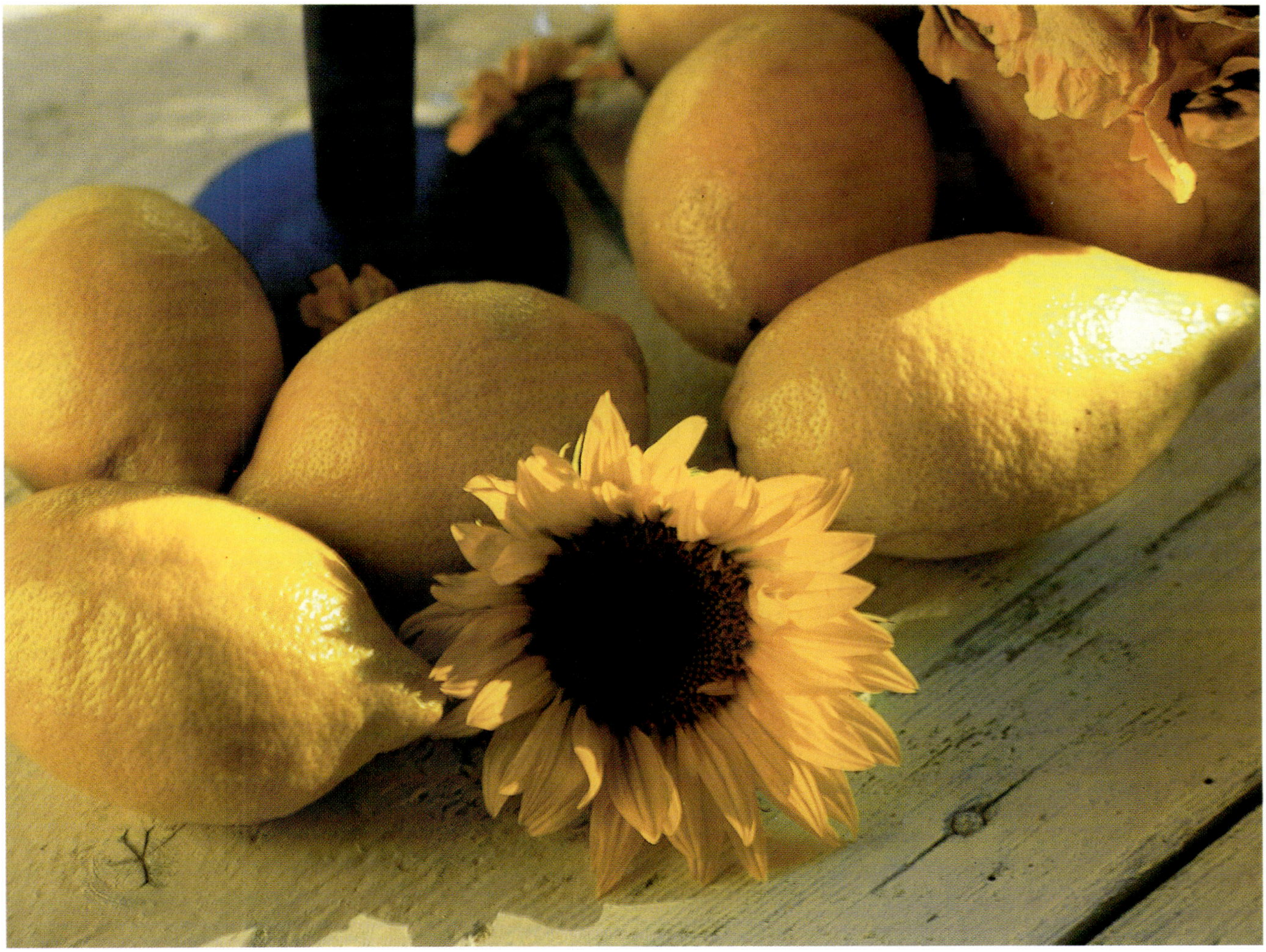

Rezeptteil

Anhang

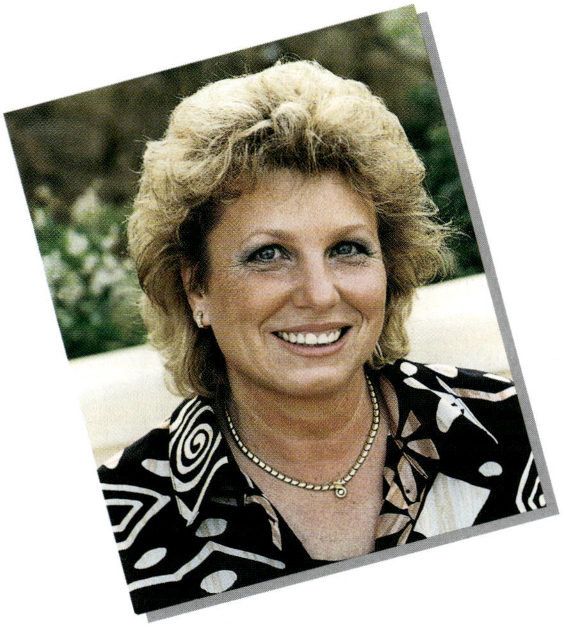

Mein Vorwort

Was empfinden Sie bei den Wörtern Übergewicht, Idealgewicht, Schlankheitskost, Diät? Bleiben Sie völlig cool oder spüren Sie dabei eine innere Ablehnung oder gar Erregung?

Es gibt Begriffe und Beschreibungen, die in uns spontane Reaktionen auslösen, weil sie einen Teil unseres Wesens erfassen. Und da sie bestimmte Stimmungen und Erinnerungen wecken, ist es ratsam neue Begriffe und Beschreibungen zu finden, die angenehmer klingen und somit ein besseres Lebensgefühl vermitteln.

So kam ich auf den Gedanken, in diesem Buch, den Begriff Wunschgewicht zu verwenden. Denn es gibt keine Idealgewichtsformel, die auf jeden Menschen zutrifft, ebenso wenig wie es eine gemeinsame Schuhgröße für alle gibt. Jeder Mensch ist einmalig und besitzt seine eigene Schönheit.

DIE TRAUMFIGUR

Wir leben in einer Zeit, in der uns aus jeder Zeitschrift, jeder Werbung und aus jedem Modekatalog superschlanke Menschen anlachen. Sie erwecken den Eindruck, dass Erfolg, Gesundheit, Lebensfreude und Glück von einer schlanken Figur abhängig sind. Fast könnte man meinen, nur den Dünnen gehöre die Welt. Denn nur sie ernten bewundernde Blicke, Dicke hingegen sind out. Kein Wunder, dass viel zu viele Menschen ein falsches Bild von sich selbst haben. Und das nur, weil sie nicht der Norm entsprechen, die von Medienmachern und Modefürsten propagiert wird. Tausende unterziehen sich täglich strengen Gewichtskontrollen, hungern, fasten und dörren sich aus. Sie leiden unter ihren vermeintlich starken Brüsten, ihrem breiten Rücken, den gepolsterten Hüften oder ihren kräftigen Oberschenkeln. Sie verwenden ihre ganze Energie darauf, endlich ihr Idealgewicht zu erreichen, und jagen zeitlebens einer Traumfigur hinterher. Aber wie sieht die ideale Figur überhaupt aus? Fachleute haben „gute“ Überzeugungsarbeit geleistet und durch tausendundeine Nachricht die schlanke, schmale Figur zum einzig wahren Ideal erhoben.

Sollten Sie also den Wunsch zum Abspecken hegen, so prüfen Sie genau, ob Ihre Gewichtsabnahme zum Idealgewicht wirklich notwendig ist oder ob Sie mit einem Wunschgewicht, welches nicht der Norm entspricht, glücklicher und zufriedener leben könnten.

DIE LEBENSWEISE VERÄNDERN

Befreien Sie sich aus dem Diäten-Dilemma, denn Radikalkuren sind auf Dauer keine Lösung! Viele Diäten lassen zwar anfänglich die Pfunde purzeln, aber der Körper holt sich das verlorene Gewicht bei der nächsten Gelegenheit wieder zurück.

Sinnvoller ist es, das Essverhalten und die Lebensweise zu verändern, um einen dauerhaften Erfolg erzielen zu können.

Mit dem vorliegenden Buch möchte ich Sie zu einer harmonischen Lebensweise motivieren, neue Ideen in Ihnen anregen und zeigen, dass man auch ohne Diätdenken, Hungern und Fasten, sein persönliches Wunschgewicht erreichen kann.

Natürlich bekommt man nichts geschenkt. Sie müssen schon etwas dafür tun, Ihren Körper zur Gewichtsabnahme zu bewegen. Lernen Sie mit der Hayschen Trennkost Ihre Körperfunktionen kennen. Das Wissen, wie unsere Verdauungsorgane arbeiten, ist überaus wichtig. Entwickeln Sie mit etwas Geduld neue Ess- und Verhaltensgewohnheiten, und arbeiten Sie auf eine gewisse innere Zufriedenheit hin.

Entschärfen Sie zudem Ihren Abnehmstress, indem Sie sich nicht mehr täglich wiegen. Ihr Ziel sollte es sein, gut auszusehen und sich wohlzufühlen, und nicht die Zahl die auf der Waage steht. Häufiges Wiegen verursacht Druck und belastende Spannungen. Weiteren Eigendruck erzeugen Sie, wenn Sie sich Dinge, die Sie gerne essen möchten, ständig verbieten. Im Verbotenen liegt der Reiz. Nur so werden Fressanfälle gezüchtet. Wenn Sie die gedankliche Einstellung ablehnen: „Das darf ich nicht essen“, wird mit der Zeit das Verlangen weniger werden. Bauen Sie Ihre Angst und das schlechte Gewissen vor dem Essen ab, und Sie werden lernen, mit dem Essen anders umzugehen.

Heimliches Essen, verbunden mit Schuldgefühlen, fördert ebenso ein negatives Selbstbild wie die Eigenart, in Gesellschaft nur einen Salat zu essen, um zu zeigen, dass man abnehmen möchte. Es sollte jedem gleichgültig sein, was andere Menschen denken. Sie brauchen sich nicht schuldig zu fühlen.

LUST AM ESSEN

Auch ein guter Appetit sollte kein schlechtes Gewissen hervorrufen, da nicht der Appetit sondern die „Verzehrslust" zu fürchten ist. Diese wird durch Nahrungsmittel hervorgerufen, die von der Industrie mit Geschmacksverstärkern angereichert wurden. Deren Verzehr sättigt uns nicht, sondern macht uns noch hungriger.

Darum ist es höchst Zeit, die Ernährung wieder auf „Natürlichkeit" umzustellen und gleichzeitig mehr Ruhe in die persönliche Lebensweise zu bringen. Statt in aller Eile sein Essen herunterzuschlingen, wäre es besser, ein klein wenig von der Essmentalität der Italiener, Spanier oder Franzosen zu übernehmen. Hier wird noch in Ruhe gespeist und gleichzeitig entsteht der Eindruck, dass jede Mahlzeit für den Körper ein Labsal ist.

DAS „GEWISSE ETWAS"

Die Haysche Trennkost hat unbestritten das gewisse Etwas. Dass sie immer mehr Fans findet, liegt am einfachen Konzept dieser Ernährungsform. Schnell wird jeder mit den Regeln vertraut und kann nach eigenem Ermessen sowohl eine einfache Mahlzeit als auch ein aufwendiges Menü zusammenstellen. Der Vegetarier kommt ebenso zu seinem Recht wie der Fleisch- oder Fischesser, da kein bestimmter Speiseplan die täglichen Mahlzeiten vorschreibt. Jeder isst das, was ihm schmeckt, nur unter der Berücksichtigung der harmonischen Zusammenstellung der einzelnen Lebensmittel.

Auch bewirkt die Trennkost das scheinbar Unmögliche. Übergewichtige nehmen ab, Untergewichtige nehmen zu, Rheumatiker und Gichtkranke spüren eine deutliche Besserung. Auch vertragen Menschen mit einem empfindlichen Verdauungstrakt die getrennt verzehrten Speisen besser. Diejenigen die nach der Trennkost leben, werden sogar ruhiger und gelassener, was auf den ausgeglichenen Blutzuckerspiegel zurückzuführen ist. Und diese Gelassenheit ist gerade in der Phase des Abnehmens besonders wichtig.

Verwechseln Sie die Trennkost nicht mit einer kurzfristigen Diät. Diese Form der Ernährung können Sie ein Leben lang durchführen, ohne dass Mangelerscheinungen auftreten. Heißen Sie die Trennkost in Ihrem Leben als eine Bereicherung willkommen, denn Essen ist Lebensfreude und dieser Genuss sollte auch bei einer Gewichtsabnahme erhalten bleiben.

Ich wünsche Ihnen viel Spaß beim Entdecken der Hayschen Trennkost.

Herzlichst
Ihre Ursula Summ

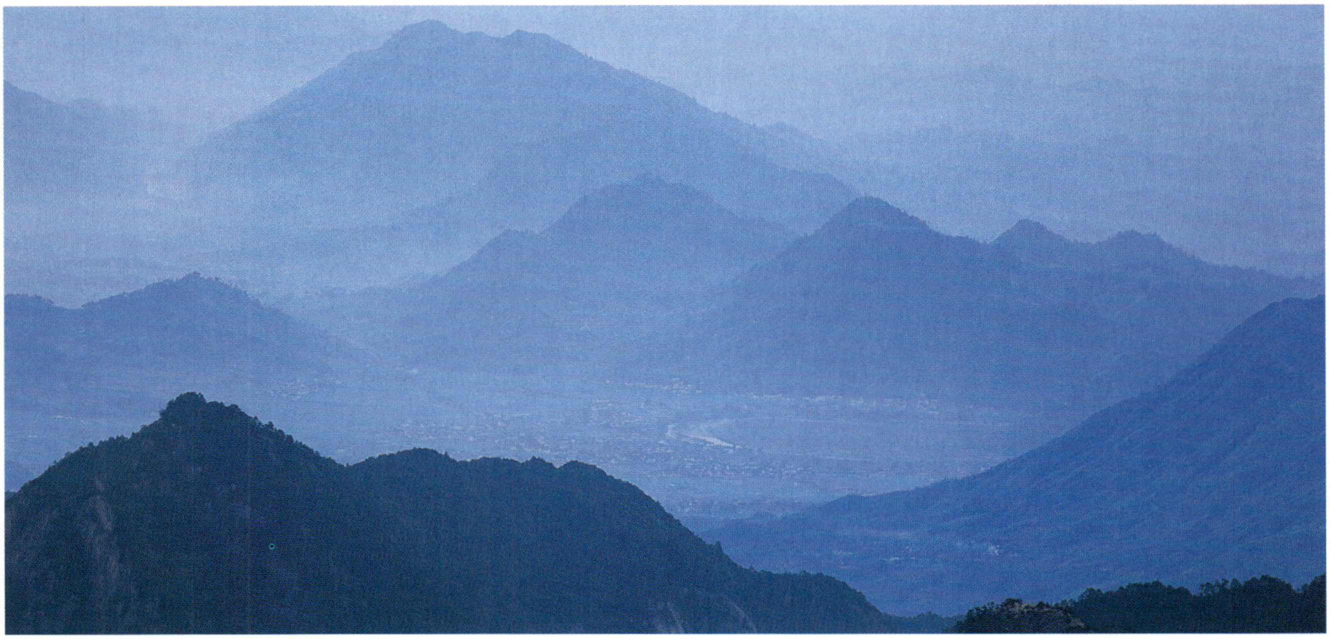

Die Haysche Trennkost

Die Philosophie der Trennkost nach Dr. Hay

Die Lehre der Trennkost haben wir dem amerikanischen Arzt Dr. Howard Hay zu verdanken. Er machte während einer schweren Erkrankung die Erfahrung, dass durch diese Ernährungsform sein Leiden geheilt werden konnte.

Inzwischen hat die Haysche Trennkost weltweit viele Anhänger gefunden, und es ist verblüffend zu sehen, wie diese harmonische Ernährungsform den Menschen positiv verändert. Er fühlt sich schon nach kurzer Zeit viel wohler in seiner Haut.

Die enorme Wirksamkeit der Trennkost ist auf die Entlastung der Verdauungsorgane zurückzuführen, die durch eine Trennung der eiweißreichen von den kohlenhydratreichen Nahrungsmitteln erreicht wird.

Ebenfalls wichtig sind die Regulation des Säure-Basen-Gleichgewichtes im gesamten Körper und die Verwendung naturbelassener Nahrungsmittel.

Die Trennung der Nahrungsmittel

Obwohl die Trennkost inzwischen zu einem bekannten Begriff geworden ist, wissen trotzdem noch sehr viele Menschen nicht, wie sie funktioniert. Dabei ist alles ganz einfach. Das Hauptmerkmal dieser Kost ist die grundsätzliche Trennung zwischen Eiweiß und Kohlenhydraten.

Schauen Sie sich jetzt bitte einmal den Trennungsplan auf den Seiten 12 bis 15 an. Unter der Überschrift „Eiweißgruppe“ sind die Lebensmittel aufgeführt, die besonders eiweißreich sind, und unter „Kohlenhydratgruppe“ finden Sie die kohlenhydratreichen Nahrungsmittel. Innerhalb einer Mahlzeit dürfen die Lebensmittel beider Gruppen nicht zusammen verzehrt werden. Sinn und Zweck dieser Trennung ist es, eine gewisse Ordnung in den Verdauungsprozess zu bringen, denn die eiweißreichen Lebensmittel benötigen ein saures Milieu im Magen-Darm-Trakt und die kohlenhydratreiche Nahrung benötigt ein basisches Milieu, um ordnungsgemäß verdaut zu werden.

Isst man die Lebensmittel aus beiden Gruppen in einer Mahlzeit zusammen, so werden die Verdauungsorgane oftmals übermäßig belastet, da das optimale Milieu der Verdauungssäfte durch die unter-

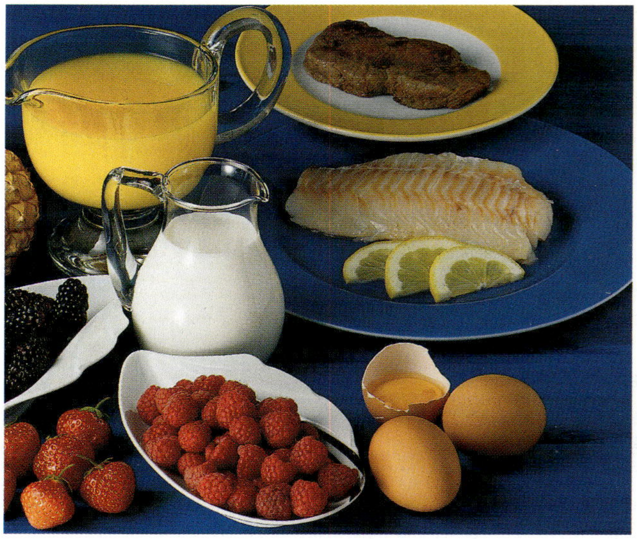

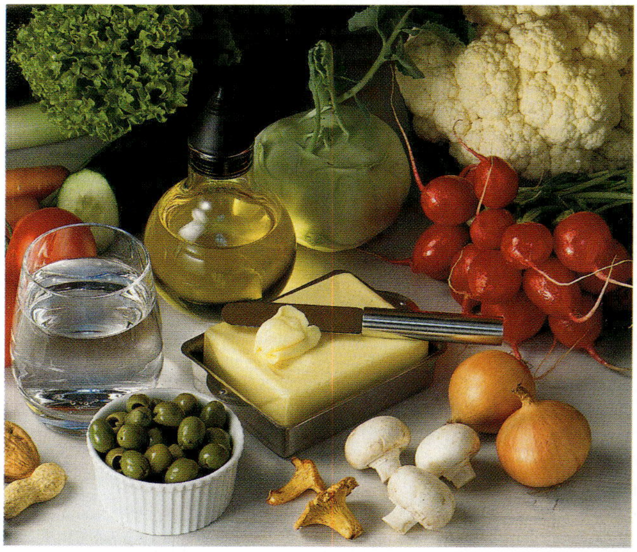

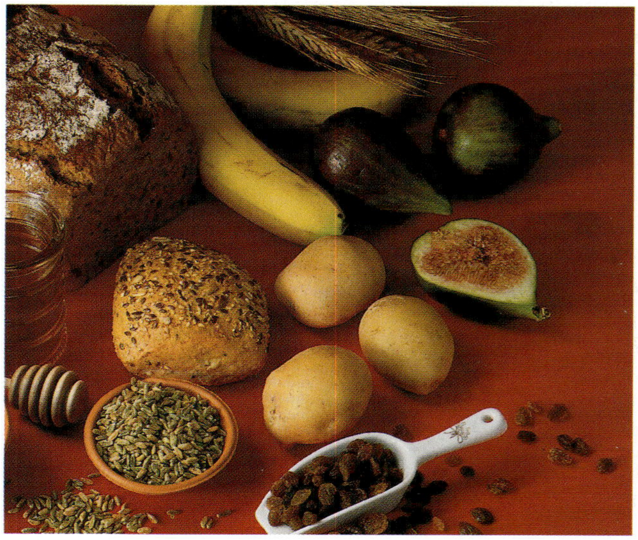

schiedlichen Lebensmittelgruppen gestört wird. Beschwerden im gesamten Magen-Darm-Bereich, wie Sodbrennen, Blähbauch, schlechte Verdauung und Trägheit, können die Folgen sein. Viele kennen dies sicher aus eigener Erfahrung.

Unter der Überschrift „Neutrale Gruppe" sind die Lebensmittel aufgelistet, die weder die Eiweiß- noch die Kohlenhydratverdauung stören, sondern sie harmonieren mit allen Lebensmitteln und dürfen daher sowohl mit eiweißreicher als auch mit kohlenhydratreicher Nahrung zusammen verzehrt werden.

Möglicherweise empfinden Sie diese Zuordnung als widersprüchlich. Sie beruht aber auf den langjährigen Erfahrungen Dr. Hays. So sind zum Beispiel die gesäuerten Milchprodukte, wie Joghurt oder Quark, eiweißreich, gelten aber dennoch als neutral, da das Eiweiß durch die Säuerung verändert wurde und so leichter verdaulich ist. Rohes Fleisch und roher Fisch sind ebenfalls eiweißreiche Lebensmittel. Sie gelten in der Trennkost aber als neutral, weil ihre Zellstrukturen noch so sind, wie die Natur sie gebildet hat. Erst durch Erhitzen verhärten und verdichten sich die Zellwände und werden somit schwerer verdaulich. Dennoch sollten rohes Fleisch und roher Fisch nur in Maßen verzehrt werden, da sie nicht zu den empfehlenswerten Lebensmitteln gehören (siehe im Trennungsplan die Rubrik „Diese Lebensmittel bitte meiden"). Zu den neutralen Nahrungsmitteln gehören nach dem Verständnis der Trennkostlehren unter anderem alle Fette, naturbelassenen Öle und Butter, sowie alle fettreichen Nahrungsmittel. Und das hat folgenden Grund: Fett wird nicht im Magen, sondern erst im oberen Teil des Dünndarms verdaut. Somit stört es den vorangegangenen Verdauungsprozess nicht. Trotz allem sollten Fette, besonders die tierischen Fette, nicht zu häufig und auch nie in großen Mengen verzehrt werden.

Überhaupt ist es besser, einige Nahrungsmittel nicht zu häufig zu verzehren. Zu diesen gehören Fleisch, Wurst, Schinken, aber auch Geräuchertes und Gepökeltes. Auch wenn Sie solche Nahrungsmittel auf dem Trennungsplan finden, sollten Sie dies keinesfalls als Aufforderung zu reichlichem Verzehr verstehen. Ich möchte Sie an dieser Stelle nur darüber aufklären, zu welcher Gruppe bestimmte Nahrungsmittel gehören. Unter der Überschrift „Diese Lebensmittel bitte meiden" sind die eben erwähnten Lebensmittel noch einmal zusammengefasst.

Dennoch sollten Sie stets selbst entscheiden, ob Sie ein Lebensmittel lieber meiden möchten oder nicht. Ihre persönliche Freiheit liegt mir sehr am Herzen.

Das Säure-Basen-Gleichgewicht

Neben der Trennung von Kohlenhydraten und Eiweißen ist auch die Beachtung des Säure-Basen-Gleichgewichtes sehr wichtig. Dr. Howard Hay waren die Zusammenhänge zwischen einer Übersäuerung des Organismus und der Entstehung einer Krankheit wohlbekannt. Darum empfahl er, zusätzlich auf eine basenreiche Kost zu achten und weniger solche Nahrungsmittel zu verzehren, die den Körper übersäuern.

SÄUREBILDENDE NAHRUNGSMITTEL

Nahrungsmittel, die ganz besonders zur Bildung dieser Säuren beitragen, sind laut Dr. Hay vor allem die eiweißreichen Lebensmittel, wie zum Beispiel Fleisch, Wurst, Fisch, Eier, Milch und Milchprodukte. Wobei hier noch zwischen schwach und stark säurebildenden Lebensmitteln unterschieden werden muss. Ebenfalls säurebildend sind einige kohlenhydratreiche Nahrungsmittel, wie Zucker, Weißmehl, heller Reis und helle Nudeln. Weitere Nahrungs- und Genussmittel, die saure Rückstände hinterlassen, sind unter anderem Kaffee, schwarzer Tee, Alkohol und Nikotin. Wenn nun zu viel säurebildende Nahrungsmittel verzehrt werden, kann es im Körper zu einer Flut saurer Stoffwechselrückstände kommen, die im Laufe der Zeit auch der gesündeste Organismus nicht mehr verkraften kann. Diese Abfallstoffe, die durch den Um- und Abbau der Nahrungsbestandteile anfallen, werden dann im Körper deponiert. Abladeplätze sind reichlich vorhanden. Angefangen bei den Gelenken, im Bindegewebe, in den Aterien, in den Organen und im Zellgewebe bis hin zur Haut. Sie werden dort abgelagert und sind so an der Entstehung verschiedener Krankheiten beteiligt.

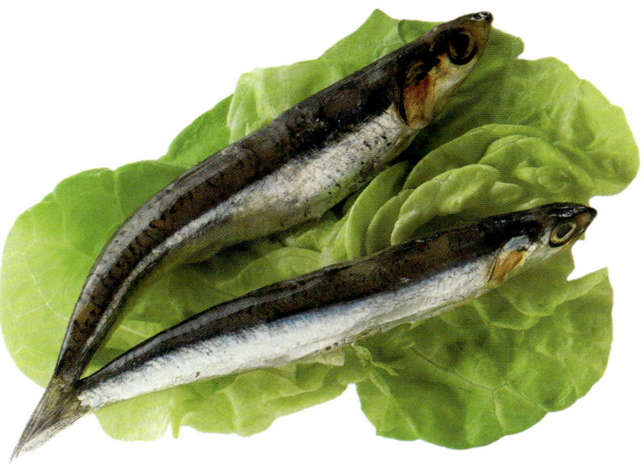

WAS NOCH ZUR SÄUREBILDUNG FÜHRT

Doch nicht nur Nahrungsmittel bilden im Körper Säuren. Auch Stress, Ärger, Streit, Aggressionen oder ein plötzlicher Schreck können in Sekundenschnelle den Säurewert im Blut ansteigen lassen. Dies kann fatale Folgen haben, denn mit Säure überladenes Blut ist nicht fähig, ausreichend Sauerstoff in die lebenswichtigen Organe, wie zum Beispiel Herz und Gehirn, zu transportieren.

AUSGLEICH DES SÄURE-BASEN-GLEICHGEWICHTS

Im Allgemeinen wird ein Überschuss an Säuren über die Nieren und die Lunge wieder ausgeschieden. Der Körper verfügt darüber hinaus über basische Reserven, die die Säuren neutralisieren können. Doch eine unaufhörliche Flut saurer Stoffe kann auch ein gesunder Organismus auf Dauer nicht ausgleichen. Die ersten Anzeichen einer dann entstehenden Übersäuerung sind beispielsweise bleierne Müdigkeit, Nachlassen der Konzentration, Kopfschmerzen und Verspannungen der Muskulatur.

Um dieser Übersäuerung bereits bei der Nahrungsaufnahme entgegenzuwirken, hat die Natur als Ausgleich die basenbildenden Lebensmittel geschaffen. Sie gleichen den Säureüberschuß ganz natürlich aus. Darüber hinaus sind in ihnen wertvolle Schutzstoffe enthalten, wie zum Beispiel Vitamine und Spurenelemente, die die Lebenstätigkeit der Zellen erst ermöglichen. Gegartes Gemüse, Salate, Rohkost, Obst, Keimlinge, Nüsse, Kerne, Samen und Kartoffeln zählen zu den Basenbildnern. Die darin enthaltenen Mineralstoffe, Spurenelemente und Vitamine sorgen zusätzlich für einen sehr reibungslosen Ablauf der Stoffwechselvorgänge.

OPTIMALE ZUSAMMENSTELLUNG DER NAHRUNG

Nach Dr. Hay besteht der menschliche Organismus zu 20% aus sauren und zu 80% aus basischen Elementen. Dementsprechend sollten auch die täglichen Mahlzeiten zu 20% aus säurebildenden und zu 80% aus basenbildenden Nahrungsmitteln bestehen. In den Rezepten aus diesem Buch ist diese Erkenntnis bereits praktisch umgesetzt. Wenn Sie eigene Rezepte trennkostgerecht zubereiten möchten, können Ihnen die folgenden allgemeinen Kombinationsvorschläge sehr hilfreich sein.

Vorschlag für eine Eiweißmahlzeit

100 g Fleisch, Fisch, Eier oder Käse und dazu 300 g–400 g Gemüse, Salat oder Rohkost.

Vorschlag für eine Kohlenhydratmahlzeit

100 g Kartoffeln, Naturreis, Vollkornnudeln oder Getreide und dazu 300 g–400 g gegartes Gemüse, Salat oder Rohkost.

Vollwertige Ernährung

NATURBELASSENE NAHRUNGSMITTEL

Vitalität und Lebensfreude kann man essen. So unglaublich es auch klingen mag, doch tatsächlich hat die gute Laune etwas mit einer gesunden Kost zu tun. Naturbelassene Nahrungsmittel enthalten Stoffe, die einen positiven Einfluß auf die menschliche Gemütslage haben. Eine Fehlernährung ist deshalb auch sehr oft die Ursache mangelnder Vitalität und Fröhlichkeit.

Bei der Hayschen Trennkost belässt man die Nahrung so natürlich und vollwertig wie möglich. Salate, Rohkost, gegartes Gemüse, Obst sowie das volle Korn werden für leichte und trotzdem sättigende Mahlzeiten bevorzugt verwendet. Doch auch Fleisch, Fisch, Eier und Milchprodukte haben bei dieser Kost ihren Platz. Naturbelassene Nahrungsmittel zeichnen sich auch besonders durch ihren hohen Gehalt an Mineralstoffen, Spurenelementen, Vitaminen sowie Ballaststoffen aus. Jede Mahlzeit wird auf diese Weise zur Gesundheitskost.

Industriell hergestellte und stark verarbeitete Lebensmittel enthalten meist künstliche Zusatzstoffe, wie Konservierungsmittel, Farbstoffe sowie Geschmacksverstärker. Zwar sind diese Produkte für das Auge schön und durch die geschmacksverstärkenden Aromastoffe für den Gaumen äußerst reizvoll, doch wurden sie ihrer Natürlichkeit beraubt. Diese Nahrung dient jetzt nur noch der Sättigung und der Geschmacksbefriedigung. Die vielen Zivilisationskrankheiten, besonders die Allergien, sind der Beweis, denn zu viele chemische Stoffe in der Nahrung bewirken im Körper eine Gegenwehr. Hinzu kommt, dass die Lebensmittel durch Zusätze von künstlichen Geschmacks- und Geruchsstoffen den Appetit übermäßig anregen, was zum vermehrten Verzehr führt.

Warum heute immer mehr Menschen zu Fertiggerichten und Fast food greifen, liegt natürlich am Zeitmangel. Erst planen, dann einkaufen und anschließend die Speisen noch zuzubereiten, ist gerade für Berufstätige oftmals unmöglich. Auch die Unwissenheit über die Zusammenhänge zwischen der eigenen Gesundheit und der Ernährung spielt eine sehr wichtige Rolle. Würde der Mensch das Ergebnis einer falschen Ernährungsweise gleich spüren, würde sich manches sehr schnell ändern.

Die Trennkost ist eine Ernährungsform, die dem Körper alles liefert, was er zur Gesunderhaltung braucht. Wenn Sie die Rezepte aus diesem Buch ausprobieren, werden Sie überrascht sein, wie köstlich und abwechslungsreich gesunde Ernährung sein kann.

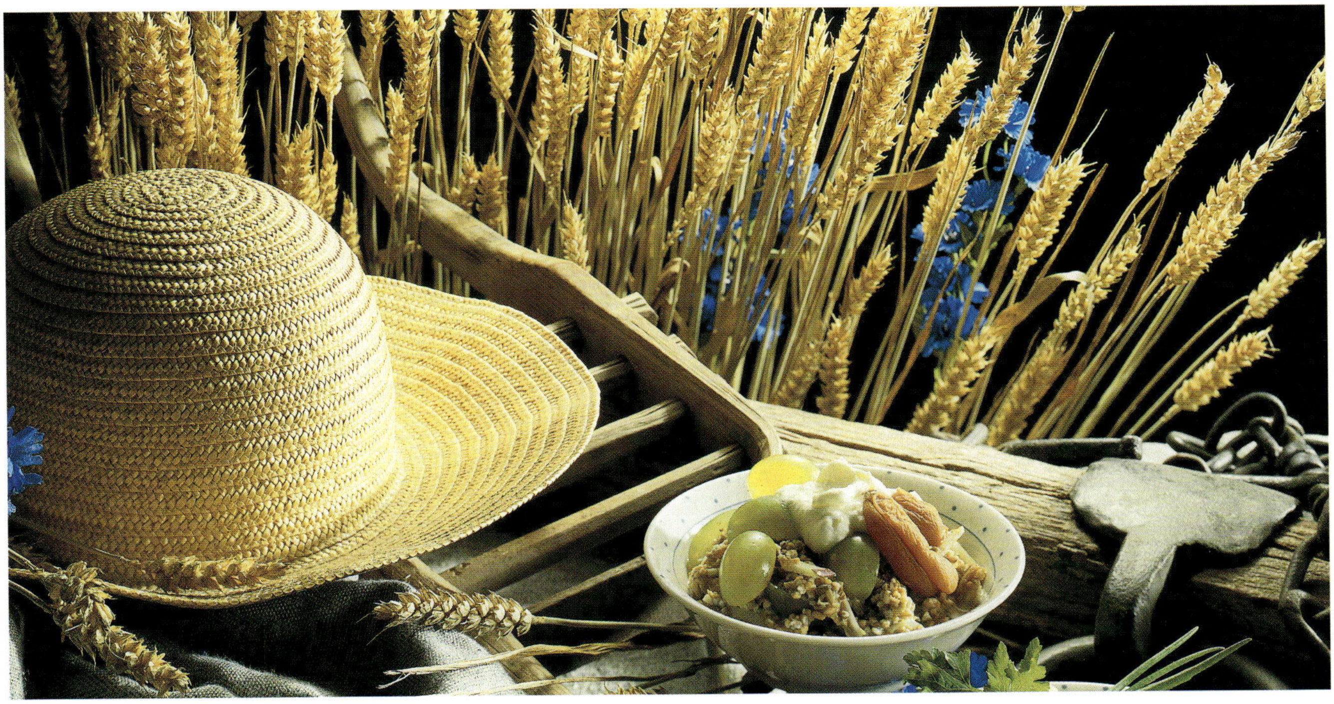

GEWÖHNUNG AN VOLLWERTKOST

Den meisten Menschen fällt eine Umstellung von alten, oft festgefahrenen Gewohnheiten auf neue sehr schwer. Bei der Trennkost ist diese Umstellung jedoch sehr leicht. Teilweise wird das tägliche Kochen sogar vereinfacht. Anstelle der üblichen drei Komponenten für eine Mahlzeit (z. B. Fleisch, Kartoffeln und Gemüse), besteht ein trennkostgerechtes Essen aus nur 2 Komponenten (z. B. Fleisch und Gemüse oder Kartoffeln und Gemüse).

Um den vollen Wert der Nahrung zu erhalten, sollten die Kartoffeln, das Gemüse oder das Fleisch nicht aus Dosen oder Gläsern kommen, sondern frisch vom Markt oder aus solchen Geschäften sein, die für Frische garantieren. Auch Brot und Brötchen, aus Vollkornmehl gebacken, haben durch ihre Nährstoffdichte einen höheren Gesundheitswert. Unter Nährstoffdichte versteht man heute den Gehalt eines Lebensmittels an wichtigen Nährstoffen im Verhältnis zu seinem Kaloriengehalt. Demnach sollte ein Nahrungsmittel möglichst viele Nährstoffe und möglichst wenig Kalorien enthalten, d. h. eine große Nährstoffdichte besitzen. Vollwertig essen heißt, auf industriell hergestellte Kost zu verzichten.

Wie dies konkret umgesetzt werden kann, erfahren Sie im Folgenden:

- Essen Sie statt des Apfelbreis aus dem Glas besser den frischen Apfel.
- Anstelle von Fruchtsäften sollten Sie frisches Obst verzehren.
- Ersetzen Sie den polierten Reis durch Naturreis.
- Verwenden Sie als Süßungsmittel keinen raffinierten Zucker oder künstliche Süßstoffe, sondern greifen Sie auf Naturprodukte, wie Honig, Ahornsirup oder Obstdicksaft, zurück.
- Anstelle von Süßigkeiten eignen sich auch Trockenfrüchte.

Eine Ernährungsumstellung sollte auch in folgenden Bereichen stattfinden:

- Essig sollten Sie durch Molkosan (ein Molkeprodukt) oder Zitronensaft ersetzen.
- Verwenden Sie statt Schweinefleisch besser andere Fleischsorten, wie z. B. Geflügel oder Lamm.
- Ersetzen Sie Schweineschmalz durch die Holstener Liesl (schmalzähnlicher pflanzlicher Brotaufstrich aus dem Reformhaus).
- Fette Wurst aus Schweinefleisch sollten Sie besser durch magere Geflügelwurst, Sülzen oder vegetarische Brotaufstriche ersetzen.
- Verwenden Sie anstelle von Joghurt mit zuckerhaltigen Fruchtzubereitungen besser Naturjoghurt, und mischen Sie eventuell frisches Obst darunter.

Solch ein Ernährungsfahrplan bringt den Stoffwechsel durch die wertvollen Vitalstoffe auf Trab und macht Sie topfit.

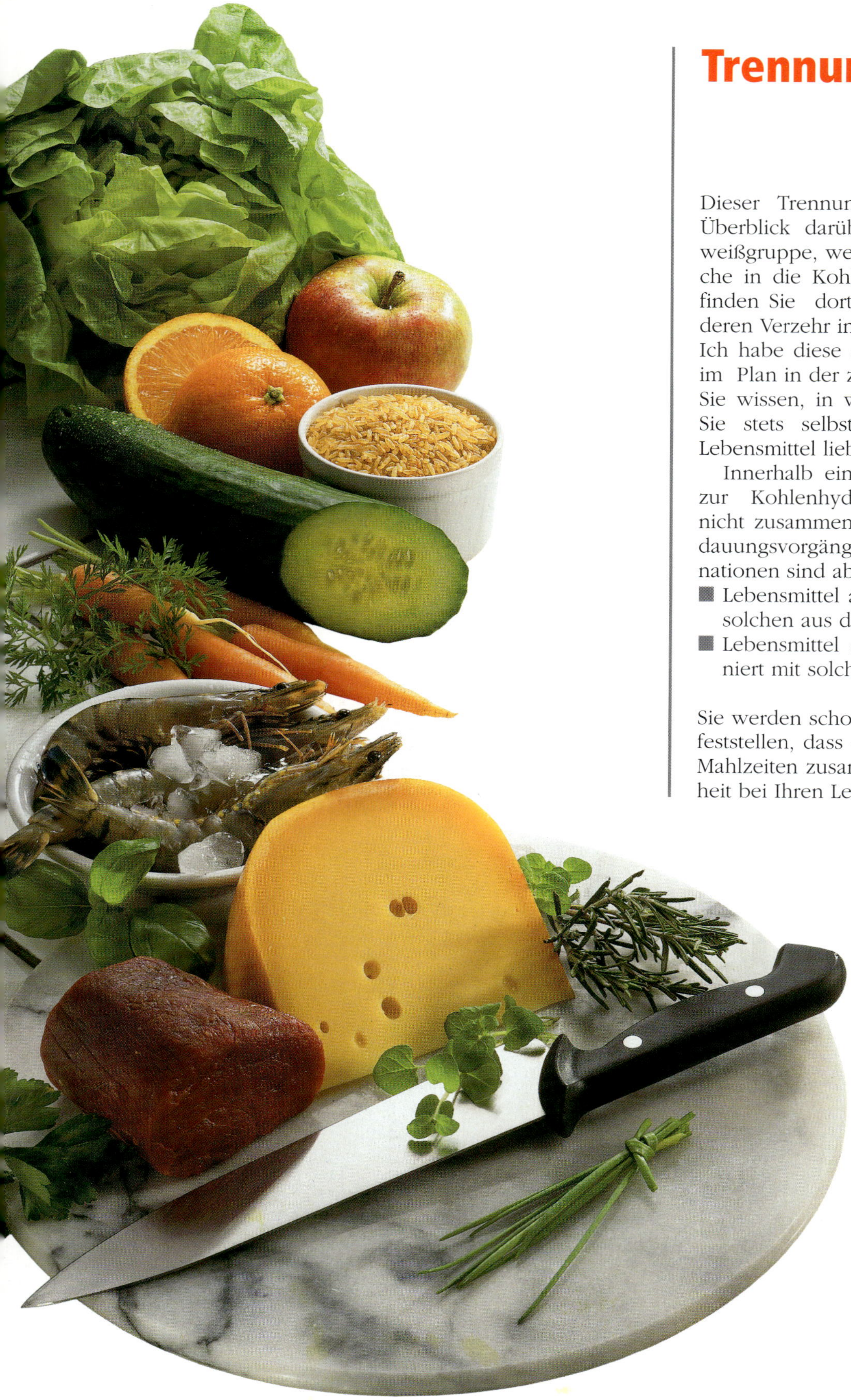

Trennungsplan

Dieser Trennungsplan gibt Ihnen einen genauen Überblick darüber, welche Lebensmittel in die Eiweißgruppe, welche in die neutrale Gruppe und welche in die Kohlenhydratgruppe gehören. Außerdem finden Sie dort eine Aufzählung von Lebensmitteln, deren Verzehr in der Trennkost nicht empfohlen wird. Ich habe diese zu meidenden Lebensmittel trotzdem im Plan in der zugehörigen Gruppe aufgelistet, damit Sie wissen, in welche sie gehören. Dennoch sollten Sie stets selbst entscheiden, ob Sie ein solches Lebensmittel lieber meiden möchten oder nicht.

Innerhalb einer Mahlzeit dürfen zur Eiweiß- und zur Kohlenhydratgruppe gehörende Lebensmittel nicht zusammen gegessen werden, da sonst die Verdauungsvorgänge gestört werden. Folgende Kombinationen sind aber möglich:

- Lebensmittel aus der Eiweißgruppe kombiniert mit solchen aus der neutralen Gruppe
- Lebensmittel aus der Kohlenhydratgruppe kombiniert mit solchen aus der neutralen Gruppe.

Sie werden schon nach wenigen Tagen mit Trennkost feststellen, dass es sehr einfach ist, trennkostgerechte Mahlzeiten zusammenzustellen und dass Sie viel Freiheit bei Ihren Lebensmittelkombinationen haben.

Eiweißgruppe

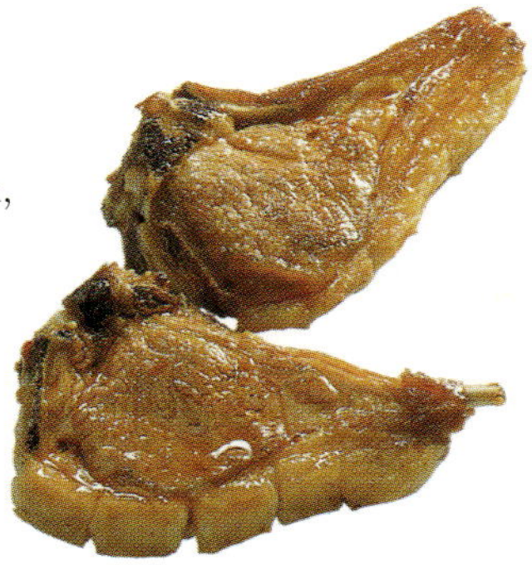

■ **gegarte Fleischsorten:**
vom Rind z. B. Bratenfleisch, Rouladen, Gulaschfleisch, Steaks, Hackfleisch und Geschnetzeltes;
vom Kalb z. B. Schnitzel und Bratenfleisch;
vom Lamm z. B. Koteletts, Keule und Rücken. Schweinefleisch zählt auch in die Eiweißgruppe. Sein Verzehr wird aber nicht empfohlen.

■ **gegarte Geflügelsorten,**
z. B. Putenrollbraten, Putenschnitzel und -brust, Putengeschnetzeltes, Gans, Ente, Hähnchen und Poularde.

■ **gegarte Wurstsorten,**
z. B. gebratene Bratwurst, Fleischwurst, Leberkäse, Rindswurst, Knacker, Corned beef, gekochter Schinken und Geflügelwurst.

Gegarte Wurstwaren aus Schweinefleisch sind nicht empfehlenswert und sollten daher durch solche aus Rind- und Geflügelfleisch ersetzt werden.

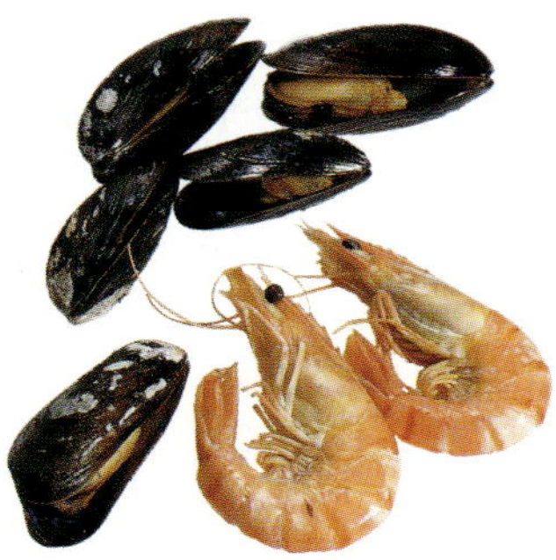

■ **ungeräucherte, gegarte Fischsorten,**
z. B. Seelachs, Kabeljau, Lachs, Rotbarsch, Heilbutt, Thunfisch, Makrele, Hering, Forelle, Hecht und Scholle.

■ **gegarte Schalen- und Krustentiere (Meeresfrüchte),**
z. B. Muscheln, Garnelen, Krebse und Hummer

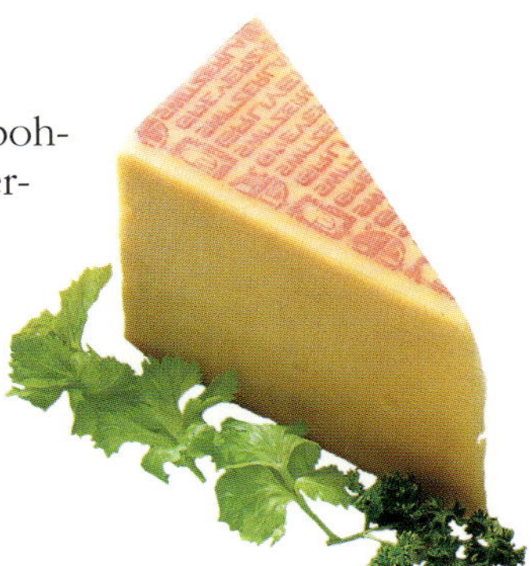

■ **Sojaprodukte,**
z. B. Sojasauce, Tofu (Sojabohnenquark) und mit Soja hergestellte Brotaufstriche

■ **Eier**

■ **Milch**

■ **Käsesorten mit höchstens 50% Fett i. Tr.,**
z. B. Parmesan, Harzer Käse, Edamer, Gouda und Tilsiter sowie Emmentaler

■ **gekochte Tomaten**

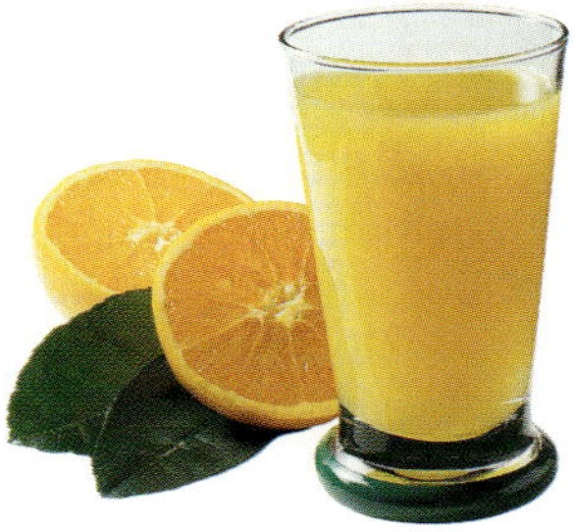

■ **folgende Getränke:**
Früchtetee, Apfelwein, herber Weiß- und Rotwein, herber Rosé, trockener Sekt, Obstsäfte und mit Wasser verdünnte Obstsäfte

■ **Beerenfrüchte (außer Heidelbeeren),**
z. B. Erdbeeren, Himbeeren, Preiselbeeren

■ **Kernobstsorten (außer mürben, süßen Äpfeln),**
z. B. säuerliche Äpfel, Birnen und Quitten

■ **Steinobstsorten,**
z. B. Pfirsiche, Aprikosen und Kirschen

■ **Weintrauben**

■ **Zitrusfrüchte,**
z. B. Orangen, Zitronen und Grapefruits.
Zitronensaft darf in kleinen Mengen auch zum Abschmecken von neutralen und Kohlenhydratgerichten verwendet werden.

■ **exotische Obstsorten (außer Bananen, frischen Feigen und Datteln),**
z. B. Mangos, Maracujas, Papayas und Ananas

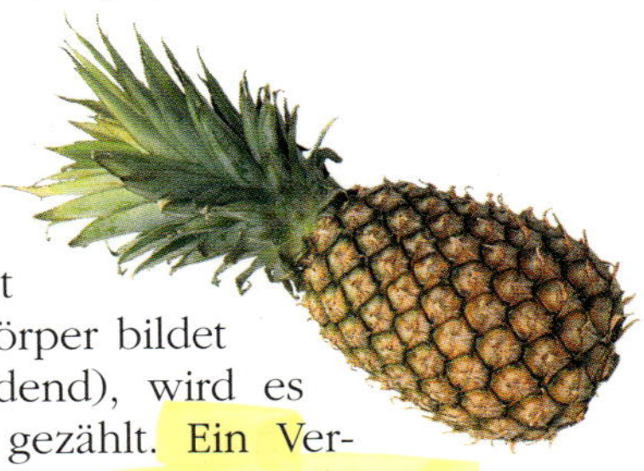

TIPPS

- Obwohl Obst selbst keine Säuren im Körper bildet (es wirkt basenbildend), wird es zur Eiweißgruppe gezählt. Ein Verzehr von Obst, welches ja viel Fruchtsäure enthält, kann nämlich die Verdauung von kohlenhydratreichen Lebensmitteln behindern. Zählt man Obst zur Eiweißgruppe, dann darf man es nicht zusammen mit Lebensmitteln aus der Kohlenhydratgruppe essen, und die Verdauung kann ganz problemlos ablaufen.
- Verwenden Sie zum Panieren von Lebensmitteln aus der Eiweißgruppe keine Semmelbrösel (sie gehören in die Kohlenhydratgruppe), sondern Sesamsamen, gemahlene Mandeln oder gemahlene Nüsse (alles neutrale Lebensmittel).
- Frikadellen werden in der Trennkost statt mit Brötchen (sie gehören in die Kohlenhydratgruppe) mit Quark oder fein geriebenen Möhren (beides neutrale Lebensmittel) gelockert.

Neutrale Gruppe

Die in dieser Gruppe aufgelisteten Lebensmittel dürfen innerhalb einer Mahlzeit sowohl mit Lebensmitteln aus der Eiweiß-, als auch mit solchen aus der Kohlenhydratgruppe gemischt werden.

■ **Fette (außer gehärteten und weißen, festen Fetten),**
z. B. Öle (hier bitte die kaltgepressten bevorzugen), ungehärtete Margarinesorten mit einem hohen Anteil an mehrfach ungesättigten Fettsäuren (aus dem Reformhaus) und Butter; außerdem: schmalzähnlicher, pflanzlicher Brotaufstrich (im Reformhaus oder im Naturkostladen unter der Markenbezeichnung „Holstener Liesl“ zu finden)

■ **gesäuerte Milchprodukte,**
z. B. Joghurt, saure Sahne, Quark, Buttermilch, Dickmilch und Kefir; außerdem: vergorenes Molkekonzentrat (Molkosan, siehe Seite 32)

■ **süße Sahne und Kaffeesahne**

■ **Käsesorten mit mindestens 60% Fett i. Tr.,**
z. B. Doppelrahmfrischkäse, Butterkäse, Camembert, Rahm- und Butterrahmkäsesorten

■ **Weißkäsesorten,**
z. B. Schafs- und Ziegenkäse, Mozzarella, körniger Frischkäse

■ **rohe oder geräucherte Wurstwaren,**
z. B. Bündner Fleisch, roher Schinken, Salami und Debrecziner. Hier sollten Sie auf Sorten aus Schweinefleisch verzichten und auf solche aus Rind- oder Putenfleisch ausweichen.

■ **rohes Fleisch,**
z. B. Tatar (rohes Fleisch sollte aber grundsätzlich gemieden werden)

■ **rohe, marinierte oder geräucherte Fischsorten,**
z. B. Schillerlocken, geräucherter Bückling, geräucherter Aal, geräucherte Makrele oder Forelle, Räucherlachs, Matjeshering und Bismarckhering

■ **folgende Gemüsesorten:**
Auberginen, Artischocken, Avocados, Brokkoli, Blumenkohl, grüne Bohnen, Chicorée, Chinakohl, grüne Erbsen, Fenchel, Gurken, Knoblauch, Kohlrabi, Lauch, frischer Mais, Mangold, Möhren, Paprikaschoten, Peperoni, Radieschen, Rettich, rote Beten, Rosenkohl, Rotkohl, Sauerkraut, Sellerie, Spargel, Spinat, rohe Tomaten, Weißkohl, Wirsing, Zwiebeln, Zucchini

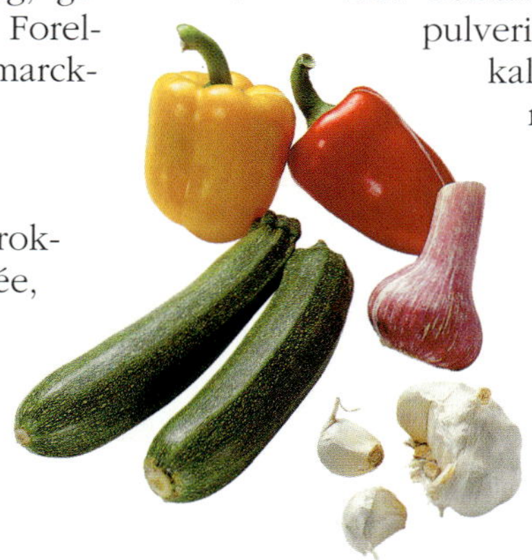

■ **Blattsalate,**
z. B. Kopfsalat, Endiviensalat, Feldsalat und Eisbergsalat

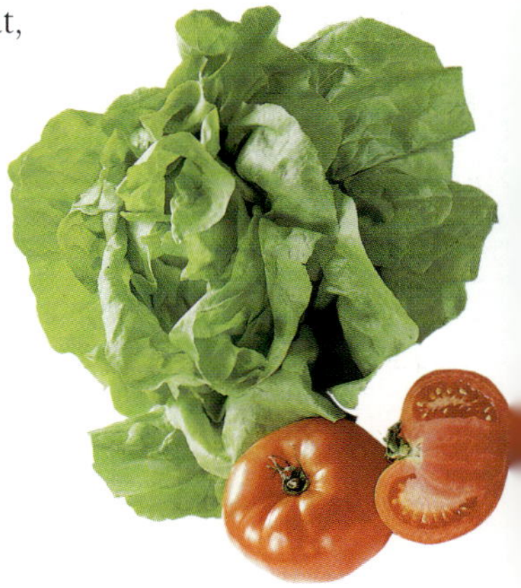

■ **Pilze,**
z. B. Champignons, Austernpilze, Pfifferlinge und Steinpilze

■ **Sprossen und Keime,**
z. B. Mungobohnenkeimlinge, Alfalfa und Radieschensprossen

■ **Kräuter, Gewürze und Zitrusschalen**

■ **Nüsse (außer Erdnüssen) und Samen,**
z. B. Haselnüsse, Walnüsse, Kokosnussraspel, Mandeln, Sesam und Mohn

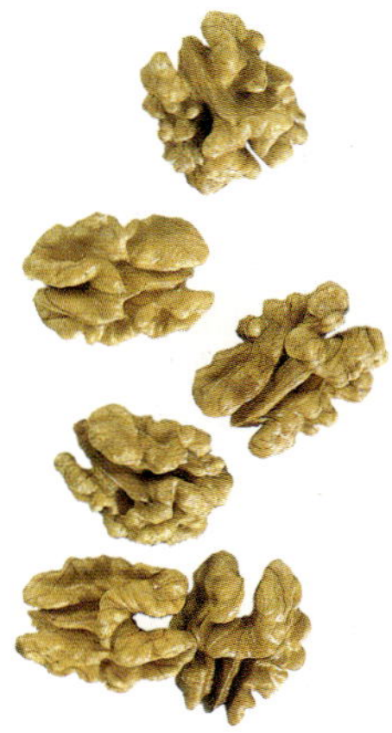

■ **Heidelbeeren**

■ **ungeschwefelte Rosinen**

■ **Oliven**

■ **Eigelb**

■ **Hefe**

■ **Gemüsebrühe**

■ **klare, hochprozentige Spirituosen,**
z. B. Korn, Wacholder und klarer Obstbrand

■ **Kräutertees**

■ **Geliermittel,**
z. B. Gelatine (tierisches Produkt), Agar-Agar (eine pulverisierte Meeresalge – das Pulver wird in kalter Flüssigkeit aufgelöst, dann erhitzt man das Ganze auf 60 bis 80°C und lässt es erkalten), pflanzliche Bindemittel aus Johannisbrotkernmehl (gibt es in Reformhäusern)

Kohlenhydratgruppe

- **Vollkorngetreide,**
z. B. Weizen, Roggen, Dinkel, Hafer, Gerste, Hirse, Grünkern, getrockneter Mais und Naturreis

- **Buchweizen**

- **Vollkorngetreideerzeugnisse,**
z. B. Vollkornbrot und -brötchen, Kuchen aus Vollkornmehl, Vollkornnudeln und Vollkorngrieß

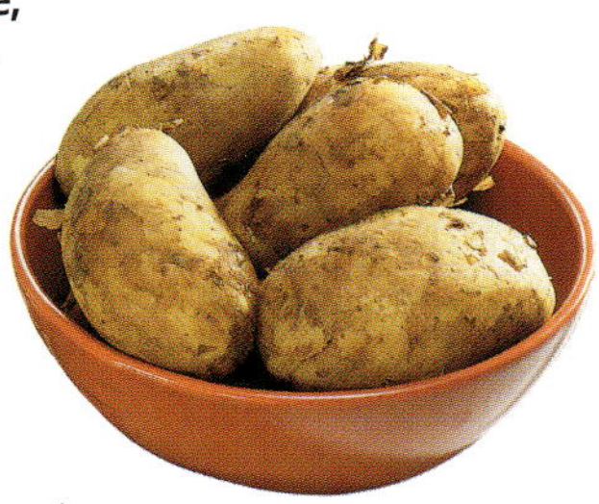

- **Kartoffeln**

- **folgende Gemüsesorten:**
Topinambur, Grünkohl und Schwarzwurzeln

- **folgende Obstsorten:**
Bananen, mürbe, süße Äpfel, frische Feigen und frische Datteln

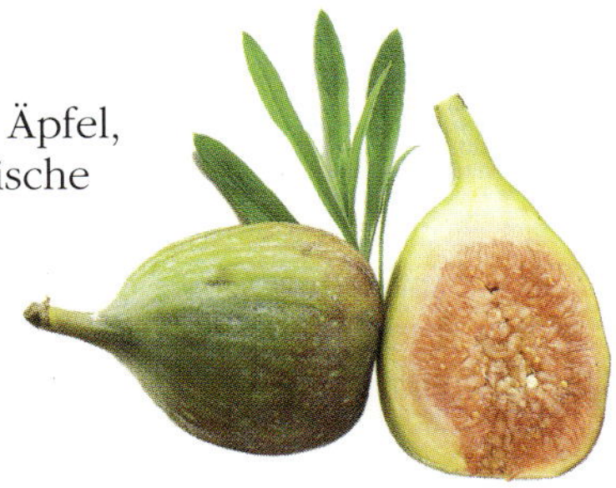

- **ungeschwefeltes Trockenobst (außer Rosinen)**

- **folgende Süßungsmittel:**
Frutilose (siehe Seite 32), Honig, Ahornsirup, Birnen- und Apfeldicksaft. Süßungsmittel dürfen in kleinen Mengen auch zum Abschmecken von neutralen und Eiweißgerichten verwendet werden.

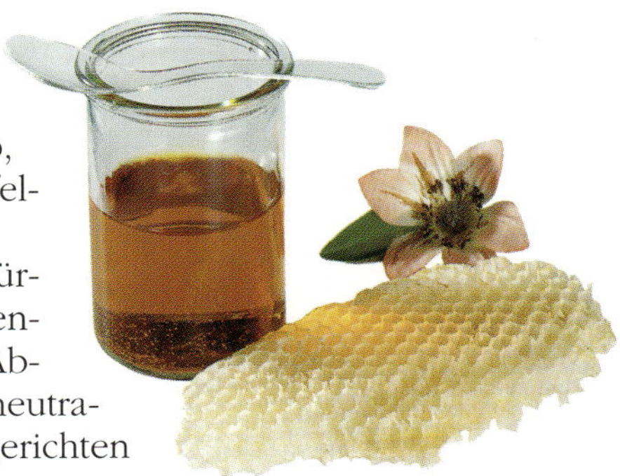

- **Kartoffelstärke**

- **Weinsteinbackpulver**

- **Puddingpulver (ohne Farbstoff)**

- **Carobe**
(gemahlene Frucht des Johannisbrotbaums – das Pulver wird wie Kakao verwendet und ist im Naturkostladen erhältlich)

- **Bier**

TIPP

- Getreidebratlinge werden vor dem Panieren nicht in Ei gewendet und nur mit Vollkornsemmelbröseln, gemahlenen Nüssen oder Sesamkörnern paniert.

Diese Lebensmittel bitte meiden:

- weißes Mehl und daraus hergestellte Produkte, z. B. süße und pikante Backwaren, sowie Nudeln und polierten Reis

- Zucker, Süßstoffe und daraus hergestellte Produkte, z. B. Süßwaren, Marmeladen und Gelees

- Fertiggerichte und Konserven

- getrocknete Hülsenfrüchte, z. B. Bohnen, Erbsen und Linsen

- Erdnüsse

- Preiselbeeren

- Schweinefleisch und rohes Fleisch

- Wurstwaren

- rohes Eiweiß von Eiern

- fertige Mayonnaise

- Essig

- gehärtete Fette, z. B. normale Margarinesorten und feste, weiße Fritier- und Bratfette (Plattenfette)

- schwarzer Tee, Bohnenkaffee, Kakao und hochprozentige Spirituosen

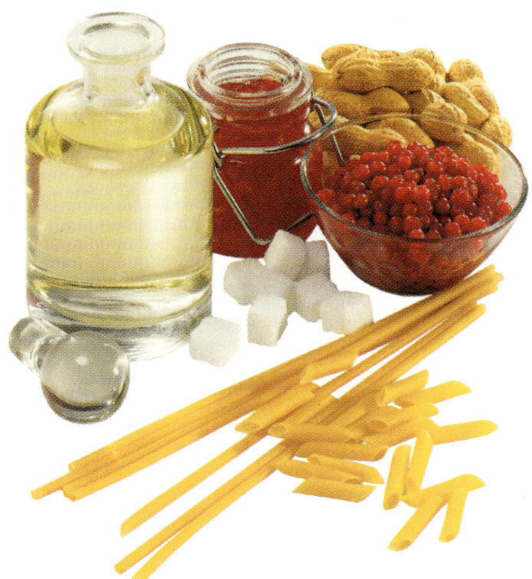

Mengenplan

Durch diesen Plan erfahren Sie, wie ein Tag mit der Trennkost aussehen sollte. Sie sehen, was und wie viel Sie beispielsweise zum Frühstück oder am Mittag essen können und in welchen ungefähren zeitlichen Abständen die verschiedenen Mahlzeiten eingenommen werden sollten. Die Gewichtsangaben und die Uhrzeiten auf dem Mengenplan sind nur Richtwerte.

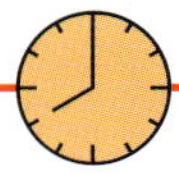

1 Glas (etwa 200 ml) natriumarmes und stilles Mineralwasser

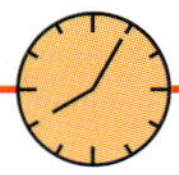

Frühstück

Hier haben Sie die Wahl zwischen einer Kohlenhydrat-, einer Eiweiß- und einer Obstmahlzeit.

Kohlenhydratmahlzeit:
1 Scheibe Vollkornbrot (50 g)
oder 1 Vollkornbrötchen
oder 3 Scheiben Vollkornknäckebrot.
Die jeweilige Brotsorte dünn mit Butter oder Margarine bestreichen und mit folgendem belegen beziehungsweise bestreichen:
30 g rohe Wurst (ca. 3 dünne Scheiben)
oder 30 g Käse ab 60% Fett i. Tr. (ca. 1 Scheibe)
oder 50 g Quark (ca. 2 EL)
oder 2 TL Honig.
Alternativ dazu können Sie auch ein Müsli (siehe Rezepte Seite 37) oder einen Getreidebrei essen.

Eiweißmahlzeit:
2 Eier (als Spiegeleier oder Rühreier zubereitet oder gekocht. Achtung: Nicht mehr als 3 Eier pro Woche).

Dazu können Sie folgendes essen: Tomaten, Gurken, Paprikaschoten, Radieschen oder andere neutrale Gemüsesorten. Brot und anderes Gebäck sind bei der Eiweißmahlzeit nicht erlaubt.

Obstmahlzeit:
In beliebiger Menge frisches Obst der Saison (außer Bananen, frischen Feigen und Datteln).

Wenn Sie auf Ihren Kaffee oder schwarzen Tee nicht verzichten möchten, sollten Sie ihn mit etwas Sahne verfeinern.

Wichtig: Jeden Bissen sorgfältig kauen und gut einspeicheln. Kaffee oder Tee sind kein Speichelersatz.

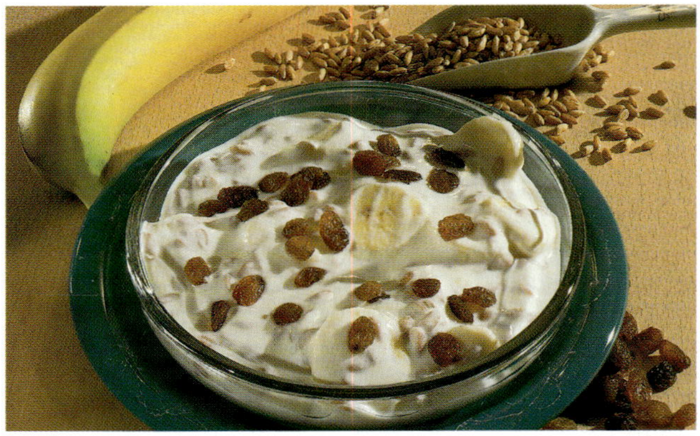

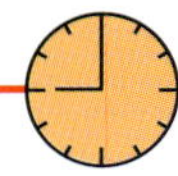

1 Glas (etwa 200 ml) Früchte- oder Kräutertee oder stilles Mineralwasser.

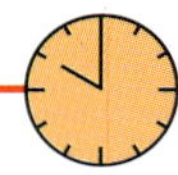

1 Glas (etwa 200 ml) Früchte- oder Kräutertee oder stilles Mineralwasser.

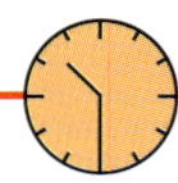

1. Zwischenmahlzeit

200 g frisches Obst der Saison (aber keine Bananen, frische Feigen oder Datteln)
oder 250 ml Frischmilch
oder 250 g angesäuerte Milchprodukte (z. B. Joghurt, Quark, Dickmilch oder Buttermilch)
oder 100 g frisches Obst (aber keine Bananen, frische Feigen oder Datteln) und dazu 125 ml Frischmilch oder angesäuerte Milchprodukte

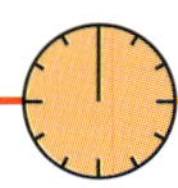

1 Glas (etwa 200 ml) Früchte- oder Kräutertee oder stilles Mineralwasser.

Mittagessen

Mittags haben Sie die Auswahl zwischen einer Eiweiß- und einer Kohlenhydratmahlzeit.

Eiweißmahlzeit:
100–150 g Fleisch
oder 200 g Fisch
oder 2 Eier
oder 60–80 g Käse bis 50% Fett i. Tr.
oder 80 g gegarte Wurstsorten.
Dazu gibt es ca. 400 g neutrales Gemüse und Salat.

Kohlenhydratmahlzeit:
50 g Getreide (roh gewogen)
oder 60 g Naturreis (roh gewogen)
oder 60 g Vollkornnudeln (roh gewogen)
oder 100 g Vollkornbrot
oder 200 g Kartoffeln.
Dazu gibt es ca. 400 g Gemüse und Salat.

Zusätzlich zu den Zutaten für die Eiweiß- oder Kohlenhydratmahlzeit können Sie auch kleine Mengen Butter, Margarine, Öl oder Sahne verwenden. Die genannten Lebensmittel sind neutral und passen immer dazu. Außerdem dürfen Sie zu jeder Mittagsmahlzeit noch 30–50 g neutrale Lebensmittel essen (siehe Trennungsplan Seite 14).

Wichtig: Während einer Hauptmahlzeit sollten Sie nichts oder wenig (in kleinen Schlucken) trinken.

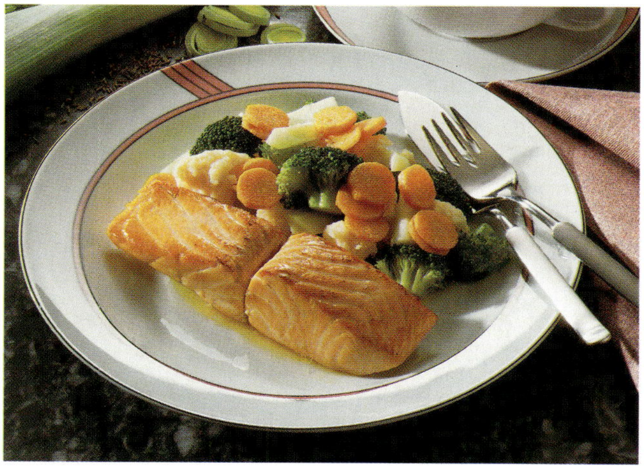

1 Glas (etwa 200 ml) Früchte- oder Kräutertee oder stilles Mineralwasser.

1 Glas (etwa 200 ml) Früchte- oder Kräutertee oder stilles Mineralwasser.

1 Glas (etwa 200 ml) Früchte- oder Kräutertee oder stilles Mineralwasser.

2. Zwischenmahlzeit

1 Banane
oder 1 Müsliriegel ohne Zucker
oder 1 Stück Rosinenkuchen
oder 1–2 Mandel-Möhren-Törtchen (Rezept Seite 50)
oder 1 Scheibe Knäckebrot mit Honig
oder 2 EL Quark mit 1 TL Honig
oder 1 EL Vollkornhaferflocken und 1 Becher Joghurt
oder 200 g angesäuerte Milchprodukte
Wichtig: Keine Frischmilch trinken.

1 Glas (etwa 200 ml) Früchte- oder Kräutertee oder stilles Mineralwasser.

Abendessen

Abends haben Sie die Auswahl bei den **Kohlenhydratgerichten** (ab und an können Sie abends auch einmal ein neutrales oder ein Eiweißgericht essen).
50 g Getreide (roh gewogen)
oder 100 g Vollkornbrot
oder 60 g Naturreis (roh gewogen)
oder 60 g Vollkornnudeln (roh gewogen)
oder 200 g Kartoffeln.

Dazu gibt es ca. 400 g Gemüse und Salat sowie 30–50 g neutrale Lebensmittel (siehe Trennungsplan Seite 14) und kleine Mengen Butter, Margarine, Öl oder Sahne.

Umsteigen auf Trennkost

Bevor Sie Ihre Ernährung auf Trennkost umstellen, sollten Sie einen so genannten Umschalttag einlegen. Dieser dient der Anregung des Stoffwechsels und der Entgiftung.

Neben dem Verzehr der bei den einzelnen Tagen beschriebenen Lebensmittel ist es unbedingt nötig, dass Sie am Umschalttag ausreichend Flüssigkeit zu sich nehmen. Besonders geeignet sind dafür natriumarmes, stilles Mineralwasser sowie Tee (Früchte- und Kräutertee).

Nachfolgend finden Sie verschiedene Vorschläge für den Umschalttag. Wählen Sie nach Belieben aus. Übrigens, bei allen Beispielen (außer beim Obsttag) dürfen Sie morgens zusätzlich noch eine Kleinigkeit frühstücken.

GEMÜSE–SALAT–TAG

Essen Sie an diesem Tag ausschließlich Salat und/oder Gemüse der Saison in roher oder leicht gedünsteter Form. Die Menge dieser Lebensmittel richtet sich dabei ganz nach Ihrem persönlichen Appetit. Verzichten Sie beim Dünsten auf Fett und Salz. Nach Belieben können Sie zum Würzen Ihrer Mahlzeiten aber etwas vegetarische Gemüsebrühe (Instantpulver) verwenden.

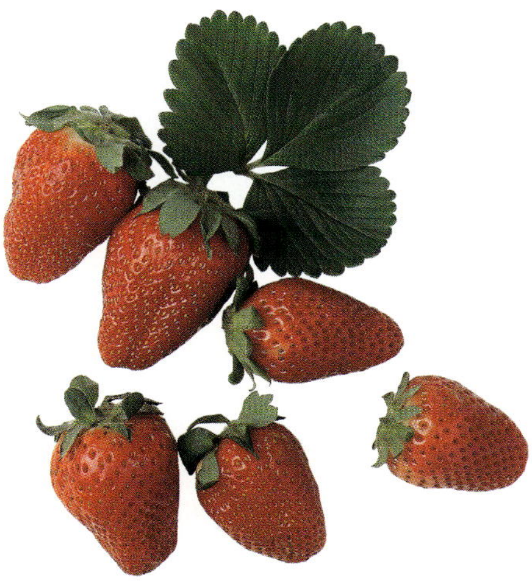

OBSTTAG

Bis 15 Uhr können Sie an diesem Tag frisches Obst der Saison (bitte aber keine Bananen, frische Feigen und Datteln) essen. Die Menge richtet sich auch hier nach Ihrem Appetit. Ab 17 Uhr stehen dann noch 2 mittelgroße Bananen oder 2 mittelgroße Pellkartoffeln auf Ihrem Speiseplan.

KARTOFFEL–TRINK–TAG

Diesen Entschlackungstag empfehle ich besonders denjenigen, die einen empfindlichen Magen-Darm-Trakt haben. Und folgendermaßen wird der Kartoffeltrunk zubereitet:

Garen Sie 500 g gut unter Wasser abgebürstete, ungeschälte neue Kartoffeln in etwa 2 l Wasser (ohne Salz). Bei diesen Kartoffeln können Sie die Schale später mitverzehren; ältere Kartoffeln sollten Sie vor dem Garen schälen. Nach dem Kochen werden die Kartoffeln dann zusammen mit der Kochflüssigkeit püriert. Der Kartoffeltrunk wird über den Tag verteilt getrunken.

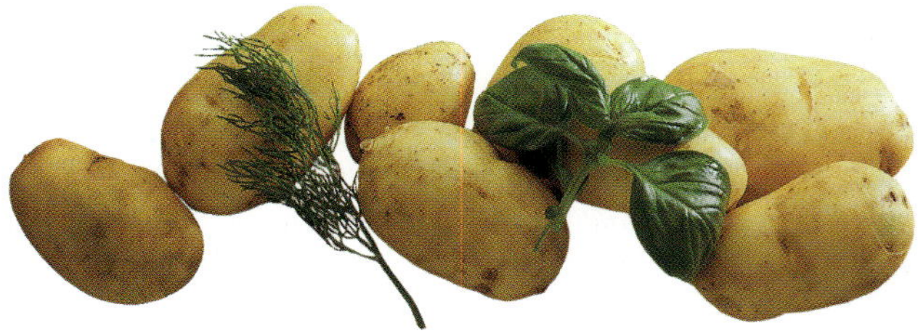

KARTOFFEL–GEMÜSE–SUPPEN–TAG

An diesem Tag gibt es eine Suppe aus 3 Kartoffeln, 3 Zwiebeln, 3 Stangen Lauch, 1 Stück Knollensellerie und (nach Geschmack) 3 Möhren. Das exakte Gewicht der Zutaten spielt hier keine Rolle. Und so wird die Suppe zubereitet:

Putzen Sie das Gemüse, waschen und zerkleinern Sie es. Dann geben Sie es in einen großen Topf, füllen mit Wasser auf und fügen nach Belieben frische, gehackte Kräuter und Gewürze (zum Beispiel Petersilie, Majoran, Liebstöckel, Kümmel und Knoblauch) hinzu. Anschließend wird alles zugedeckt bei mittlerer Temperatur gegart, bis das Gemüse weich ist. Zum Schluss können Sie die Suppe mit etwas vegetarischer Gemüsebrühe (Instantpluver) abschmecken. Erwärmen Sie die Suppe vor Ihren Mahlzeiten portionsweise und essen Sie sie über den Tag verteilt.

Die Trennkost-Einstiegswoche

Aller Anfang ist schwer, denken Sie vielleicht. Dies gilt zwar für so einiges, aber nicht für den Einstieg in die Trennkost.

Das Trennungsprinzip, welches ich Ihnen auf den letzten Seiten vorgestellt habe, ist äußerst einfach. Schon nach wenigen Tagen müssen Sie nur noch selten im Trennungsplan auf den Seiten 12 bis 15 nachschlagen, in welche Gruppe das eine oder andere Lebensmittel gehört.

Doch ich möchte Ihnen trotzdem noch eine Hilfestellung für die erste Woche mit auf den Weg geben: Auf der folgenden Doppelseite finden Sie einen Speiseplan für die erste Woche mit der Trennkost. Jeder der 7 Tage ist unterteilt in 5 Mahlzeiten: Frühstück, 1. Zwischenmahlzeit, Mittagessen, 2. Zwischenmahlzeit und Abendessen. In den jeweiligen Kästchen finden Sie immer einen Vorschlag für die Mahlzeit. Die Gerichtvorschläge für Frühstück, Zwischenmahlzeiten und Mittagessen sind immer für 1 Person gedacht. Das Abendessen reicht stets für 2 Personen.

Selbstverständlich können Sie die einzelnen Tage tauschen oder eine Mahlzeit auch einmal durch eine andere ersetzen, wenn Ihnen danach ist. Bedenken Sie aber, daß abends in der Regel eine Kohlenhydratmahlzeit auf dem Speiseplan stehen sollte, denn diese ist dann besonders bekömmlich. Übrigens, Sie können den Plan auch als Anregung für eigene Mahlzeitenzusammenstellungen nehmen – Ihrer Fantasie sind dabei keine Grenzen gesetzt.

Das Wochenende ist die Zeit des Entspannens vom Arbeiten und auch die Zeit des Verwöhnens. Daher habe ich meine Rezeptvorschläge ein wenig darauf abgestimmt. Die Gerichte sind zwar etwas aufwendiger in der Zubereitung, verwöhnen Sie aber gleichzeitig aufs Besondere. Bis auf Frühstück und Zwischenmahlzeiten sind hier die Rezepte stets für 2 Personen gedacht. Falls Sie diese Mahlzeiten für sich alleine zubereiten möchten, reduzieren Sie die Mengen einfach entsprechend.

Gerade wenn man berufstätig ist, empfiehlt es sich, die Mahlzeiten der kommenden Woche bereits am Wochenende zu planen, damit man montags alles einkaufen kann. Frische Lebensmittel, wie Gemüse und Obst, sollten Sie jedoch mehrmals die Woche kaufen, damit die wertvollen Vitalstoffe durch eine zu lange Lagerung nicht leiden (siehe auch Seite 29).

Verwenden Sie den Trennungsplan daher doch einfach einmal als Planungs- und Einkaufshilfe. Sie sparen Zeit und können sich gleichzeitig schon auf die einzelnen Mahlzeiten der Woche freuen.

Ich wünsche Ihnen viel Erfolg bei der Trennkost-Einstiegswoche und guten Appetit!

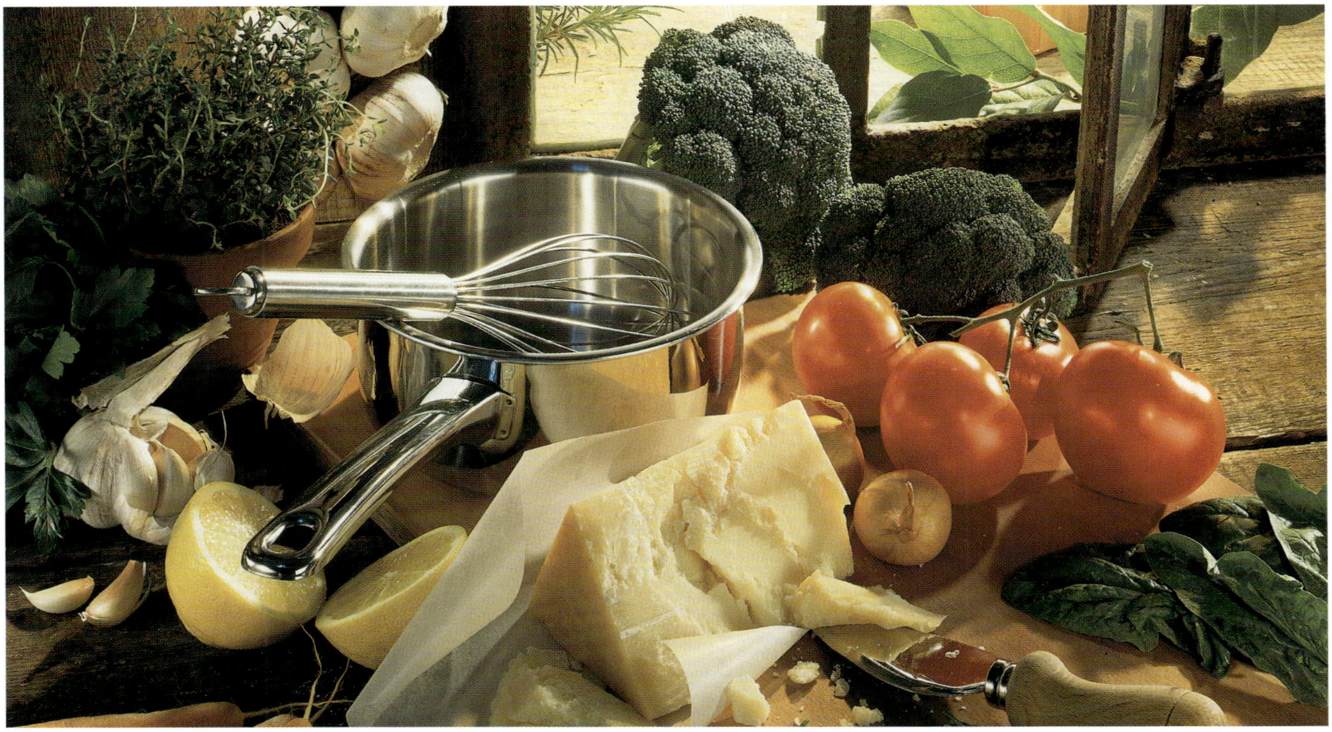

Wochenplan

	Frühstück	1. Zwischenmahlzeit
1. Tag (Montag)	■ Flockenmüsli mit frischer Feige (Seite 37)	■ 200 g frisches Obst (außer Bananen, frischen Feigen und Datteln)
2. Tag (Dienstag)	■ Quarkbrötchen mit Heidelbeeren (Seite 37)	■ 1 Becher Naturjoghurt mit 100 g frischen Beeren
3. Tag (Mittwoch)	■ Apfelsandwich	■ Marinierte Erdbeeren mit Sahnedickmilch
4. Tag (Donnerstag)	■ Birnenjoghurt (Seite 40)	■ 100 g frisches Obst (außer Bananen, frischen Feigen und Datteln) und $^{1}/_{8}$ l frische Milch
5. Tag (Freitag)	■ Schlemmerknäcke (Seite 37)	■ 250 g Naturjoghurt
6. Tag (Samstag)	■ Bunter Obstsalat mit Frischkäsesauce (Seite 40)	■ 1 Becher Buttermilch
7. Tag (Sonntag)	■ Sonntagsfrühstück (Seite 38)	■ Himbeer-Joghurt-Shake (Seite 46)

Mittagessen	2. Zwischenmahlzeit	Abendessen
■ Asiatisches Tofugemüse (Seite 124)	■ 1 Scheibe Knäckebrot mit Honig	■ Gemüsepfanne mit Knoblauchtoasts (Seite 87)
■ Crudités mit Dips (Seite 79)	■ 150 g Buttermilch	■ Gefüllte Kartoffeln (Seite 103). Kartoffeln für den Kartoffelsalat (Seite 65) am nächsten Tag gleich mitkochen und den Salat zubereiten
■ Bunter Kartoffelsalat (Seite 65)	■ 1 süßer Apfel	■ Maiskolben mit Knoblauchbutter (Seite 96)
■ Kräuter-Gemüse-Pfannkuchen mit Forellencreme (Seite 118)	■ 1 Banane	■ Gebratener Gemüsereis (Seite 109)
■ Bunter Reiseintopf (Seite 117)	■ Fruchtiges Quarkgelee	■ Kohlrabisuppe mit Lachs mit 1 Scheibe Brot (Seite 82)
■ Hähnchenbrust mit fruchtiger Currysauce (Seite 137)	■ Mandel-Möhren-Törtchen (Seite 54)	■ Mangoldröllchen mit Kräutersauce (Seite 122)
■ Coq au Riesling (Seite 135)	■ Mohnkuchen mit Mascarpone (Seite 56)	■ Zucchini-Pilz-Auflauf (Seite 86)

Abnehmen mit Trennkost

Die Gründe für Übergewicht

EINE HEKTISCHE LEBENSWEISE

Laut verschiedener Studien ist fast jeder zweite in Deutschland mit seinem Körpergewicht unzufrieden. Vor allem Frauen, aber auch mehr und mehr Männer, würden gerne ihre Figur verändern und stürzen sich deshalb immer wieder auf neue Diäten. Doch die Erfahrung zeigt, wer ständig versucht, sein Übergewicht durch Abmagerungskuren zu verringern, wird auf Dauer gesehen seinem Körper mehr schaden als nutzen. Ein junger Mensch nimmt oft noch spielend ab, doch mit zunehmendem Alter verlangsamt sich der Stoffwechsel, sodass das Abnehmen immer schwerer wird.

Der bessere Weg zu einer dauerhaften Gewichtsabnahme ist die Ernährungsumstellung. Darüber hinaus spielen natürlich auch die eigenen Ernährungsgewohnheiten, also wie und wann man das Essen zu sich nimmt, eine große Rolle.

Statt in Hektik und Stress das Essen hastig herunterzuschlingen, sollten Mahlzeiten in einer ruhigen Atmosphäre genossen werden. Snacks, in großer Eile gegessen, können den Organismus nicht befriedigen. Ein ständiges Verlangen nach Essen bleibt zurück. Nach einer in Ruhe eingenommenen Mahlzeit hingegen produziert der Körper Substanzen, die im Gehirn eine innere Befriedigung auslösen und zusätzlich für gute Laune sorgen. So wirkt sich Essen auf die Psyche aus, und es ist verblüffend zu beobachten, wie eine einzige Mahlzeit die Stimmung eines Menschen total verändern kann.

Darum sollte jeder die Wichtigkeit des Essens begreifen und von nun an mehr Zeit und Sorgfalt in eine gute Mahlzeit investieren.

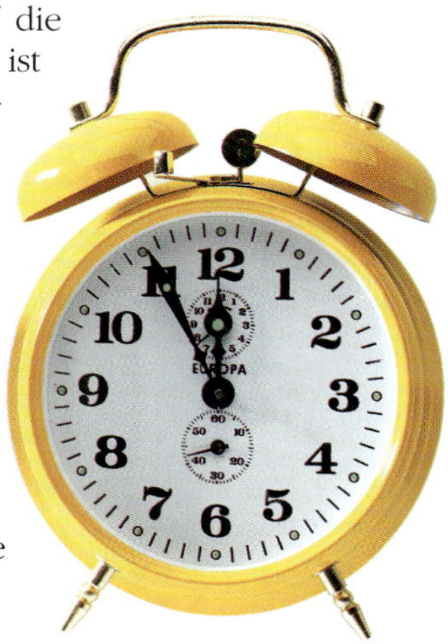

ÜBERLASTUNG DER BAUCHSPEICHELDRÜSE

Ebenfalls sehr wichtig für den dauerhaften Erfolg beim Abnehmen ist eine gut funktionierende Bauchspeicheldrüse. Auch sie ist auf eine harmonisch zusammengestellte Nahrung angewiesen. Viel zu oft wird dieses Organ durch falsche Ernährungsgewohnheiten total überfordert. Der Griff zur Schleckerei und anschließend zu etwas Herzhaftem oder der Schluck Alkohol verursachen im Körper einen plötzlichen Anstieg des Blutzuckerspiegels, was die Bauchspeicheldrüse zur sofortigen Insulinproduktion zwingt. Dadurch sinkt der Blutzuckerspiegel oftmals viel zu stark ab, was ein erneutes Verlangen nach Nahrung bewirkt.

Eine dauerhafte hohe Insulinproduktion schädigt nicht nur die Bauchspeicheldrüse, sondern begünstigt auch die Einlagerung von Fett in die Zellen.

ZU WENIG OBST UND GEMÜSE

Es ist immer wieder festzustellen, daß Übergewichtige viel zu wenig Obst und Gemüse essen. Doch gerade diese Lebensmittel besitzen wenig Kalorien und liefern trotzdem alle wichtigen Vitamine und Mineralstoffe. Ihre Ballaststoffe bringen nicht nur die Verdauung auf Trab, sondern geben dem Körper auch ein langanhaltendes Sättigungsgefühl. Das in hohem Maße in Obst und Gemüse enthaltene Kalium wirkt darüber hinaus auch entwässernd auf das Körpergewebe. Und nicht zuletzt sollte auf den hohen Anteil an Flüssigkeit in Obst und Gemüse hingewiesen werden. Durch eine ausreichende Flüssigkeitszufuhr wird die Niere zu einer höheren Leistung veranlasst und kann so besser die durchs Abnehmen frei gewordenen Stoffe ausscheiden. Obst und Gemüse sind also die Eckpfeiler einer gesunden Ernährungsweise und unentbehrliche Lebensmittel, wenn man gesund und ausgewogen essen möchte.

AUCH DIE SEELE BRAUCHT HILFE

Abnehmen ist nicht alleine eine Folge des richtigen Essens, sondern hat auch etwas mit dem Seelenleben zu tun. Durch Ängste, Trauer, Wut, Ärger, Zurückweisung, aber auch durch Langeweile sind viele Menschen unbewusst auf der „Futtersuche“, um sich damit abzulenken. Essen und Trinken trösten über so manchen Kummer hinweg. Es gibt jedoch noch eine andere Methode, vom Kummer abzulenken: Belohnen Sie sich doch öfter mit Dingen, die Ihnen Spaß machen. Nehmen Sie zum Beispiel ein entspannendes Vollbad, gehen Sie ins Kino oder ins Konzert, treffen Sie sich mit Freunden zu einem entspannenden Plausch. Es gibt so viel Schönes, das Ihnen hilft, die Sorgen für eine Weile zu vergessen.

DIE LEIBSPEISEN DER MOLLIGEN

Mollige Menschen essen am liebsten helles Brot, Wurstwaren, Schnitzel, Braten mit Sauce, Kuchen, Kekse, süße Joghurts, Fertigpuddings, Schokolade und Bonbons. Jede Speise soll vollmundig schmecken, und mit Fett, Zucker sowie Salz wird der Gaumenkitzel erst richtig perfekt. Dagegen schmecken molligen Menschen Rohkost, Blattsalate, gegartes Gemüse und Obst oft viel zu fad. Diese falschen Geschmacksvorlieben sollten also schnellstens geändert werden. Der erste Schritt ist jetzt die Selbstbeobachtung. Beurteilen Sie Ihre eigenen Eßgewohnheiten möglichst kritisch. Um eine dauerhafte Änderung zu erreichen, ist nun eine leichte Einschränkung des Verzehrs von Salz und Zucker ideal. Anfangs schmecken die nur leicht gesalzenen oder gesüßten Gerichte sehr fade. Doch sobald man sich daran gewöhnt hat, schmecken plötzlich viele fertige Speisen versalzen oder sogar unangenehm süß. Der Grund hierfür ist einfach zu erklären. Zucker und Salz wirken in Speisen geschmacksverstärkend und regen den Appetit an.

Zu viel Salz bindet Wasser im Körper und belastet bei vielen Menschen den Kreislauf durch eine Erhöhung des Blutdrucks.

Mit Hilfe des Kaliums aus Obst und Gemüse kann das überschüssige Wasser wieder aus dem Körper ausgeschieden werden. Süße Nahrungsmittel wirken, in kleinen Mengen genossen, entspannend und konzentrationsfördernd. Zu viel Zucker bewirkt das Gegenteil. Nach dem anfänglichen Pep folgt schon bald eine lähmende Müdigkeit. Zurückzuführen ist dies auf eine viel zu starke Erhöhung des Blutzuckerspiegels, die mit einer so hohen Insulinausschüttung beantwortet wird, daß der Blutzuckerspiegel weit unter den Normalwert absinkt. Ein zu niedriger Zuckerspiegel ist dann die Ursache von Müdigkeit, Abgeschlagenheit und Konzentrationsmangel.

Bei Menschen, die sehr salzige Speisen essen, verlangt der Körper zum Ausgleich Süßes. Das Gleiche gilt auch umgekehrt. Nach dem Verzehr von Kuchen oder Schokolade folgt der große Appetit auf ein herzhaftes Wurst- oder Käsebrot. Der Mensch wird also dazu veranlasst, viel mehr Nahrung aufzunehmen, als er eigentlich benötigt.

Wenn Sie sich nach den Regeln der Trennkost ernähren, ist ihr Speiseplan so abwechslungsreich, dass Sie sich nach jeder Mahlzeit angenehm gesättigt fühlen. Der Heißhunger nach Süßem oder Salzigem bleibt aus.

Abnehmen – warum ist das so schwer?

Das „dicke Ende“ einer Schlankheitskur kommt meist sehr schnell. Schon kurze Zeit nach einer Diät sind die mühsam abgehungerten Pfunde wieder drauf, und die Waage zeigt meist sogar ein Kilo mehr an als zuvor.

Warum fällt es vielen Menschen so schwer, das erreichte Gewicht nach einer Diät auch zu halten? Die Gründe hierfür liegen zuerst einmal darin, daß während einer Schlankheitskur auf vieles verzichtet wird. Man ist in dieser Zeit gut motiviert und will mit festem Willen sein Ziel um jeden Preis erreichen. Ist dann die Kur beendet, schleichen sich nach und nach die alten und oft schlechten Gewohnheiten wieder ein.

Es ist gar nicht so einfach, seinen Körper und die vielen festgefahrenen Gewohnheiten zu verändern. Hier hat die Erfahrung gezeigt, daß Geduld auf Dauer größeren Erfolg bringt, als ständig den Körper mit neuen Diäten und einem schlechten Gewissen zu belasten. Um abzuspecken und das neue Gewicht auch dauerhaft halten zu können, sollten Sie Ihre Ernährung umstellen, sich viel bewegen und für ein zufriedenes und glückliches Seelenleben sorgen. Gesunde Ernährung heißt ja nicht, auf Gutes zu verzichten, sondern es durch Besseres zu ersetzen.

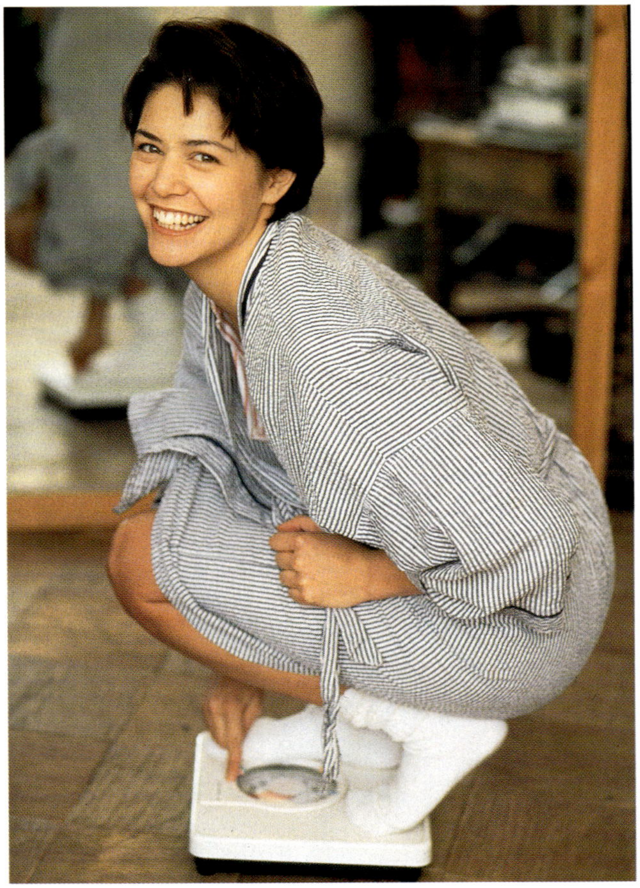

Der erste Schritt

Zuerst ist es wichtig, wieder ein gesundes Verhältnis zum Essen zu bekommen. Beugen Sie sich nicht mehr strengen Diätvorschriften, und hören Sie auf, ständig Kalorien zu zählen. Vorteilhafter ist es, die Nahrung harmonisch zusammenzustellen. Eine gewisse Ordnung bei der Zusammenstellung der Nahrungsmittel macht die darauffolgende Nahrungszerlegung durch die Verdauungsorgane sehr viel einfacher.

Im nächsten Schritt sollten Sie die Qualität Ihrer Ernährungsweise kritisch überprüfen. Wenn die täglichen Mahlzeiten – ob aus Zeitmangel oder weil sie so gut schmecken – aus Nahrungsmitteln wie heißer Wurst, würzigem Käse, süßen Teilchen aus Weißmehl, Hamburgern, Fertiggerichten, Pudding mit Sahnehäubchen oder Schokoriegeln bestehen, dann ist es sinnvoll, die Ernährung Schritt für Schritt umzustellen.

Fertiggerichte, Fast food, Light-Produkte oder andere, von der Industrie hergestellte Speisen, sollten langsam vom Speisezettel verschwinden, da hier mit Hilfe von appetitanregenden Zusatzstoffen und großen Salzmengen die Esslust übermäßig angeregt wird. Diese Zusatzstoffe können dazu führen, dass man das Maß für die Menge, die man isst, verliert. So „futtern" viele Menschen wahllos Nahrung in sich hinein, ohne richtig satt zu werden. Sie werden von der Industrie zu Futtersuchern erzogen und gleichzeitig dabei langsam gemästet.

Naturbelassene Nahrungsmittel erzeugen im Gegensatz zu industriell hergestellten Speisen, keine Suchtgefühle. Sie können dies an sich selbst ausprobieren. Nach dem Genuss einer halben Ananas signalisiert Ihre Zunge, daß Sie von dieser Frucht genug gegessen haben. Honig hat den gleichen Effekt, spätestens nach dem dritten Esslöffel merken Sie, dass Sie genug Süße aufgenommen haben. Die gleiche Sprache sprechen auch andere natürliche Nahrungsmittel, zum Beispiel Haferflocken, Kartoffeln, Rohkost, Gemüse und Obst. Bei Nahrungsmitteln, die von der Industrie hergestellt werden, funktioniert dieser Sättigungsmechanismus nicht mehr. Hier läuft Ihnen aufgrund geschmacksverstärkender Zusatzstoffe ununterbrochen der Speichel im Mund zusammen. Dieses Signal wird vom Gehirn als Hunger wahrgenommen, und das Futtersuchen beginnt von vorne.

Die mentale Vorbereitung

Abnehmen ist Ihre rein persönliche Angelegenheit und geht nur Sie etwas an. Planen Sie darum selbst Ihre eigenen Ziele ohne Rücksicht darauf, welche Schlankheitsideale Ihre Familie, Freunde oder Arbeitskollegen haben. Machen Sie sich bewusst, für wen Sie abnehmen möchten. Bedenken Sie immer, dass Sie mit niemandem im Wettbewerb stehen – nicht einmal mit sich selbst.

Bereiten Sie sich innerlich auf eine Veränderung in Ihrem Leben vor. Freunden Sie sich langsam mit dem Gedanken an, dass es jetzt an der Zeit ist, einmal für sich selbst etwas zu tun. Oberstes Gebot ist, sich selbst zu lieben und zu achten, wobei diese Eigenliebe nichts mit Narzissmus oder Egoismus zu tun hat. Entwickeln Sie einen gefühlvolleren Lebensstil. Beherzigen Sie folgende Weisheit, die Sie hundertmal am Tag in verschiedenen Versionen anwenden können:

„**Es lohnt sich nicht**, wegen ein paar restlicher Nudeln ein Völlegefühl im Bauch zu bekommen."

„**Es lohnt sich nicht**, über dieses Thema zu streiten."

„**Es lohnt sich nicht**, …"

Sagen Sie sich auch in gewissen kritischen Situationen: „Das tue ich mir nicht an, dazu bin ich mir zu wertvoll." Sammeln Sie mit diesen beiden Sätzen Ihre eigenen Erfahrungen, und spüren Sie dieses Gefühl der Würde und des Wertvollseins. Es öffnet Ihnen die Türen zu einer positiven Veränderung.

Bei all Ihren Bemühungen abzunehmen, darf also das Seelenleben nicht zu kurz kommen. Doch wie bekommt die Seele „Flügel"? Gute Gedanken und Gefühle liefern hier den Schlüssel zum Erfolg. Nehmen Sie Rücksicht auf das eigene Ich, und gönnen Sie sich Entspannungspausen. Es ist ein großer Fehler zu sagen: „Ich habe keine Zeit." Keine Zeit zu haben, bedeutet für den eigenen Körper, nicht die richtigen Gefühle entwickeln zu können. Dadurch kommt die Sinnlichkeit zu kurz, was depressive Stimmungen fördert. Gute Laune, frohe Gesichter, angenehme Worte, Musik zum Wohlfühlen – es sind die kleinen Dinge im Leben, die Großes bewirken.

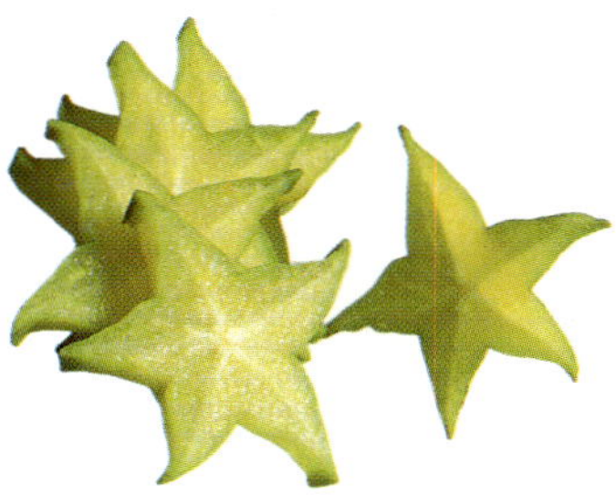

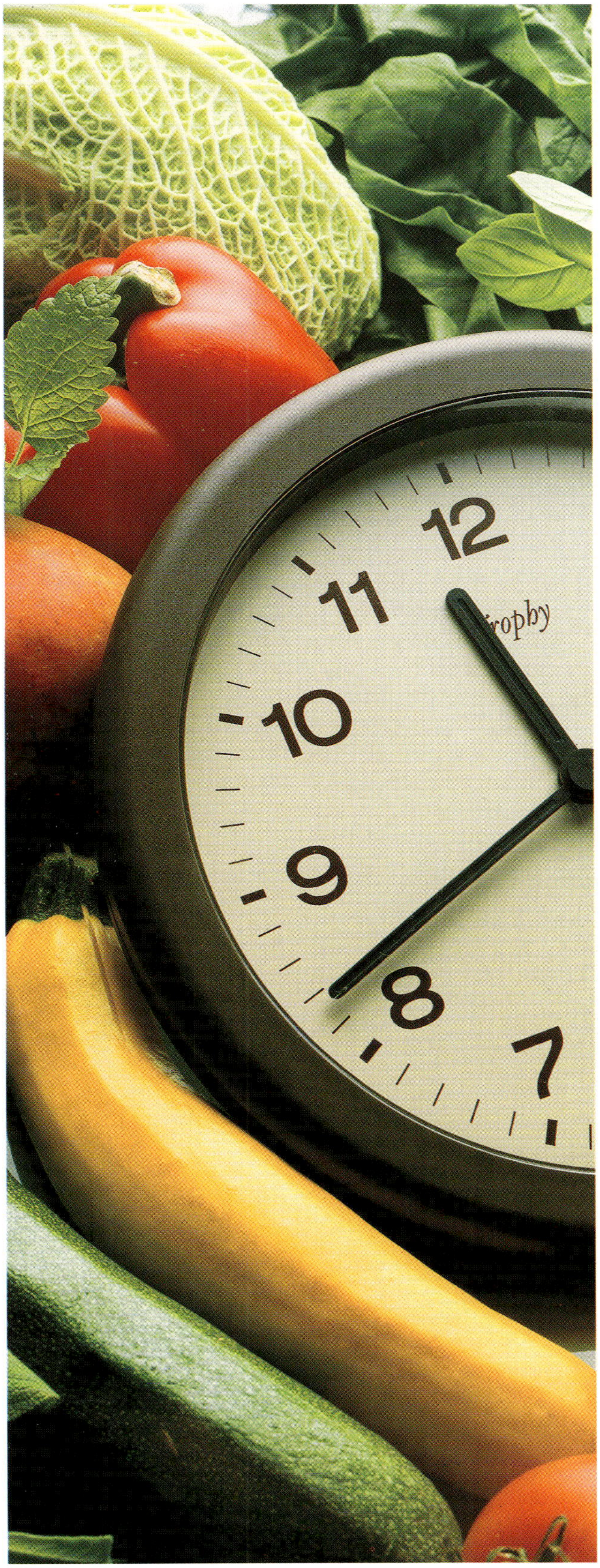

Die besten Tipps zum gesunden Abnehmen

- Stellen Sie die Nahrung harmonisch nach den Regeln der Hayschen Trennkost zusammen. Durch die Trennung der besonders eiweißreichen von den besonders kohlenhydratreichen Nahrungsmitteln werden die Verdauungsorgane entlastet.
- Schränken Sie auch stark gesalzene oder gesüßte Speisen ein.
- Essen Sie vor dem Mittag- und vor dem Abendessen einen Teller Salat oder eine leichte Suppe. Das mindert den Heißhunger und liefert dem Körper wichtige Vitamine, Mineral- sowie Ballaststoffe.
- Essen Sie säurereiches Obst aus der Eiweißgruppe (siehe Trennungsplan Seite 13) nicht zusammen mit kohlenhydratreichen Lebensmitteln. (Geben Sie z. B. keine Apfelsinen ins Müsli). Saures Obst stört das optimale, basische Milieu, das für die Kohlenhydratverdauung benötigt wird.
- Kauen Sie jeden Bissen ausreichend. Dies hat zwei Gründe: Gründliches Kauen befriedigt den Appetit und führt so zu einer rascheren Sättigung. Außerdem wird die Nahrung im Mund optimal zur Verdauung im Magen-Darm-Trakt vorbereitet.
- Verwechseln Sie niemals Hunger mit Durst. Beide Signale des Körpers sind ähnlich. Darum ist es ratsam, probeweise etwas Mineralwasser zu trinken, wenn sich ein hungerähnliches Gefühl einstellt.
- Bevorzugen Sie ballaststoffreiche Lebensmittel. Durch deren Quellung wird das Volumen des Speisebreis im Verdauungstrakt vergrößert und somit eine angenehme Sättigung erzeugt.
  Wichtig: Da Ballaststoffe stark quellen, sollten Sie, über den Tag verteilt, unbedingt viel trinken (zum Beispiel Mineralwasser).
- Übergehen Sie keine Mahlzeit, und lassen Sie sich nicht völlig aushungern. Übergewicht beginnt häufig mit radikalen Hungerkuren.
- Nehmen Sie über den Tag verteilt $1\frac{1}{2}$ bis 2 l Flüssigkeit auf. Wasserreiches Obst und Gemüse kann anteilmäßig hineingerechnet werden.
- Bei ständigem Hunger auf Schokolade oder andere Süßigkeiten hat sich folgender Tipp bestens bewährt: Statt der üblichen Schokolade können Sie eine kleine Menge Zartbitterschokolade mit mindestens 60% Kakaoanteil essen. Die Sucht verringert sich auf diese Weise ganz langsam. Besser ist es natürlich, auf Müsli, Vollkorngebäck, Nüsse oder Kerne umzusteigen.
- Neben einer gesunden Ernährung spielt die Bewegung bei einer Gewichtsabnahme eine sehr wichtige Rolle. Treiben Sie deshalb ausreichend Sport.

KANN DENN ESSEN SÜNDE SEIN?

Sehr vielen Menschen geht die Gewichtsabnahme nicht schnell genug. Schuld daran sind die großen Versprechungen der Medien, die allwöchentlich eine schnelle Gewichtsabnahme durch neuartige Diäten zusichern. Das Problem für den Übergewichtigen entsteht dann, wenn nach der kurzen Phase der Entwässerung plötzlich keine weitere Gewichtsabnahme mehr zu verzeichnen ist. Durch Ungeduld und Enttäuschung geht die Willenskraft verloren. Der Abnehmende stürzt in eine tiefe Krise. Sowohl der Körper als auch die Psyche leiden auf Dauer unter dem selbstauferlegten Druck, denn nach dem Aushungern folgen oft ein Fressanfall und die verzweifelte Frage: „Warum habe ich schon wieder gesündigt?"

An diesem Punkt angekommen, ist es höchste Zeit, die eigene, gedankliche Einstellung zu ändern und das Wort „sündigen" im Zusammenhang mit Essen aus dem Wortschatz zu streichen. Kein Essen ist eine Sünde. Diese Einstellung verursacht große Schuldgefühle. Besser ist es, mit viel Ausdauer an die Gewichtsabnahme heranzugehen. Und wenn Sie doch mal wieder zu viel gegessen haben, versuchen Sie, nicht ans Essen zu denken, sondern lenken Sie sich bewusst mit anderen schönen Dingen ab (siehe auch Seite 22).

Wenn trotz aller Bemühungen das Abnehmen nicht vorwärts geht, kann das mehrere Ursachen haben.

GREIFEN SIE NICHT NACH DEN STERNEN

So wird zum Beispiel das Ziel der wöchentlichen Gewichtsabnahme von vielen Menschen viel zu hoch gesteckt. Der Gewichtsverlust sollte 500 g pro Woche nicht überschreiten, da sonst die Gesundheit gefährdet ist. Auch das Alter der abnehmenden Person muss berücksichtigt werden. In jungen Jahren ist eine Gewichtsreduktion weitaus einfacher als im fortgeschrittenen Alter. Verzweifeln Sie also nicht, wenn das Abnehmen bei Ihnen nicht so schnell geht, wie Sie es gerne möchten. Die Trennkost wird Ihnen dabei helfen, langsam aber sicher ans Ziel zu kommen.

Vielleicht gibt es ja auch eine Sportart, die Ihnen Spaß macht, denn regelmäßige Bewegung ist nicht nur gesund für Herz und Kreislauf, sondern kurbelt zusätzlich den Stoffwechsel an. Aber auch hierbei gilt: Übertreiben Sie es nicht – der Spaß an der Bewegung steht immer an erster Stelle.

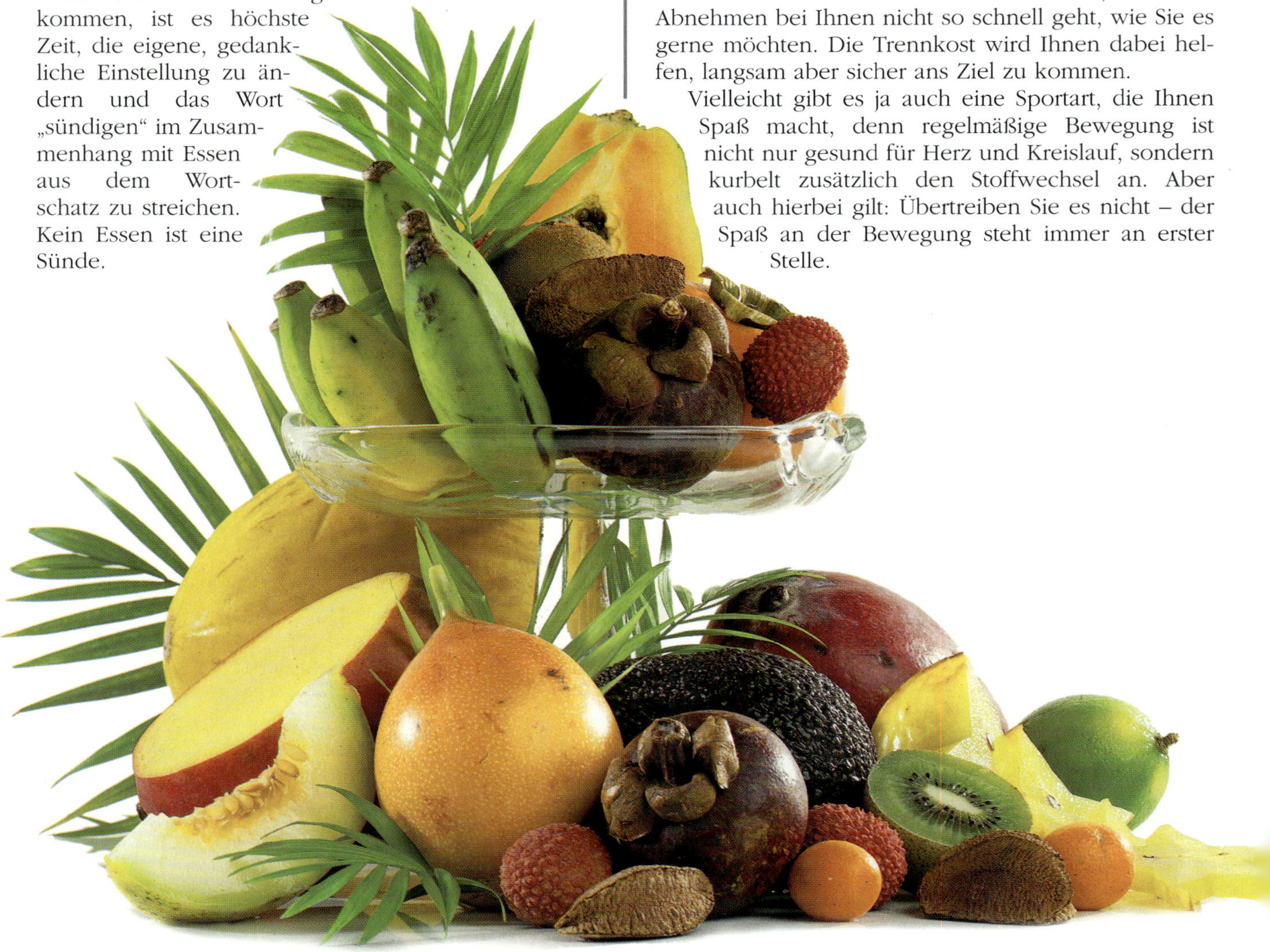

Fit durch sportliche Aktivitäten

Neben der Ernährung spielt bei einer gesunden Gewichtsabnahme die körperliche Bewegung eine wichtige Rolle. Hierbei wird überflüssiges Fett verbrannt und Muskelmasse neu aufgebaut.

Körperliche Bewegung an frischer Luft ist ein weiterer Schlüssel zu Gesundheit und guter Laune. Dabei spielt der Sauerstoff eine große Rolle. Durch Bewegung und damit verbundene intensive Atmung wird der gesamte Organismus verstärkt mit sauerstoffreichem Blut versorgt. Vor allem unser Gehirn ist sehr abhängig von einer ausreichenden Sauerstoffzufuhr.

Folgen der Bewegungsarmut

Gerade in der heutigen Zeit, in der viele Menschen am Schreibtisch arbeiten, kommt körperliche Bewegung oftmals zu kurz. Als Folge können sich im Laufe der Zeit Herz-Kreislauf-Beschwerden entwickeln. Außerdem können Abfallprodukte schwerer durch das Lymphsystem aus dem Organismus herausgeschleust werden. Das Lymphsystem besitzt nämlich nicht, wie unser Blutkreislauf, eine Pumpe, die die Lymphflüssigkeit durch die Kanäle bewegt. Dies geschieht fast ausschließlich durch die Bewegungsübertragung der an das Lymphsystem angrenzenden Muskeln. Bewegt man sich also wenig, dann kann das Lymphsystem seinen Aufgaben nicht ausreichend nachkommen.

Mit Freude bewegen

Bewegung ist immer sinnvoll, sofern sie nicht mit verbissenem Ehrgeiz betrieben wird. Jeder Beitrag zum Körpertraining sollte die körperliche und geistige Funktion des eigenen Körpers fördern und das Wohlfühlgefühl steigern, anstatt es durch einengende Zwänge zu beeinträchtigen.

Suchen Sie sich eine Sportart, die ihrem Alter und Ihrer körperlichen Konstitution entspricht. Falls Sie bei Ihrer Wahl unsicher sind, fragen Sie doch einmal Ihren Hausarzt. Es gibt viele Bewegungsarten, die Spaß machen, zum Beispiel leichte Sportarten wie Schwimmen, Tanzen, Radfahren, Wandern, Joggen und Spazierengehen, sowie anstrengendere Disziplinen wie Surfen, Skifahren oder Schlittschuhlaufen.

Wählen Sie ihr persönliches Gesundheitsprogramm, und fördern Sie auf diese Weise spielerisch die eigene Vitalität, Schnelligkeit und Ausdauer. Stabilisieren Sie dabei die Leistung des Herzens und des Blutkreislaufs. Bewegung stimuliert auch die Produktion und Ausschüttung verschiedener Hormone und regt unter anderem die Produktion von Sexualhormonen an. Sie beugt darüber hinaus der Osteoporose (Knochenentkalkung) vor und stärkt das Immunsystem. Regelmäßiger Sport fördert weiterhin durch die verbesserte Sauerstoffzufuhr die Denkfähigkeit, vergrößert das Fassungsvermögen der Lunge, hilft Körperfett einzuschmelzen und fördert die Bildung von Muskelmasse.

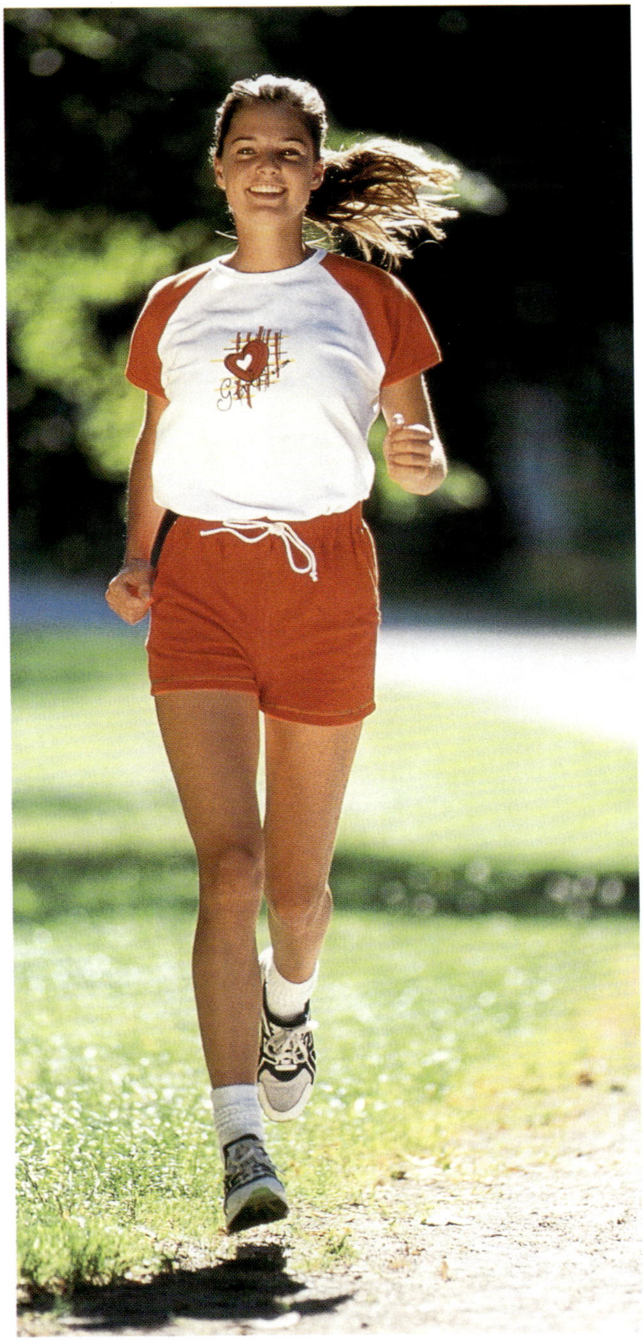

Die Trennkost im Alltag

Trennkost in der Familie

Wenn Sie den Wunsch verspüren, Ihre Ernährung und die Ihrer Familie auf Trennkost umzustellen, sollten Sie dies mit Bedacht tun. Ich weiß dies aus eigener Erfahrung. Durch meine damalige Euphorie bedingt, war ich längere Zeit hart und streng zu mir selbst, meiner Familie und meinen Mitmenschen gegenüber. Ich glaubte, die alleinige Glückseligkeit läge in der Trennkost. Durch meine enge Haltung wurden auch meine Gedanken eng, und meine starren Ansichten ließen Alternativen nicht zu. Zum Glück wachte ich rechtzeitig auf. Mir wurde klar, dass eine gesunde Ernährung bereichern, aber niemals verhärten sollte.

DIE ERFOLGREICHE ERNÄHRUNGSUMSTELLUNG

Gehen Sie bei der Ernährungsumstellung in kleinen Schritten vor, und überfordern Sie sich nicht. Eine Veränderung der Essgewohnheiten kann nicht unverzüglich gelingen. Versuchen Sie anfänglich, dort etwas zu ändern, wo es Sie und Ihre Familie am wenigsten schmerzt.

Bauen Sie Stück für Stück die alten, in Ihren Augen schlechten Gewohnheiten ab, um auf bessere umzusteigen. Beginnen Sie beispielsweise damit, Süßigkeiten und Knabbergebäck nur noch ganz selten auf den Tisch zu stellen. Servieren Sie statt dessen einmal frisches Obst der Saison. Außerdem lässt sich beim Backen weißes Mehl zum Teil durch Vollkornmehl ersetzen. Ein völliges Austauschen der Mehlsorten ist nicht ratsam, da reine Vollkornteige mehr Flüssigkeit benötigen als im Rezept für Weißmehlteige angegeben.

Und noch ein Tipp: Versuchen Sie, die Fleischmengen ihrer Mahlzeiten zu reduzieren und dafür den Anteil an Gemüse und Salat zu erhöhen. Und herkömmliches Mischbrot aus Weißmehl lässt sich ohne großes Murren der Familie durch ein gut schmeckendes, frisches Vollkornbrot austauschen. Sie sehen, auch kleine Veränderungen führen langsam zum Ziel.

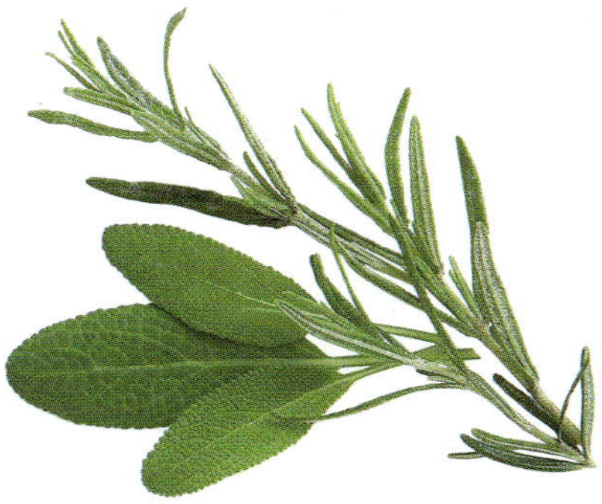

MAHLZEITEN FÜR NICHT-TRENNKÖSTLER

Selbst wenn manches Familienmitglied nicht nach Trennkost essen möchte, ist doppeltes Kochen nicht erforderlich – man ergänzt eine Eiweißmahlzeit lediglich mit Kartoffeln, Reis, Nudeln oder Getreide, und im umgekehrten Fall bekommen die „Nicht-Trennköstler" bei einer Kohlenhydratmahlzeit zusätzlich Fleisch, Fisch, Käse oder Eier auf den Teller.

- In der Praxis könnte dies bei einer Eiweißmahlzeit folgendermaßen aussehen:
  Für Trennköstler: pro Person 150 g Rinderbraten; dazu ca. 400 g Wirsinggemüse.
  Für Nicht-Trennköstler: Die Mahlzeit mit ca. 150 g Kartoffeln ergänzen und die Wirsingmenge ein wenig reduzieren.
- Bei einer Kohlenhydratmahlzeit könnte die Ergänzung folgendermaßen aussehen:
  Für Trennköstler: pro Person 200 g Kartoffeln; dazu ca. 400 g Wirsinggemüse.
  Für Nicht-Trennköstler: Die Mahlzeit mit ca. 150 g Fleisch ergänzen und den Wirsinganteil ein wenig reduzieren.

Sie sehen, bei der Trennkost können alle, ganz nach Geschmack, mehr oder weniger mitmachen.

Ein Tag mit der Trennkost

Wie einfach die Trennkost im täglichen Leben durchzuführen ist, möchte ich Ihnen mit dem folgenden Beispiel zeigen.

EIN GUTER START

Beginnen Sie den Tag mit einem leichten Frühstück. Wählen Sie je nach Geschmack zwischen einem Obstfrühstück, einem Müsli oder einem Brot mit Belag. Wenn Sie sich für Obst entschieden haben, ist es besser, bei einer Sorte beziehungsweise bei artverwandten Früchten zu bleiben. Zum Beispiel passen Pfirsiche oder Nektarinen zusammen, oder Apfelsinen und Mandarinen. Bei Beerenobst: Himbeeren, Erdbeeren und Brombeeren, bei Steinobst: Mirabellen und Pflaumen. Kombinieren Sie diese Obstsorten niemals mit kohlenhydratreichen Lebensmitteln, da Obst sehr viel Fruchtsäure enthält und dementsprechend in einem sauren Milieu verdaut werden muss. (Trotzdem reagiert das säurehaltige Obst später im Stoffwechsel basisch.) Besser ist es, Obst alleine zu essen oder es in nicht zu großen Mengen mit Lebensmitteln aus der Eiweißgruppe zu kombinieren.

Möchten Sie zum Frühstück lieber ein Müsli essen, dann geben Sie doch einmal statt der frischen Milch ein gesäuertes Milchprodukt hinzu, zum Beispiel Joghurt, Buttermilch, Kefir, Trinksauermilch oder mit Wasser verdünnte Sahne. Zusätzlich können Sie das

Müsli mit Nüssen, Rosinen, Honig, Banane oder mit einem geriebenen, mürben Apfel anreichern.

Wenn Sie zum Frühstück lieber eine Scheibe Brot essen möchten, dann achten Sie auch hier auf eine harmonische Zusammenstellung. Sie können auf Ihr Brot etwas Butter geben und, da es keine hundertprozentige Trennung von eiweiß- und kohlenhydrathaltigen Lebensmitteln gibt, zusätzlich in kleinen Mengen (30 g) Wurst oder Käse darauf legen.

ZWISCHENDURCH ETWAS LEICHTES

Etwa 2 Stunden nach dem Frühstück ist es sinnvoll, eine kleine Zwischenmahlzeit einzulegen. Hier bietet sich frisches, säurereiches Obst an, wie Ananas, Apfelsine, Erdbeeren, Apfel oder Birne. Sie können aber auch in beliebiger Menge Möhren, Paprika, Gurke oder Ähnliches essen. Ebenso schmeckt ein Naturjoghurt oder ein Glas Buttermilch.

NEUE ENERGIE ZUM MITTAGESSEN

Zum Mittagessen wählen Sie zwischen einer Eiweiß oder einer Kohlenhydratmahlzeit aus. Wenn Sie sich für eine Eiweißmahlzeit entschieden haben, dann können Sie zwischen Fleisch, Fisch, Käse oder Eiern wählen. Bevorzugen Sie beim Einkauf von Fleisch und Fisch die mageren Sorten. Vermeiden Sie größere Mengen Fleisch, insbesondere Schweinefleisch und daraus hergestellte Produkte. Legen Sie eventuell 2 bis 3 fleischlose Tage in der Woche ein, um einer Übersäuerung des Gewebes mit den damit verbundenen Stoffwechselstörungen vorzubeugen.

Wenn Sie mittags eine Kohlenhydratmahlzeit essen möchten, können Sie zwischen Getreide, Nudeln, Reis oder Kartoffeln wählen. Wichtig ist, egal ob Sie eine Eiweiß- oder Kohlenhydratmahlzeit bevorzugen, daß Sie vor oder zu der Mahlzeit einen Teller Salat, Rohkost oder Gemüse essen. Sie können auch eine halbe Stunde vor dem Mittagessen säurereiches Obst essen. Das sättigt nicht nur, sondern es liefert dem gesamten Organismus zusätzlich wertvolle Vitamine und Enzyme. Da Obst leicht verdaulich ist und schon nach etwa einer halben Stunde basisch verstoffwechselt wird, können Sie anschließend auch eine kohlenhydratreiche Mahlzeit zu sich nehmen.

Trinken Sie vor dem Mittagessen noch ein großes Glas Wasser oder Tee in kleinen Schlucken. Zum Mittagessen selbst sollten Sie nichts trinken, da jetzt jedes Getränk die Verdauungssäfte im Magen verdünnt und die Verdauung so erheblich gestört und verzögert wird. Zu besonderen Gelegenheiten oder festlichen Anlässen können Sie zur Eiweißmahlzeit ein Glas trockenen Wein und zur Kohlenhydratmahlzeit ein Glas Bier trinken. Nach dem Mittagessen sollten Sie Ihrem Magen eine Pause von etwa 3 bis 4 Stunden gönnen und in dieser Zeit nichts essen.

RASCHER KRAFTNACHSCHUB AM NACHMITTAG

Am Nachmittag sinkt bei fast allen Menschen der Blutzuckerspiegel. Essen Sie jetzt eine reife Banane oder Haferflocken mit Kefir. Süßen Sie die Haferflocken mit Honig und ein paar Rosinen. Säurereiches Obst ist am Nachmittag nicht mehr zu empfehlen.

HARMONISCHES ZUM AUSKLANG DES TAGES

Auch am Abend empfiehlt es sich, Leichtverdauliches zu essen. Auf Fleischgerichte sollten Sie jetzt nach Möglichkeit verzichten, da der Magen am Abend nicht mehr so aktiv die sauren Verdauungssäfte für die Eiweißverdauung herstellen kann wie mittags. Leichter bekömmlich sind um diese Zeit Kartoffel-, Reis- oder Nudelgerichte. Wichtig ist auch am Abend der Gemüse- oder Salatteller. Im Rezeptteil finden Sie zahlreiche Anregungen für appetitliche und wohlschmeckende Mahlzeiten aus der Kohlenhydratgruppe.

Praktische Tipps für den Alltag

Wenn die Zeit knapp ist, kommen Einkauf und Kochen leider oft zu kurz. Fertiggerichte oder stark verarbeitete Produkte werden als vermeintlich gute Alternative für Frischware genommen. Dass dadurch die Ernährung nicht mehr ausgewogen ist und darüber hinaus der Bezug zu den Lebensmitteln und damit auch der Genuss beim Essen verloren geht, das ist eine unangenehme Nebenerscheinung unserer hektischen Zeit…

Mit ein paar Tipps und etwas Planung können Sie es aber trotzdem vereinbaren, sich vielseitig und gesund zu ernähren und dabei sogar Zeit für sich selbst oder für Aktivitäten mit der Familie oder Freunden zu gewinnen.

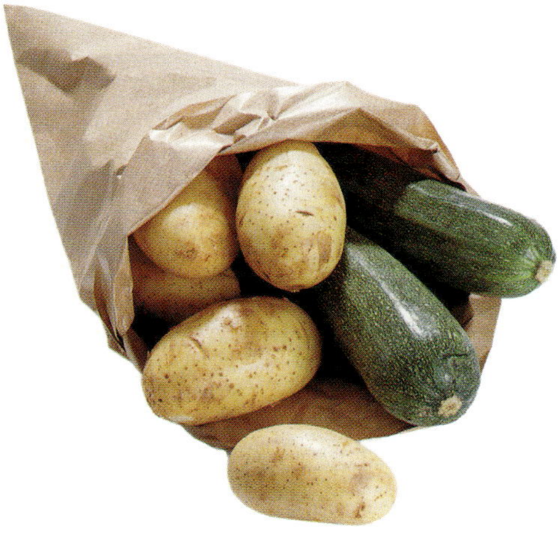

- Ein gut durchdachter Einkaufszettel erleichtert Ihnen die Küchenorganisation erheblich. Stellen Sie sich aus den Rezepten dieses Buches einen Wochenplan auf, und kaufen Sie die dazu benötigten frischen Zutaten ein. Auf diese Weise können Sie das Baukastensystem dieser Rezeptsammlung ganz flexibel nutzen. Achten Sie insbesondere auf die Hinweise, in denen eine Weiterverwendung der rohen Zutaten oder eine Verwertung von angefallenen Restmengen empfohlen wird. So können Sie in vielen Fällen z.B. mit einer Gemüsesorte zwei ganz unterschiedliche Gerichte zubereiten.
- Frische Produkte, wie Obst, Gemüse, Fleisch und Milchprodukte, sollten Sie möglichst immer nur wenige Tage vor der Zubereitung kaufen, da diesen Nahrungsmitteln lange Lagerzeiten schaden. Hingegen können Sie sich einen gewissen Vorrat an Grundnahrungsmitteln, wie Reis, Kartoffeln, Vollkornnudeln, Getreide und Gewürzen, anlegen.
- Nutzen Sie insbesondere das saisonale Angebot an Gemüse und Obst, denn dann schmeckt es am besten und hat die meisten Vitamine. Bei Sonderangeboten aus der Fleisch- oder Fischabteilung lohnt sich oft der Kauf von größeren Mengen, die Sie dann portionsgerecht einfrieren können.
- Zerkleinertes Gemüse können Sie luftdicht verpackt ein bis zwei Tage im Kühlschrank lagern. Sollten Sie zu viel Gemüse besorgt haben, so blanchieren Sie es kurz und frieren es anschließend ein. Im übrigen ist tiefgekühltes Gemüse eine gute Alternative zu frischer Ware für Menschen mit wenig Zeit zum Einkaufen. Auch im Rezeptteil dieses Buches finden Sie bei geeigneten Gerichten den Hinweis, die doppelte Menge zu kochen und dann einzufrieren.

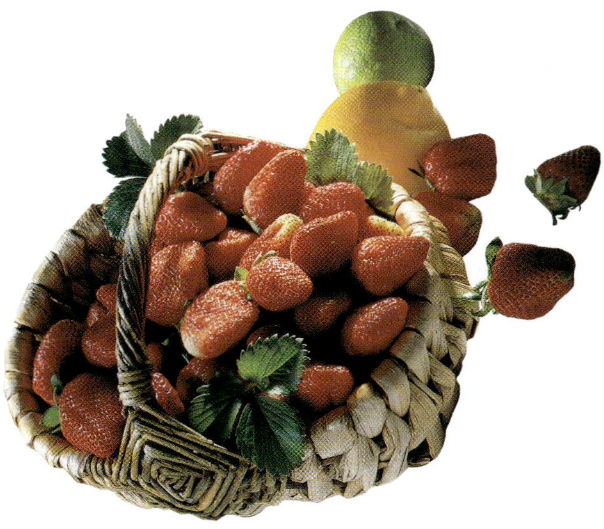

- Salatsaucen können Sie in größeren Mengen zubereiten und in Gläsern verschlossen im Kühlschrank aufbewahren.
- Bei den Kohlenhydratgerichten können Sie häufig Kartoffeln, Reis, Nudeln oder Getreidekörner und bei den Eiweißgerichten das Fleisch in größeren Mengen vorkochen und dann für andere Gerichte später verwenden. Im Anschluss an das jeweilige Rezept finden Sie Tipps, wie Sie die Zutaten geschickt und zeitsparend vorbereiten können.
- Gedünstetes Gemüse können Sie ebenfalls im Kühlschrank für eine spätere Mahlzeit aufbewahren. Sie können es auch pürieren und als Suppe oder Sauce wiederverwerten.
- Sehr wichtig ist es, daß Sie zum Essen immer eine Portion Rohkost oder Salat einplanen. Das Gemüse hierfür muß nicht immer sorgfältig klein geschnitten werden. Vielfach reicht es, Paprika, Möhren, Gurken, Tomaten, Kohlrabi oder Radieschen zu putzen und in grobe Stücke zu teilen. Erst kurz vor dem Verzehr können die Gemüsestücke dann in die gewünschte Form und Größe geschnitten werden.

Trennkost für Berufstätige

Wenn Sie berufstätig sind, können Sie selbstverständlich auch die Trennkost-Kur durchführen. Hier sind lediglich ein bisschen Organisationstalent und etwas Planung erforderlich. Als besonders hilfreich wird es sich zeigen, wenn Sie Ihre Mahlzeiten bereits einige Tage im voraus planen, z. B. anhand eines Wochenplans. Auch wenn Sie nicht alle Mahlzeiten zu Hause einnehmen können, sollten Sie Ihren Mahlzeitenrhythmus einhalten und für die Trennkostgerechte Verpflegung am Arbeitsplatz sorgen.

Die Zwischenmahlzeit am Vormittag kann beispielsweise aus frischem Obst oder Gemüse oder aus einem Milchprodukt, z. B. Buttermilch oder Joghurt, bestehen. Für den Nachmittag können Sie als Zwischenmahlzeit eine Banane, einen Müsliriegel oder eine Portion Gebäck mitnehmen.

Wenn Sie mittags in einer Kantine essen, gehen Sie vor wie bei einem Restaurantbesuch. Sind Ihnen die Salat- bzw. Gemüseportionen zu klein, bestellen Sie die doppelte Menge, oder bereichern Sie diese mit Mitgebrachtem, z. B. mit Tomaten, Kohlrabi, Stangensellerie oder auch mit Karotten. Sind Sie „Selbstversorger", dann finden Sie in dem Kapitel „Gerichte zum Mitnehmen" viele Gerichte, die sich als Mittagessen am Arbeitsplatz eignen.

Besonders gut lassen sich Suppen oder Eintopfgerichte für die Mittagspause auch in der kleinsten Küche erhitzen. Kochen Sie dazu einfach am Abend zuvor die doppelte Menge, und füllen Sie das Gericht in einen gut schließenden, hitzebeständigen Behälter.

Und auch so können Sie trennkostgerecht am Arbeitsplatz essen: Garen Sie die doppelte Menge Reis, Nudeln oder Kartoffeln, und bereiten Sie aus der einen Hälfte für den Verzehr zu Hause Pellkartoffeln oder Bratkartoffeln zu. Die andere Hälfte bildet dann die Basis für einen sättigenden Gemüsesalat in der Mittagspause, dessen Zutaten Sie bereits am Abend miteinander mischen.

Selbstverständlich eignen sich auch Salate und Rohkost als Pausenverpflegung. Packen Sie die geputzten und geschnittenen Zutaten sowie die Salatsauce getrennt in gut schließende Behälter. Vermengen Sie Salat und Dressing erst kurz vor dem Essen, da der Salat ansonsten nicht mehr knackig ist.

Essen im Restaurant

Möchten Sie während Ihrer Trennkost-Kur im Restaurant speisen, dann wählen Sie hier eine Eiweiß- oder eine Kohlenhydratmahlzeit aus. Für eine Eiweißmahlzeit nehmen Sie zum Beispiel ein Fleisch-, Fisch- oder Eiergericht, wobei Sie dann auf die kohlenhydrathaltigen Beilagen verzichten sollten. Im umgekehrten Fall einer Nudel-, Reis- oder Kartoffelmahlzeit, sollten Sie ein vegetarisches Gericht ohne Fleisch, Fisch und Eier wählen. Beide Mahlzeiten sollten Sie mit viel frischem Gemüse oder Salat ergänzen. Bestellen Sie sich eventuell die doppelte Menge der Gemüse- oder der Salatbeilage.

Beim abendlichen Restaurantbesuch sind besonders Kohlenhydratmahlzeiten zu bevorzugen. Diese können Sie mit Speisen aus der neutralen Gruppe ergänzen. (Siehe Trennungsplan ab Seite 12.)

Denken Sie auch daran, daß viele Köche mit reichlich Salz und Glutamat (Geschmacksverstärker) arbeiten. Dies zeigt sich dann auch besonders am nächsten Tag auf der Waage, weil angestautes Wasser noch nicht ausgeschieden wurde. Um diese Sache wieder in den Griff zu bekommen, ist es ratsam, den ganzen Vormittag über Obst zu essen – besonders empfehlenswert sind Melonen – und zusätzlich Entwässerungstee zu trinken.

Geschmacksverstärker haben darüber hinaus die Eigenschaft, den Appetit übermäßig anzuregen und gleichzeitig das Sättigungsgefühl auszuschalten. Darum achten Sie außer bei Ihrem Restaurantbesuch auch beim Einkauf darauf, dass solche Nahrungsmittel erst gar nicht in Ihrem Einkaufskorb landen.

Trennkost im Urlaub

Wählen Sie bei Ihrer Urlaubsplanung erst gar keine Vollpension, denn sie engt Sie in Ihrer persönlichen Freiheit zu sehr ein. Übernachtung mit Frühstück ist besser, denn hierbei können Sie sich Ihr Essen als Selbstversorger nach eigenem Geschmack trennkostgerecht zusammenstellen und zudem auch die landestypische Küche genießen. Stellen Sie Ihre Gerichte in den Speiselokalen nach den gleichen Richtlinien zusammen, wie es bereits im Kapitel „Trennkost im Restaurant" (siehe links) beschrieben wurde.

In heißen Ländern reicht zum Mittagessen oft eine Obstmahlzeit. Auf den bunten Märkten findet man eine riesige Auswahl an aromareichen Früchten, wie Melonen, Ananas, Orangen und Birnen. Auch sonnengereiftes Gemüse, wie Tomaten, Paprikaschoten oder Gurken, das man ebenfalls auf jedem Markt kaufen kann, eignet sich (gut gewaschen) als leckere Rohkost-Mittagsmahlzeit. Übrigens: An heißen Urlaubstagen ist es sehr wichtig, ausreichend zu trinken. Geeignet sind Mineralwasser oder eventuell eine Weinschorle. Im Urlaub wird die Hauptmahlzeit häufig erst am Abend eingenommen. Hier empfiehlt es sich, zuerst einen Salatteller zu sich zu nehmen. Das Fleisch oder den Fisch des Hauptgangs sollten Sie danach langsam essen und besonders gut kauen. Am besten ist es natürlich, wenn Sie abends eine Kohlenhydratmahlzeit essen. Nach dem Abendessen sollten Sie noch etwas Bewegung an der frischen Luft genießen. Hier bietet sich, jenach Urlaubsort, ein schöner Spaziergang am Strand oder ein Einkaufsbummel in der Stadt an. Fühlen Sie sich leicht und beschwingt, genießen Sie Ihren Urlaub ohne Angst vor der Waage zu Hause.

Trennkost für Gäste

Nette Freunde einzuladen und in fröhlicher Runde Spaß zu haben – dazu gehört natürlich auch ein leckeres Essen. Hiermit ist aber kein „Fünf-Gänge-Menü" gemeint, bei dessen Vorbereitung schon jeglicher Spaß am Feiern verloren geht. Eine durch Vorbereitungshektik verdorbene Laune kann das spätere gesellige Beisammensein nämlich erheblich stören. Ein ausgeglichener Mensch hingegen schafft durch seine Ruhe und sein Lachen die ideale Voraussetzung für eine gelungene Party. Packen Sie die Sache deshalb fröhlich an, probieren Sie einmal das vielfältige und gleichzeitig einfache Angebot der Hayschen Trennkost. Bieten Sie Ihren Gästen etwas Besonderes – zum Beispiel eine Trennkostparty. Ihrer Fantasie sind bei der Gestaltung des Festes keine Grenzen gesetzt. Schmücken Sie die Tafel mit bunten Blumensträußen, Kerzen, frischem Obst und Gemüse. Denken Sie sich in Ihre Gäste hinein, und wählen Sie gefühlvoll unter den Kohlenhydrat- oder Eiweißgerichten aus. Zu einer Grillparty können Sie beispielsweise Geflügel- oder Lammfleisch, sowie Fisch oder Garnelen anbieten. Auch Gemüse lässt sich vorzüglich grillen. Oder laden Sie zu einem Brunch ein. Hierbei können Sie zwischen Kohlenhydraten- oder Eiweißbrunch wählen. Auch ein Fleisch-, Fisch- oder Gemüsefondue können Sie gut nach dem Trennprinzip anbieten.

Hinweise zum Rezeptteil

Hinweise zu den Rezepten

Einteilung der Gerichte

Damit Sie auf den ersten Blick erkennen, zu welcher der drei Gruppen ein jeweiliges Gericht zählt, haben wir die Rezeptnamen in verschiedenen Farben abgedruckt.

- ■ rote Schrift = Kohlenhydratgericht
- ■ blaue Schrift = Eiweißgericht
- ■ graue Schrift = neutrales Gericht

Portionsangaben

Bei jedem Rezept steht dabei, wie viel Portionen das Gericht ergibt.

Zubereitungszeit und Extrazeiten

Die Zubereitungszeit beinhaltet sowohl die Vorbereitungszeit als auch die Gar- bzw. Backzeit. Alle Extrazeiten (z. B. Zeit zum Quellen, Gehen oder Kühlen) sind immer in einer besonderen Zeile angegeben und müssen zur Zubereitungszeit hinzugerechnet werden.

Kalorienangaben

Die Kalorienangaben (kcal) beziehen sich immer auf 1 Portion bzw. 1 Stück (zum Beispiel bei Kuchen und Gebäck).

Zutatenmengen

Die Zutatenmengen beziehen sich auf die ungeputzte Rohware. Bei Stückangaben (zum Beispiel 1 Apfel oder 1 Karotte) wird von einem Stück mittlerer Größe ausgegangen.

Esslöffel- und Teelöffelmengen

Bei diesen beiden Angaben sind immer gestrichene Maße gemeint.

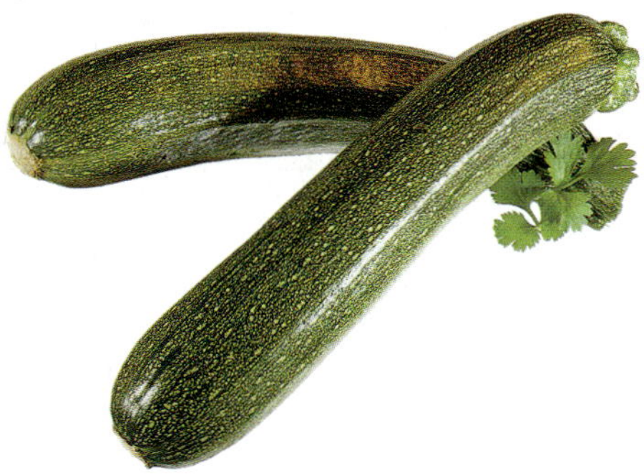

Gerichte kombinieren

Wenn Sie verschiedene Gerichte zu einem Menü zusammenstellen möchten, beachten Sie bitte ihre jeweilige Gruppenzugehörigkeit. Kohlenhydratgerichte (rote Rezeptnamen) sind untereinander nach Belieben zu kombinieren. Eiweißgerichte (blaue Rezeptnamen) ebenso. Neutrale Gerichte (graue Rezeptnamen) können entweder zusammen mit Kohlenhydrat- oder mit Eiweißgerichten gegessen werden.

Rezepte variieren oder selbst kreieren

Möchten Sie Rezepte verändern oder eigene Kreationen entwickeln, beachten Sie bitte die Gruppenzugehörigkeit der zu verwendenden Lebensmittel. Ziehen Sie den Trennungsplan (Seite 12 bis 15) zu Rate.

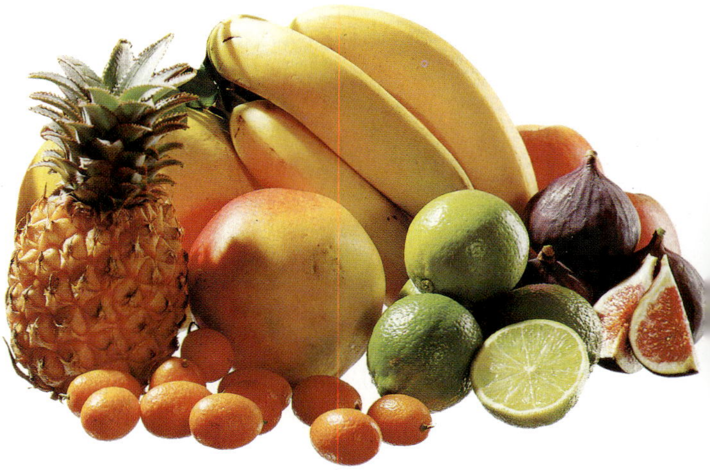

Hinweise zu einigen Lebensmitteln

Frutilose

Es handelt sich hierbei um einen schonend eingedickten Obstdicksaft aus dem Reformhaus. Er zählt zur Gruppe der Kohlenhydrate, kann allerdings in kleinen Mengen auch zum Süßen von Eiweiß- oder von neutralen Gerichten verwendet werden.

Molkosan

Das vergorene Molkekonzentrat wird mit Wasser verdünnt im Speziellen als Essigersatz und im Allgemeinen zum säuerlichen Abschmecken von Speisen verwendet.

Weinsteinbackpulver
Es enthält im Gegensatz zu herkömmlichem Backpulver kein Phosphat. Was seine Verwendung und Triebfähigkeit betrifft, ist es im Vergleich zu herkömmlichem Backpulver als gleichwertig anzusehen.

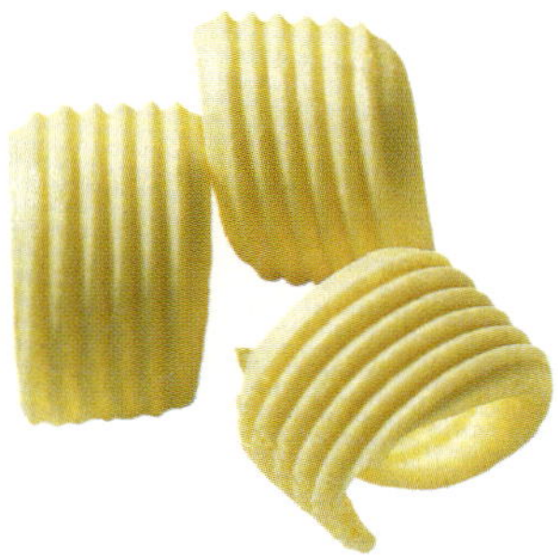

Fette
Butter, ungehärtetes Kokosfett oder andere ungehärtete Pflanzenfette, wie z.B. Margarine aus dem Reformhaus mit einem hohen Anteil an ungesättigten Fettsäuren, sind empfehlenswert. Ihrer Kalorien wegen sollten sie jedoch nur sparsam eingesetzt werden. Die oben aufgezählten Margarinesorten dürfen nicht zu stark erhitzt werden. Bitte bei deren Verwendung unbedingt die Herstellerangaben beachten.

Auf gehärtete Fette, wie z.B. auf herkömmliche Margarinesorten, feste, weiße Brat- oder Fritierfette, sollten Sie unbedingt verzichten.

Öle
Empfehlenswert sind naturbelassene, unraffinierte Produkte, die reichlich mehrfach ungesättigte Fettsäuren enthalten. Oliven-, Sonnenblumen-, Distel-, Weizenkeim-, Leinsamen- und Maiskeimöl sind im Reformhaus in entsprechender Qualität erhältlich. Verwenden Sie zum Kochen möglichst Oliven- oder Sonnenblumenöl, denn beide sind relativ hitzestabil. Auf raffinierte Öle, wie z.B. ganz normales Salatöl, sollten Sie wenn möglich verzichten.

Meer- und Kräutersalz
Beide sind herkömmlichem Haushaltssalz vorzuziehen. Meersalz enthält wertvolle Vitamine und Mineralstoffe. Kräutersalz hat nur einen reinen Kochsalzgehalt von etwa 84%.

Rein vegetarische Gemüsebrühe
Das Instantpulver bietet sich als Streuwürze an. Außerdem können Sie daraus eine prima Suppen- oder Saucengrundlage herstellen. Reine Gemüsebrühe wird nur aus pflanzlichen Zutaten hergestellt, ist cholesterin- und glutenfrei und enthält keine gehärteten Fette.

Naturreis
Ungeschälter Reis enthält im Gegensatz zu poliertem Reis mehr Ballaststoffe, Vitamine und Mineralstoffe.

Eier
Verwenden Sie nur Eier von freilaufenden Legehennen. Sie sollten stets frisch verarbeitet werden, um eine mögliche Salmonellenbelastung auszuschließen.

Frische Kräuter
Sie spielen in den Rezepten eine ganz wesentliche Rolle. So kann meist auf Salz und immer auf Pfeffer verzichtet werden. Greifen Sie außerhalb der Saison auf das Tiefkühlangebot zurück.

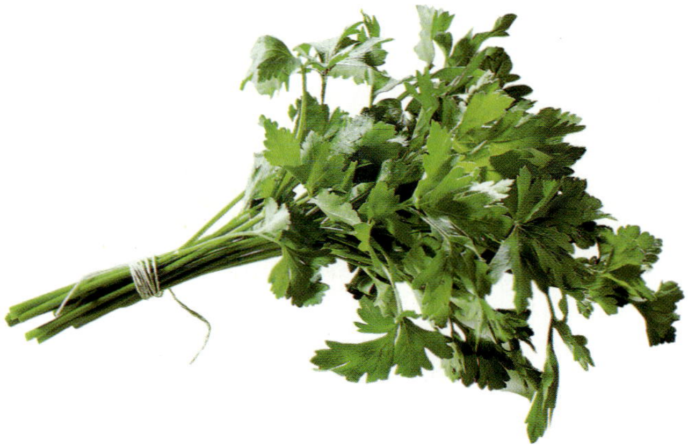

ABKÜRZUNGEN

TL	=	Teelöffel
EL	=	Esslöffel
g	=	Gramm (1 000 g = 1 kg)
kg	=	Kilogramm
ml	=	Milliliter (1 000 ml = 1 l)
l	=	Liter
Msp.	=	Messerspitze
kcal	=	Kilokalorien
cm	=	Zentimeter
mind.	=	mindestens
°C	=	Grad Celsius
TK-…	=	Tiefkühl-…
Fett i. Tr.	=	Fett in der Trockenmasse

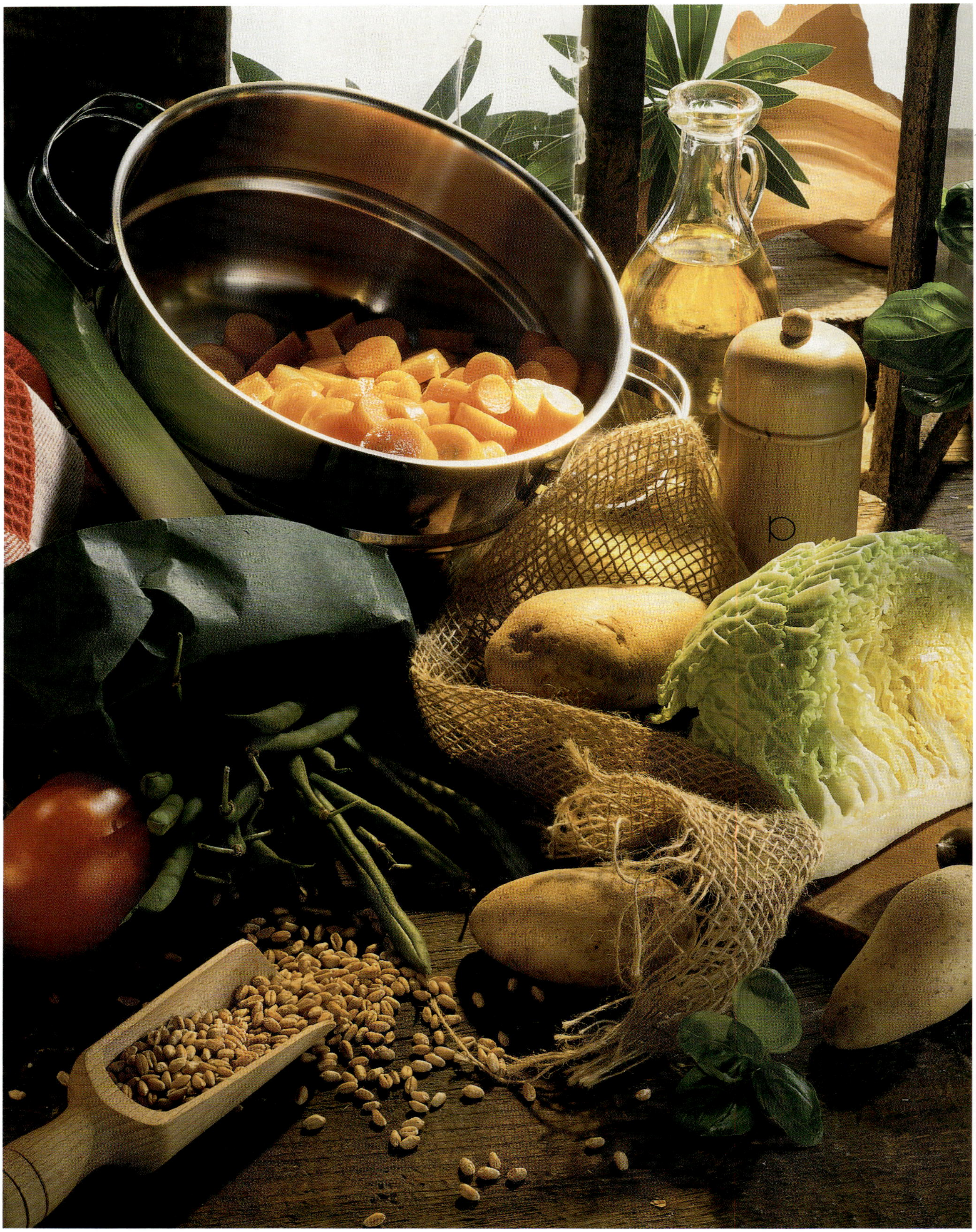

Raffinierte Rezeptideen

Der nachfolgende Buchteil hält für Sie eine Fülle attraktiver Rezepte bereit. Sie werden schnell feststellen, dass trennkostgerechtes Kochen ganz einfach ist. Nichts an diesem System ist kompliziert. Ja, es ist sogar viel einfacher als die herkömmliche Zubereitung der Mahlzeiten. Statt drei Speisen – wie zum Beispiel Kartoffeln, Fleisch und Gemüse – werden nur noch zwei Speisen zubereitet: Kartoffeln und Gemüse oder Fleisch und Gemüse. Wenn es einmal schnell gehen muss, können Paprika, Gurke oder anderes Gemüse direkt aus der Hand gegessen werden. Ich habe jedoch bei allen Gerichten auf eine kurze Zubereitungszeit geachtet.

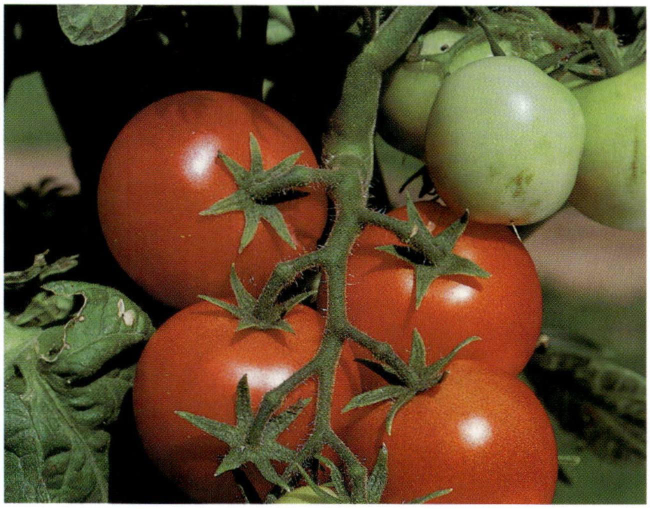

Ob Frühstück, Zwischenmahlzeit, Gerichte zum Mitnehmen, kleine Speisen oder Hauptgerichte: hier ist garantiert für jeden Geschmack und Anlass etwas dabei.

Harmonie ist bei der Trennkost sehr wichtig, auch bei der Gewichtsabnahme und beim Essen selbst. Genießen Sie daher Ihre Mahlzeit in Ruhe und spüren Sie die wohltuende Wirkung auf Ihren Körper. Vermeiden Sie während des Essens jegliche Unterbrechung, wie heiße Diskussionen, das Lesen der Tageszeitung und Telefonate.

Frühstücksideen

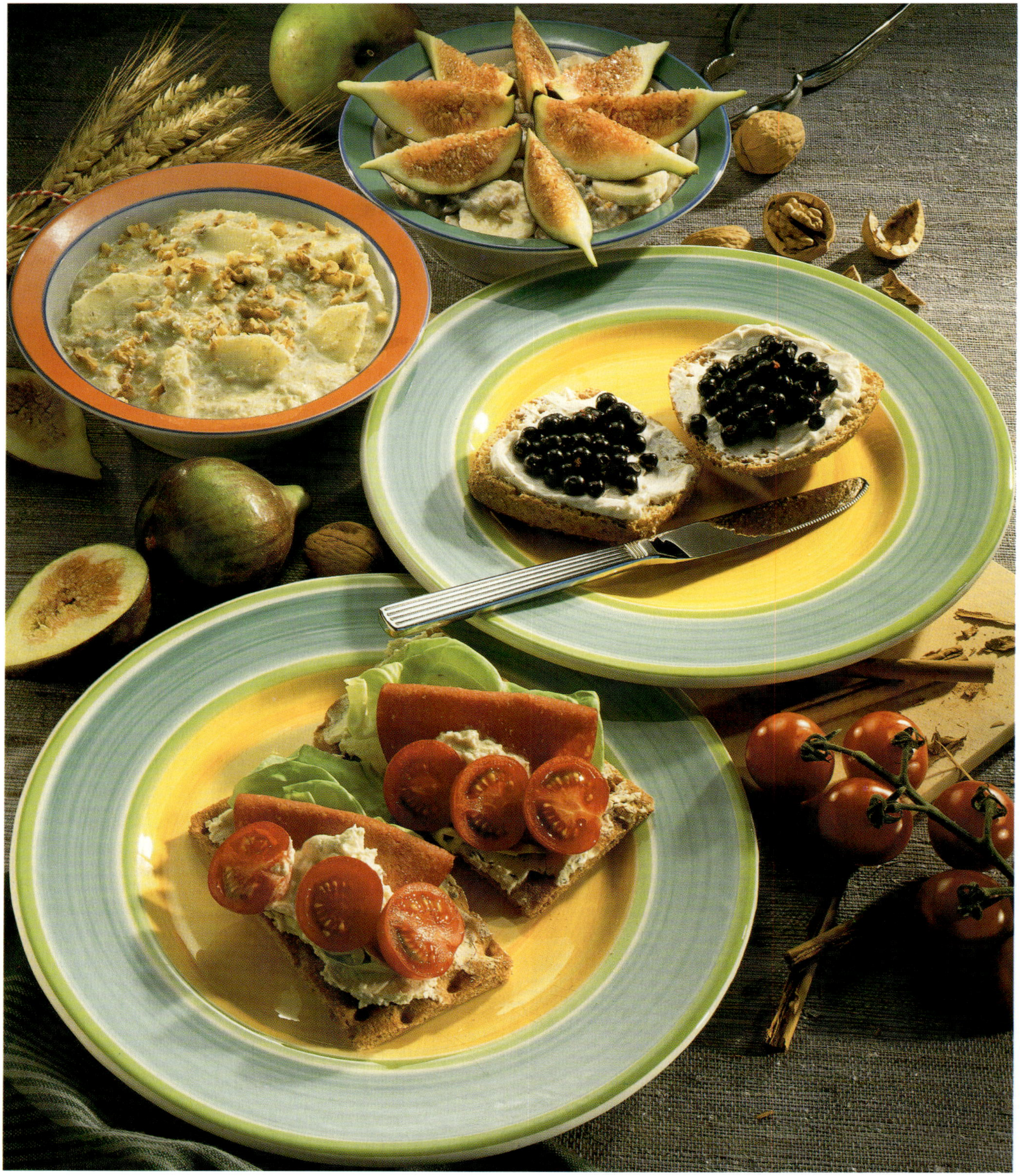

Grünkernmüsli mit Apfel und Walnüssen

Zubereitungszeit:
ca. 10 Minuten
Quellzeit:
mind. 6 Stunden

Für 1 Person

4 EL grobes Grünkernschrot
1 süßer Apfel
100 g Joghurt (3,5% Fett)
2 EL süße Sahne
2 EL Ahornsirup
1 EL gehackte Walnusskerne

1. Das Grünkernschrot in etwas Wasser einweichen und zugedeckt über Nacht im Kühlschrank quellen lassen.
2. Am Morgen den Apfel waschen, evtl. schälen, vierteln, das Kerngehäuse herausschneiden und die Viertel quer in Scheiben schneiden. Sie auf dem gequollenen Schrot verteilen.
3. Den Joghurt mit der Sahne und dem Ahornsirup verrühren und über das Müsli geben. Alles mit den Walnusskernen bestreuen.
(auf dem Foto: 2. von oben)

ca. 490 kcal je Portion

Flockenmüsli mit frischer Feige

Zubereitungszeit:
ca. 10 Minuten

Für 1 Person

4 EL Getreideflocken (z. B. Dinkel- oder Haferflocken)
1 EL Rosinen
1 EL Haselnusskerne
1/2 Banane
1 frische Feige
100 g Dickmilch
1 EL Wasser

1. Die Getreideflocken mit den gewaschenen Rosinen und den Nüssen mischen. In eine Schale geben.
2. Die Banane schälen und in Scheiben schneiden. Die Feige waschen und achteln. Die Dickmilch mit 1 Esslöffel Wasser verrühren.
3. Die Bananenscheiben auf den Getreideflocken verteilen; die Dickmilch darüber geben. Die Feigenachtel kreisförmig darauf anordnen.
(auf dem Foto: oben)

ca. 430 kcal je Portion

Schlemmerknäcke

Zubereitungszeit:
ca. 10 Minuten

Für 1 Person

2 Blätter Kopfsalat
3 Kirschtomaten
2 Scheiben Vollkornknäckebrot
1 EL Doppelrahmfrischkäse mit Kräutern
2 dünne Scheiben Rindersalami

1. Die Salatblätter waschen und trockentupfen. Die Tomaten waschen und halbieren.
2. Die Knäckebrotscheiben dünn mit etwas Frischkäse bestreichen und mit den Salatblättern belegen. Darauf je 1 Salamischeibe legen und den restlichen Frischkäse als Klecks darauf geben.
3. Die Brote mit den Tomatenhälften garnieren.
(auf dem Foto: unten)

ca. 170 kcal je Portion

Quarkbrötchen mit Heidelbeeren

Zubereitungszeit:
ca. 5 Minuten

Für 1 Person

50 g frische Heidelbeeren (ersatzweise TK-Beeren)
2 EL Speisequark (20% Fett i. Tr.)
etwas abgeriebene Schale einer unbehandelten Zitrone
etwas Zimtpulver
2 TL Frutilose (Obstdicksaft aus dem Reformhaus)
1 Vollkornbrötchen

1. Die Heidelbeeren waschen und abtropfen lassen. Den Quark mit der Zitronenschale, dem Zimt und der Frutilose verrühren.
2. Das Brötchen aufschneiden, beide Hälften mit dem Quark bestreichen und die Heidelbeeren darauf verteilen.
(auf dem Foto: 2. von unten)

ca. 280 kcal je Portion

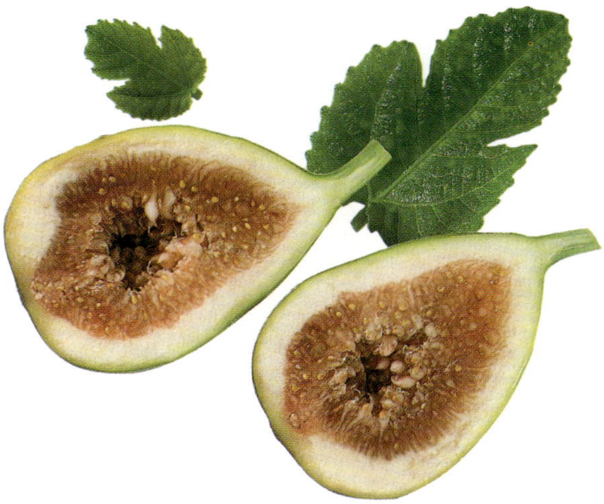

Sonntagsfrühstück

Zubereitungszeit:
ca. 10 Minuten

Für 1 Person

1 frisches Eigelb
1 EL süße Sahne
1 Scheibe Weizenvollkornbrot
1 EL kaltgepresstes Olivenöl
1 Tomate
1 Stück Salatgurke (ca. 6 cm lang)
2 dünne Scheiben Bündner Fleisch
1 TL Schnittlauchröllchen
etwas Kräutersalz

1. Das Eigelb mit der Sahne verquirlen. Die Brotscheibe darin wenden und in heißem Öl auf beiden Seiten goldbraun braten.
2. Inzwischen die Tomate waschen und quer zum Stielansatz in dünne Scheiben schneiden. Die Gurke waschen und ebenfalls in dünne Scheiben schneiden.
3. Die Brotscheibe mit dem Bündner Fleisch belegen und mit den Schnittlauchröllchen bestreuen. Die Gemüsescheiben mit etwas Kräutersalz würzen und zusammen mit dem Toast auf einem Teller anrichten.

ca. 540 kcal je Portion

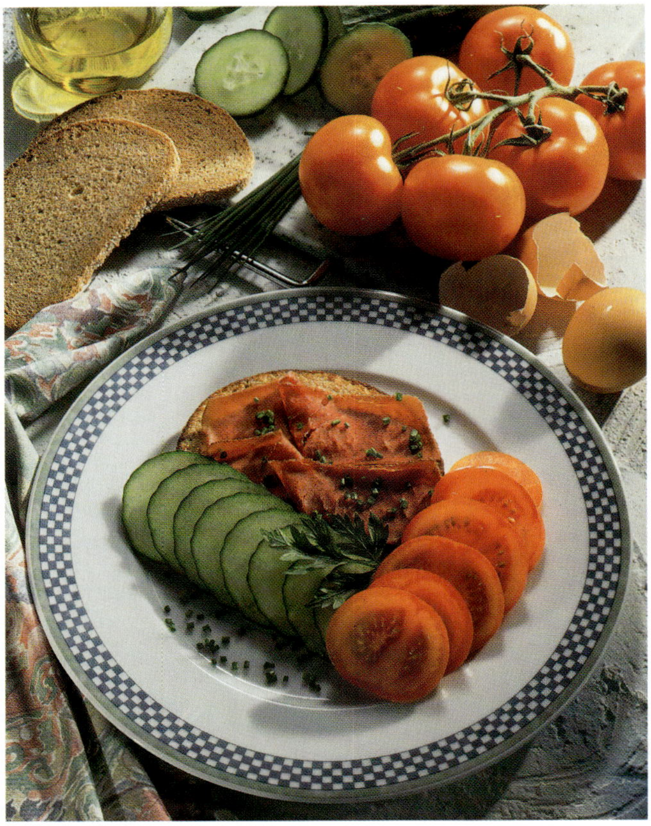

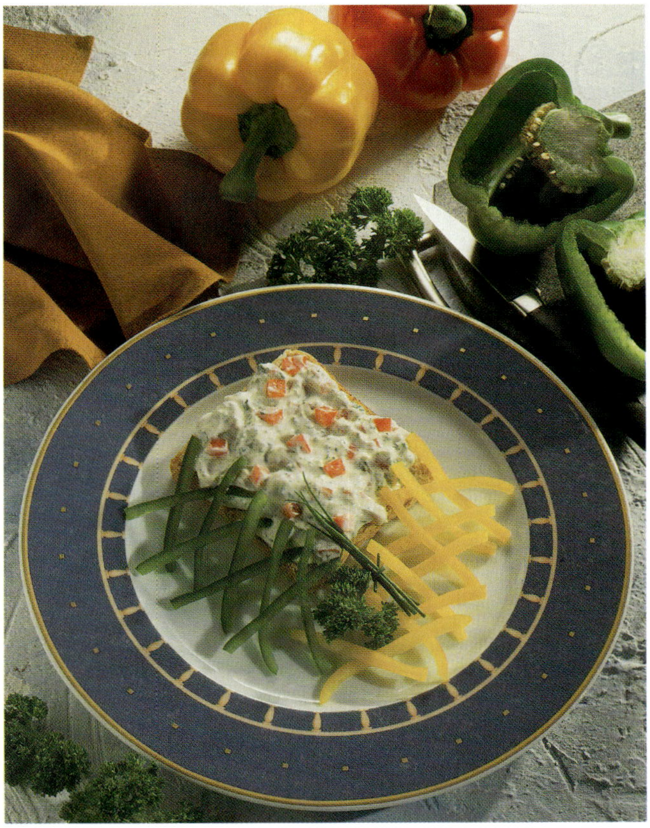

Paprika-Quark-Brot

Zubereitungszeit:
ca. 10 Minuten

Für 1 Person

je 1 Spalte rote, gelbe und grüne Paprikaschote
1 EL Speisequark (20% Fett i. Tr.)
1 EL süße Sahne
1 EL gehackte, frische Kräuter (z. B. Petersilie, Schnittlauch und Kerbel)
etwas Kräutersalz
etwas edelsüßes Paprikapulver
1 Scheibe Vollkornbrot

1. Die Paprikaspalten waschen. Die rote Paprika würfeln, die gelbe und die grüne in feine Streifen schneiden.
2. Den Quark mit der Sahne glatt rühren. Die roten Paprikawürfel und die Kräuter dazugeben und alles mit Kräutersalz und Paprikapulver würzen.
3. Das Brot mit dem Quark bestreichen. Die gelben und grünen Paprikastreifen darauf anrichten.

ca. 220 kcal je Portion

Toast mit Banane und Haselnüssen

Zubereitungszeit:
ca. 5 Minuten

Für 1 Person

2 Scheiben Vollkorntoastbrot
1 kleine Banane
2 TL Butter
1 TL Karobpulver (aus dem Reformhaus)
1 EL gehackte Haselnusskerne

1. Das Brot toasten. Die Banane schälen und in Scheiben schneiden.
2. Das Toastbrot mit der Butter bestreichen und mit Karobpulver bestreuen, solange es noch warm ist. Die Bananenscheiben darauf verteilen und mit den Haselnüssen bestreuen.

ca. 340 kcal je Portion

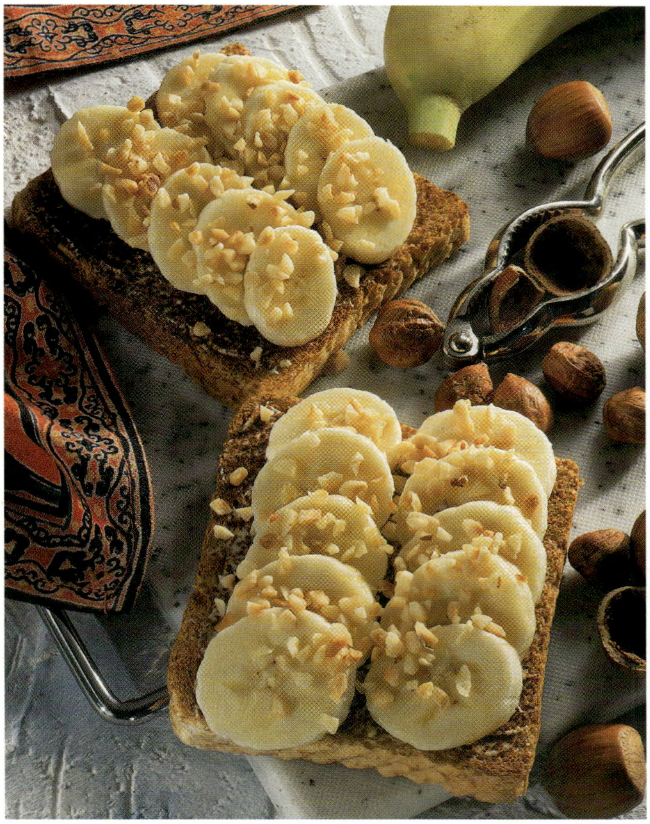

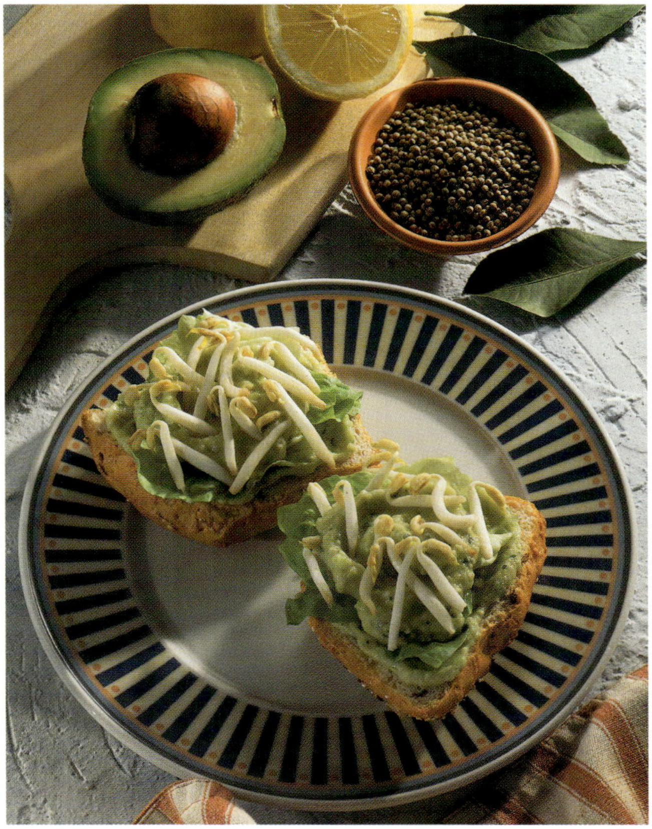

Vollkornbrötchen mit Avocadocreme

Zubereitungszeit:
10 Minuten

Für 1 Person

1/2 reife Avocado
etwas abgeriebene Schale einer unbehandelten Zitrone
2 TL fein gehackter, frischer Koriander
etwas Kräutersalz
1 Vollkornbrötchen
2 Salatblätter (z. B. Kopfsalat)
2 EL frische Sprossen

1. Die Avocado schälen und mit einer Gabel zerdrücken. Das Püree mit der Zitronenschale und dem Koriander verrühren und mit dem Kräutersalz abschmecken.
2. Das Brötchen aufschneiden. Beide Hälften mit etwas Avocadocreme bestreichen und mit je 1 gewaschenen Salatblatt belegen. Die restliche Avocadocreme darauf geben.
3. Die Sprossen mit heißem Wasser abspülen, abtropfen lassen und auf der Creme verteilen.

ca. 450 kcal je Portion

Tipps

- Avocados sind reif, wenn sie auf Fingerdruck leicht nachgeben.
- Falls Sie kein Koriandergrün bekommen, nehmen Sie statt dessen Petersilie oder Kerbel.

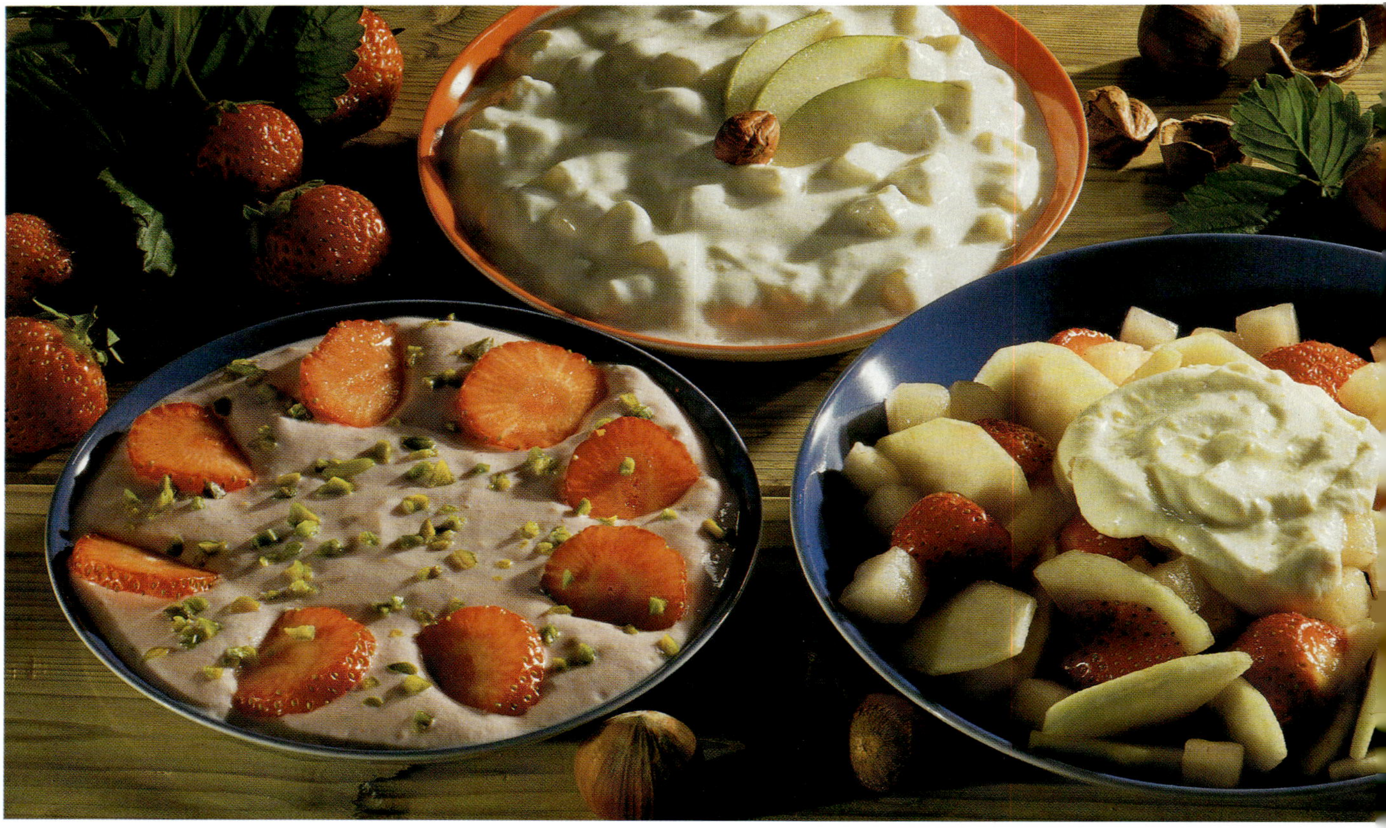

Erdbeerquark

Zubereitungszeit:
10 Minuten

Für 1 Person

200 g Erdbeeren
150 g Quark (20% Fett i.Tr.)
1 EL süße Sahne
1 EL Frutilose
1 EL gehackte, ungesalzene Pistazienkerne

1. Die Erdbeeren waschen und putzen. Die Häfte im Mixer pürieren.
2. Den Quark mit der Sahne, dem Erdbeerpüree und der Frutilose glatt rühren.
3. Die restlichen Erdbeeren in Scheiben schneiden und auf dem Quark anrichten. Mit den Pistazien bestreuen.

ca. 400 kcal je Portion

Birnenjoghurt

Zubereitungszeit:
ca. 5 Minuten

Für 1 Person

100 g Joghurt (3,5 % Fett)
100 g Quark (20% Fett i.Tr.)
2 EL Ahornsirup
1 EL gemahlene Haselnüsse
1 weiche Birne

1. Den Joghurt mit Quark, Ahornsirup und Haselnüssen verrühren.
2. Die Birne waschen, achteln und das Kerngehäuse entfernen. Die Achtel in kleine Stücke schneiden.
3. Die Birnenstücke unter den Joghurt rühren.

ca. 430 kcal je Portion

Bunter Obstsalat mit Frischkäsesauce

Zubereitungszeit:
ca. 10 Minuten

Für 1 Person

Für den Obstsalat:
1/8 Netzmelone
1/2 Birne
100 g Erdbeeren

Für die Sauce:
1 EL Doppelrahmfrischkäse
1 EL Joghurt (3,5% Fett)
etwas abgeriebene Schale einer unbehandelten Orange
1 TL Ahornsirup

1. Die Melonenspalte schälen und das Fruchtfleisch würfeln. Die Birne schälen, das Kerngehäuse entfernen und die Stücke in kleine, mundgerechte Scheiben schneiden.
2. Die Erdbeeren waschen und verlesen. Sie dann halbieren oder vierteln. Das Obst mischen.
3. Den Frischkäse mit dem Joghurt, der Orangenschale und dem Ahornsirup glatt rühren und als Klecks auf den Obstsalat geben.

ca. 210 kcal je Portion

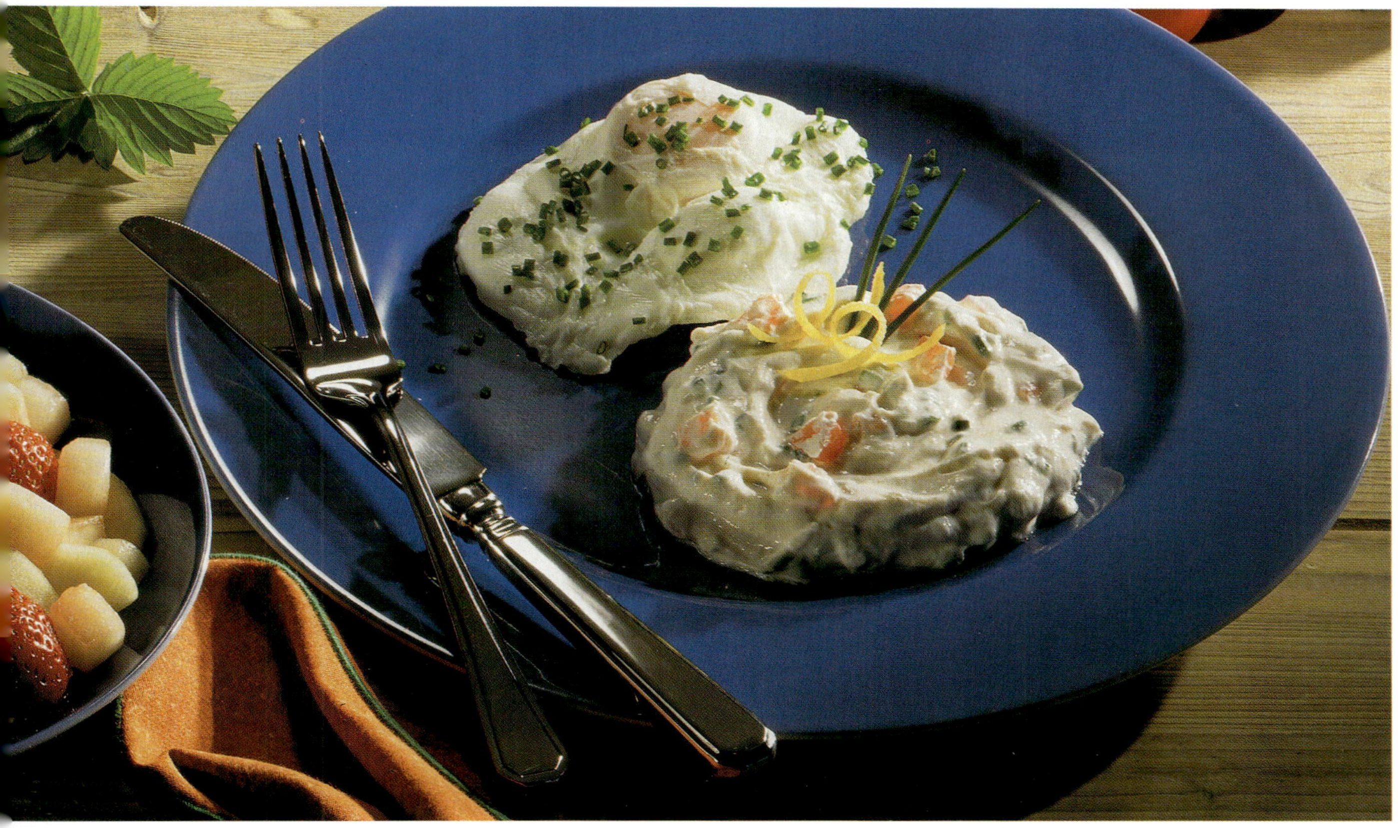

Pochiertes Ei mit Tomatenquark

Zubereitungszeit:
ca. 15 Minuten

Für 1 Person

2 EL Zitronensaft
2 Tomaten
100 g Quark (20% Fett i. Tr.)
2 EL saure Sahne
1 1/2 EL Schnittlauchröllchen
1/2 TL Kräutersalz
etwas edelsüßes Paprikapulver
1 frisches Ei

1. Zunächst 1 l Wasser zusammen mit dem Zitronensaft zum Kochen bringen.
2. Inzwischen die Tomaten über Kreuz einritzen, kurz überbrühen, abschrecken, enthäuten und die Stielansätze herausschneiden. Die Tomaten halbieren, entkernen und das Fruchtfleisch in feine Würfel schneiden.
3. Die Tomatenwürfel mit Quark, saurer Sahne, 1 Esslöffel Schnittlauchröllchen, Kräutersalz und Paprikapulver verrühren.
4. Wenn das Wasser kocht, die Hitze reduzieren. Das Ei aufschlagen, in eine Tasse geben und vorsichtig in das leicht siedende Wasser gleiten lassen. Das Eiweiß mit zwei Löffeln an das Eigelb drücken und das Ei etwa 5 Minuten garen.
5. Das Ei aus dem Wasser nehmen und abtropfen lassen. Es auf einen Teller geben, mit dem restlichen Schnittlauch bestreuen und zusammen mit dem Tomatenquark servieren.

ca. 270 kcal je Portion

Tipp

Der Tomatenquark ist ein neutrales Gericht. Daher eignet er sich auch gut als Brotaufstrich.

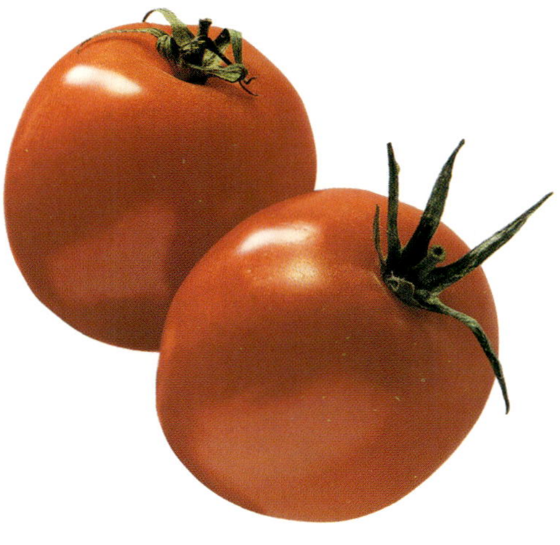

Buttermilchmüsli mit Trockenfrüchten

Zubereitungszeit:
ca. 15 Minuten
Quellzeit: über Nacht
(ca. 8 Stunden)

Für 1 Person

60 g gemischte Trockenfrüchte
3 EL kernige Haferflocken
1 EL Sonnenblumenkerne
1 EL Leinsamenschrot
150 g Buttermilch
2 TL flüssiger Honig
8 Haselnusskerne

1. Die Trockenfrüchte in kleine Würfel schneiden und in einer Schüssel knapp mit Wasser bedecken. Über Nacht quellen lassen.
2. Am nächsten Morgen die Haferflocken mit den Sonnenblumenkernen in einer beschichteten Pfanne ohne Fettzugabe goldgelb rösten. Mit dem Leinsamenschrot vermengen und in eine kleine Schüssel geben.
3. Die Buttermilch mit dem Honig glatt rühren. Die Früchte mitsamt dem Einweichwasser darunter rühren. Über das Müsli gießen.
4. Das Müsli mit den Haselnusskernen bestreuen.

ca. 570 kcal je Portion

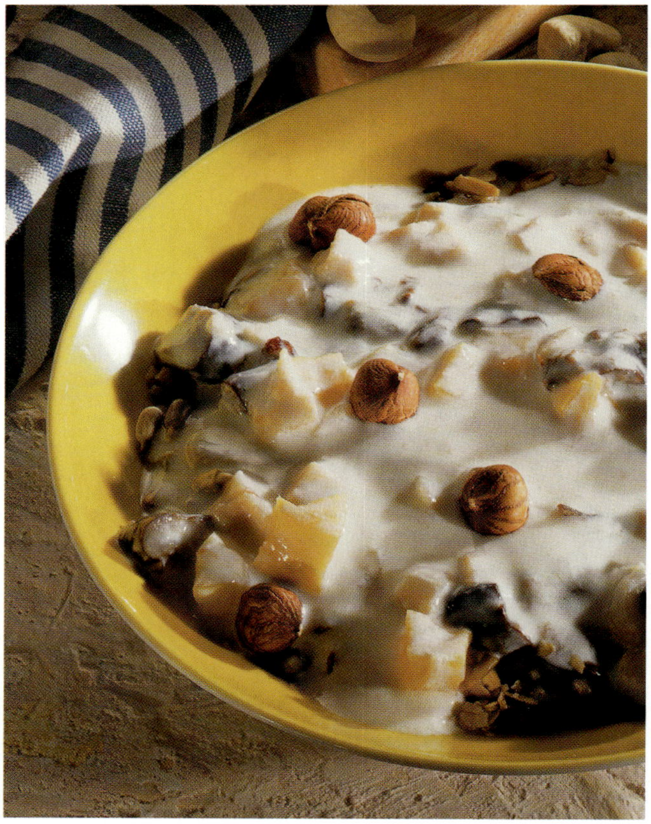

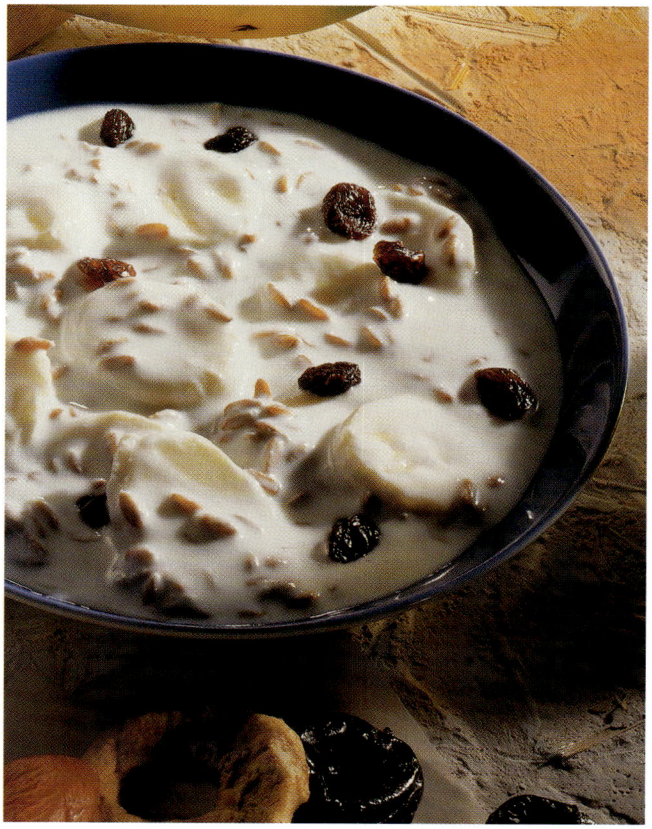

Bananen-Dinkel-Müsli

Zubereitungszeit:
ca. 40 Minuten
Quellzeit: über Nacht
(ca. 8 Stunden)

Für 1 Person

50 g Dinkelkörner
175 g Sahnedickmilch
1½ EL Frutilose (Obstdicksaft aus dem Reformhaus)
1 kleine Banane
1 EL ungeschwefelte Rosinen

1. Den Dinkel in einen Topf geben, knapp mit Wasser bedecken und über Nacht zugedeckt quellen lassen.
2. Am nächsten Morgen den Dinkel bei geringer Hitze in einem geschlossenen Topf etwa 25 Minuten garen. In ein Sieb geben, abtropfen und abkühlen lassen.
3. Die Sahnedickmilch cremigrühren und mit der Frutilose süßen. Den Dinkel darunter mischen.
4. Die Banane schälen, in dünne Scheiben schneiden und unter das Müsli heben. Mit den gewaschenen, gut abgetropften Rosinen bestreuen.

ca. 580 kcal je Portion

Tipp

50 g Dinkelkörner zu kochen lohnt kaum. Darum empfiehlt es sich, gleich die doppelte oder dreifache Menge zu garen und den Rest als Einlage für eine Gemüsesuppe (Kohlenhydratgericht) zu verwenden.

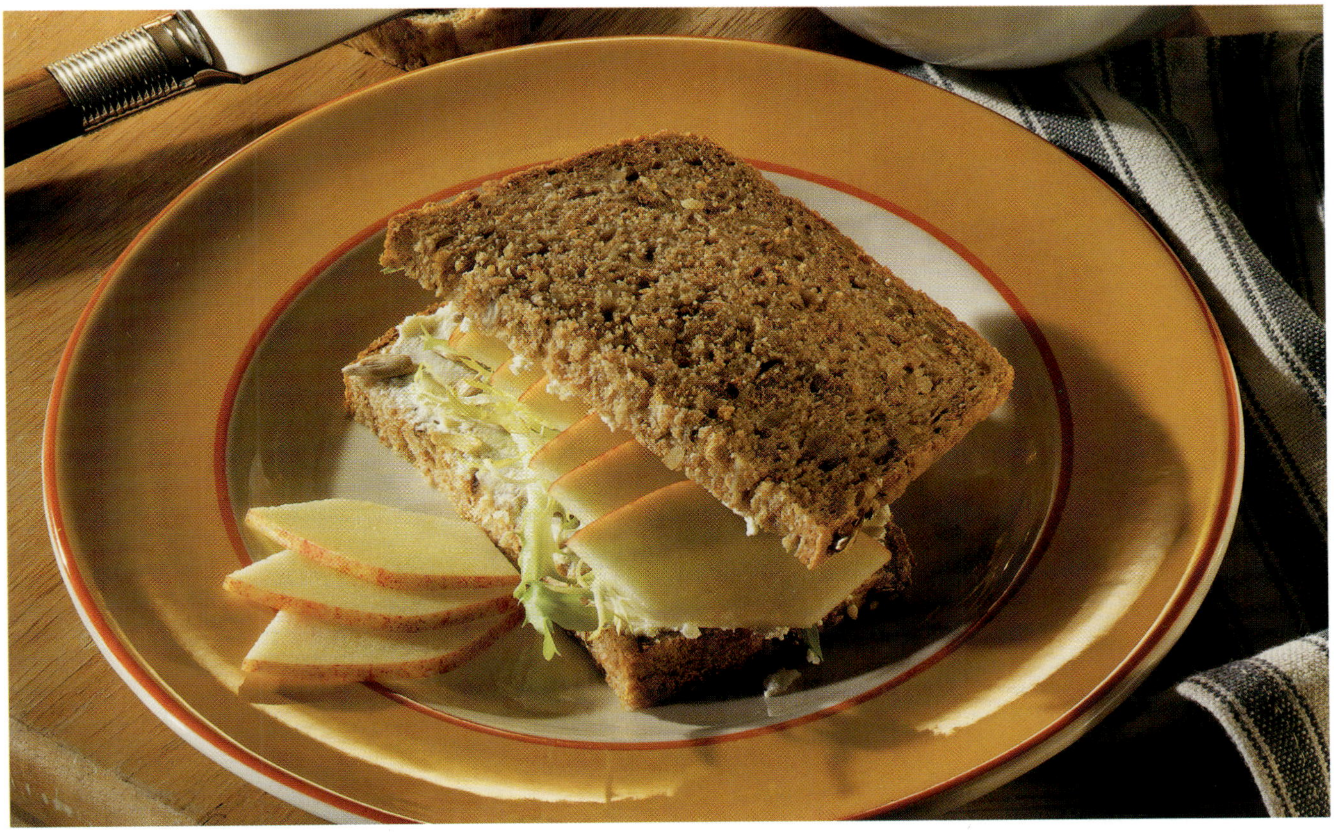

Apfelsandwich

Zubereitungszeit:
ca. 10 Minuten

Für 1 Person

1 große Scheibe Vollkornbrot
50 g Doppelrahmfrischkäse
etwas Meersalz
2 TL Sonnenblumenkerne
2–3 Blättchen Friséesalat
1 kleiner, mürber Apfel

1. Die Brotscheibe mit dem Frischkäse bestreichen und leicht salzen. Die Sonnenblumenkerne darauf streuen. Die Brotscheibe halbieren.
2. Nun die Salatblätter waschen, trockenschleudern und auf beide Brothälften legen.
3. Den Apfel waschen, vierteln und das Kerngehäuse herausschneiden. Die Äpfelviertel in dünne Scheiben schneiden und die Hälfte davon auf eine Brothälfte legen.
4. Die zweite Brothälfte auf die Apfelschicht legen und andrücken. Das Brot zusammen mit den übriggebliebenen Apfelscheiben essen.

ca. 370 kcal je Portion

Variante

Wenn Sie den Frischkäse mit etwas zerdrücktem Blauschimmelkäse verrühren, wird das Sandwich noch herzhafter.

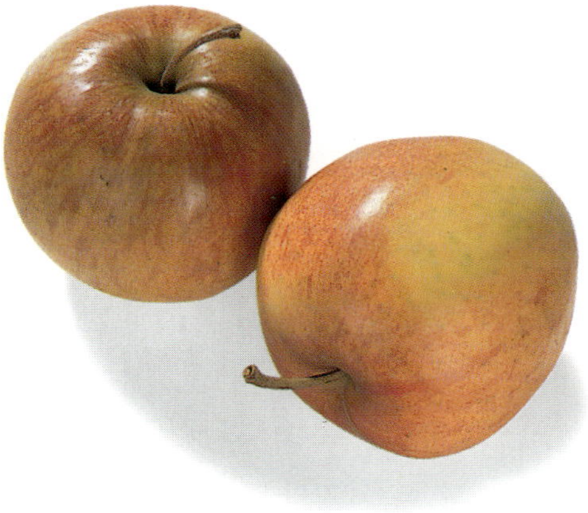

Zwischenmahlzeiten

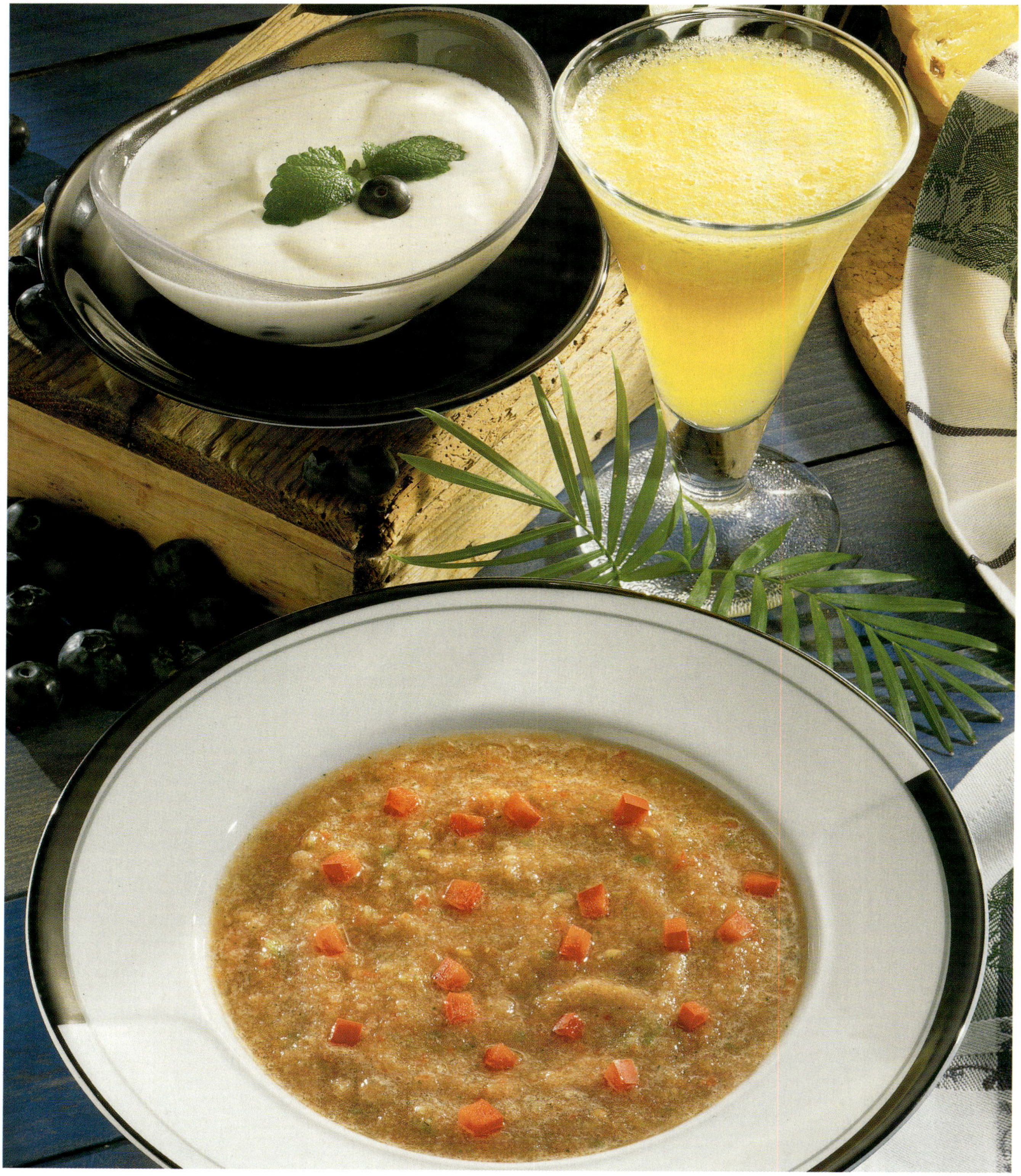

Heidelbeer-Vanille-Dickmilch

Zubereitungszeit:
ca. 5 Minuten

Für 1 Person

50 g frische Heidelbeeren (ersatzweise TK-Beeren)
1/2 Vanilleschote
125 g Dickmilch
2 EL saure Sahne
1 EL Frutilose (Obstdicksaft aus dem Reformhaus)
2 Blättchen Zitronenmelisse

1. Die Heidelbeeren waschen und verlesen. Die Vanilleschote der Länge nach aufritzen und das Mark herauskratzen. Die Dickmilch mit der sauren Sahne, dem Vanillemark und der Frutilose verrühren.
2. Die Hälfte der Dickmilch in ein Glasschälchen oder in ein verschließbares Gefäß füllen. Die Heidelbeeren darauf verteilen und die restliche Dickmilch darüber gießen. Mit Zitronenmelisse garnieren.
(auf dem Foto: oben links)

ca. 200 kcal je Portion

Exotischer Sommerdrink

Zubereitungszeit:
ca. 5 Minuten

Für 1 Person

1/2 Scheibe frische Ananas
1/3 Mango
1 TL Frutilose (Obstdicksaft aus dem Reformhaus)
etwa 100 ml gekühltes, kohlensäurehaltiges Mineralwasser

1. Die Ananasscheibe schälen und den mittleren Strunk herausschneiden. Die Mangospalte schälen und das Fruchtfleisch vom Stein abschneiden. Das Obst in kleine Stücke schneiden und zusammen mit der Frutilose im Mixer oder mit dem Schneidstab pürieren.
2. Den Sommerdrink erst kurz vor dem Verzehr mit dem Mineralwasser aufschäumen.
(auf dem Foto: oben rechts)

ca. 70 kcal je Portion

Kalte Tomatensuppe auf spanische Art

Zubereitungszeit:
ca. 15 Minuten
Kühlzeit:
mind. 2 Stunden

Für 1 Person

1 Stück Salatgurke (ca. 5 cm lang)
1 Tomate
1/4 kleine rote Paprikaschote
1/4 kleine grüne Paprikaschote
1/2 kleine Zwiebel
1/2 Scheibe Vollkorntoastbrot
1 EL kaltgepresstes Olivenöl
1 TL vergorenes Molkenkonzentrat (Molkosan aus dem Reformhaus)
1/2 TL Kräutersalz
1/4 TL Cayennepfeffer
50 ml Wasser

1. Die Gurke schälen. Tomate über Kreuz einritzen, kurz überbrühen, abschrecken, enthäuten und den Stielansatz herausschneiden. Die Paprikaviertel waschen und entkernen. Das Gemüse in Würfel schneiden. Die Zwiebel schälen und würfeln. Das Brot ebenfalls würfeln.
2. Das vorbereitete Gemüse bis auf 2 Esslöffel der Paprikawürfel zusammen mit Brot, Öl, Molkosan, Kräutersalz und Cayennepfeffer mit dem Schneidstab pürieren. Das Ganze mit 50 ml Wasser auffüllen und im Kühlschrank mindestens 2 Stunden gut durchkühlen lassen.
3. Die Suppe vor dem Verzehr umrühren, eventuell noch einmal fein abschmecken und mit den restlichen Paprikawürfeln bestreuen.
(auf dem Foto: unten)

ca. 170 kcal je Portion

Zum Mitnehmen

Die kalte Tomatensuppe lässt sich, in eine fest verschließbare Plastikdose oder in ein Glas mit Schraubverschluss gefüllt, prima ins Büro mitnehmen.

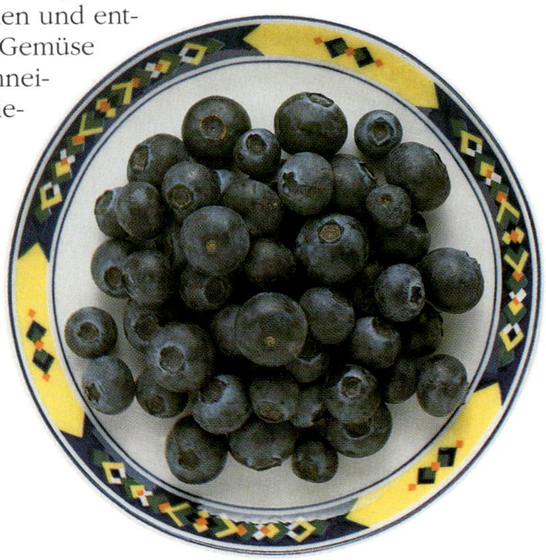

Trauben-Limetten-Kompott

Zubereitungszeit:
ca. 15 Minuten

Für 1 Person

200 g blaue Weintrauben
Saft von 1 Limette
1/2 TL Zimtpulver
1 1/2 EL Frutilose
(Obstdicksaft aus dem Reformhaus)
1 EL gehackte Walnusskerne

1. Die Trauben waschen, halbieren und mit einem Messer entkernen. Den Limettensaft mit Wasser auf 50 ml auffüllen.
2. Den Saft zusammen mit den Trauben und dem Zimt aufkochen und etwa 2 Minuten bei kleiner Hitze köcheln lassen. Zum Schluss die Frutilose und die gehackten Walnusskerne darunter rühren.
3. Das Kompott erkalten lassen und im Kühlschrank aufbewahren.

ca. 310 kcal je Portion

Tipp

Probieren Sie das Kompott pur oder gemischt mit Joghurt, Quark oder Dickmilch.

Variation

Wenn Sie keine Limette zur Hand haben, können Sie statt dessen auch den Saft von 1/2 Zitrone nehmen.

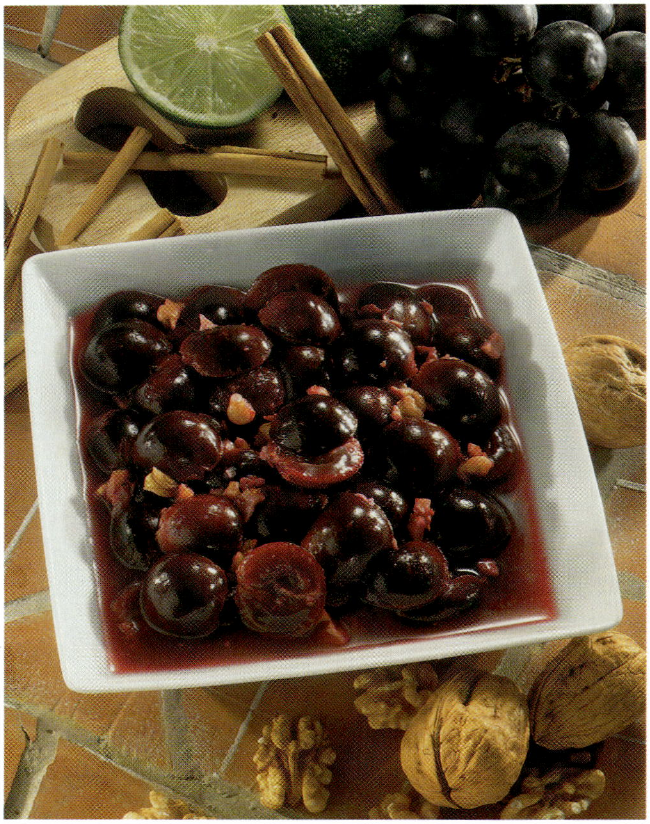

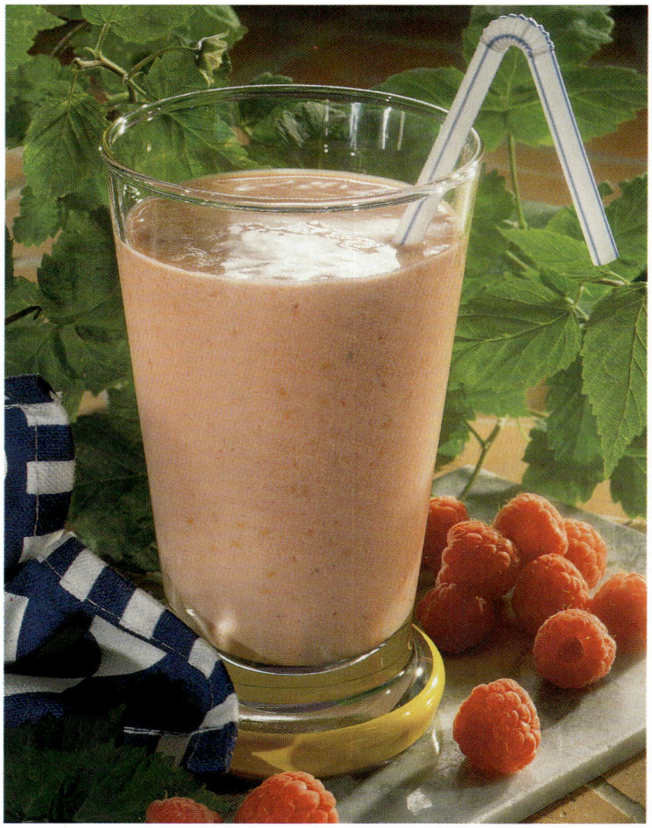

Himbeer-Joghurt-Shake

Zubereitungszeit:
ca. 5 Minuten

Für 1 Person

100 g frische Himbeeren
(ersatzweise auch TK-Beeren)
150 g Joghurt (3,5% Fett)
1 EL Zitronensaft
1 EL Ahornsirup

1. Die Himbeeren waschen und mit dem Joghurt, dem Zitronensaft und dem Ahornsirup im Mixer oder mit dem Pürierstab einige Minuten schaumig quirlen.
2. Den Shake in ein großes Glas füllen und gekühlt servieren.

ca. 210 kcal je Portion

Zum Mitnehmen

Wenn Sie den Shake morgens zubereiten, können Sie ihn in einem Schraubglas oder in einem gut verschließbaren Kunststoffbehälter prima ins Büro mitnehmen. Schütteln Sie ihn vor dem Trinken noch einmal gut durch.

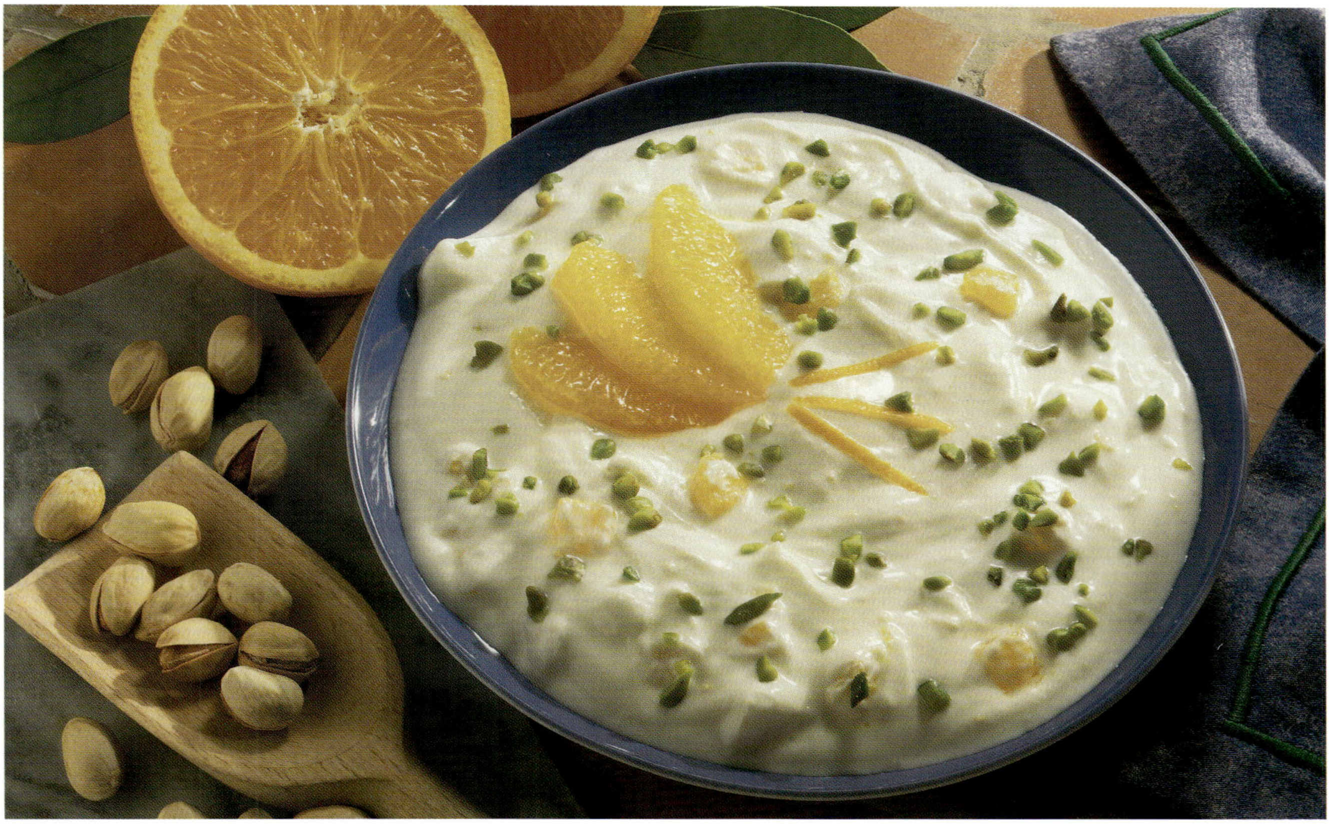

Orangen-Quark-Creme

Zubereitungszeit:
ca. 15 Minuten
Kühlzeit:
mind. 30 Minuten

Für 1 Person

2 Orangen (davon mindestens 1 unbehandelte)
1 gestrichener TL Agar-Agar-Pulver
100 g Speisequark (20 % Fett i. Tr.)
2 EL saure Sahne
1 EL Zitronensaft
1 EL Frutilose (Obstdicksaft aus dem Reformhaus)
1 TL gehackte, eingesalzene Pistazienkerne

1. Von der unbehandelten Orange 1/2 Teelöffel Schale abreiben. Die Orange auspressen. Die andere Orange schälen und in Würfel schneiden.
2. Das Agar-Agar-Pulver in einem kleinen Topf mit der Hälfte des Orangensaftes verrühren.
3. Den restlichen Orangensaft mit Quark, saurer Sahne, Zitronensaft, Frutilose und Orangenschale verrühren.
4. Den Saft mit dem Agar-Agar bis kurz vor dem Kochen erhitzen und dann unter kräftigem Rühren zu dem Orangenquark geben.
5. Die Orangenwürfel darunter rühren und den Quark für mindestens 30 Minuten kalt stellen. Mit den Pistazien bestreuen.

ca. 360 kcal je Portion

Tipp

Agar-Agar ist ein Meeresalgenextrakt, das als Ersatz für Gelatine verwendet wird. Sie bekommen es in Reformhäusern und Naturkostläden.

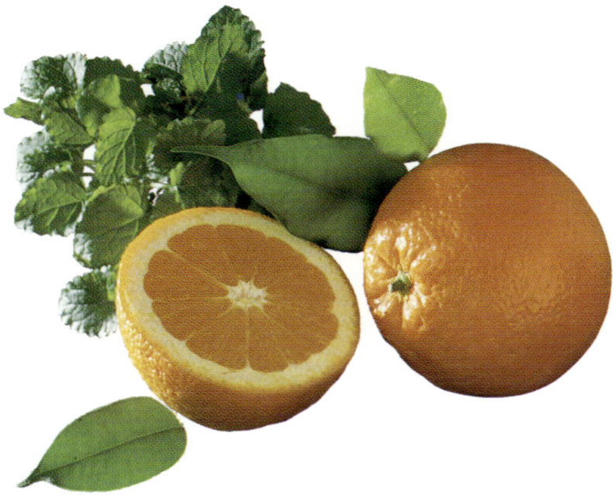

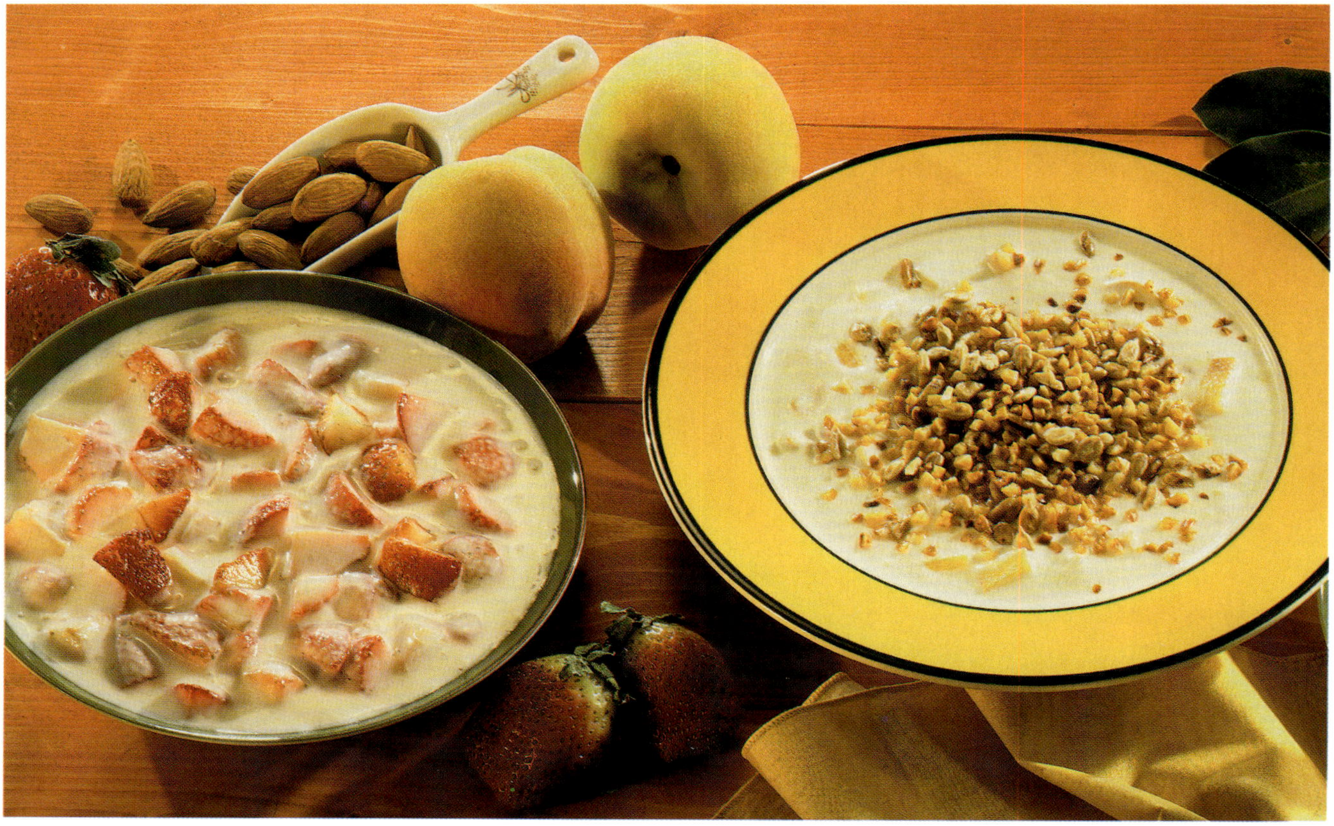

Marinierte Erdbeeren mit Sahnedickmilch

Zubereitungszeit:
ca. 10 Minuten

Für 1 Person

200 g Erdbeeren
2 EL Ahornsirup
100 g Sahnedickmilch

1. Die Erdbeeren waschen, putzen, klein schneiden und in ein Schälchen geben. Mit dem Ahornsirup beträufeln und etwas ziehen lassen
2. Die Sahnedickmilch mit dem Schneebesen cremig schlagen und dann unter die Erdbeeren rühren.
(auf dem Foto: links)

ca. 270 kcal je Portion

Buttermilchkaltschale mit Pfirsich

Zubereitungszeit:
ca. 10 Minuten

Für 1 Person

200 g kalte Buttermilch
1 EL Ahornsirup
30 g Mandeln
und Sonnenblumenkerne
1 saftiger Pfirsich

1. Die Buttermilch mit dem Ahornsirup verrühren.
2. Die Mandeln und Kerne hacken und in einer beschichteten Pfanne leicht rösten.
3. Den Pfirsich waschen, halbieren, den Stein entfernen und das Fruchtfleisch in kleine Stücke schneiden.
4. Die Pfirsichstücke mit der Buttermilch verrühren und mit den Mandeln und Kernen bestreuen.
(auf dem Foto: rechts)

ca. 340 kcal je Portion

Tipp

Ahornsirup wird aus dem Saft des in Nordamerika und Kanada beheimateten Zuckerahornbaumes gewonnen. Charakteristisch ist sein Nussaroma.

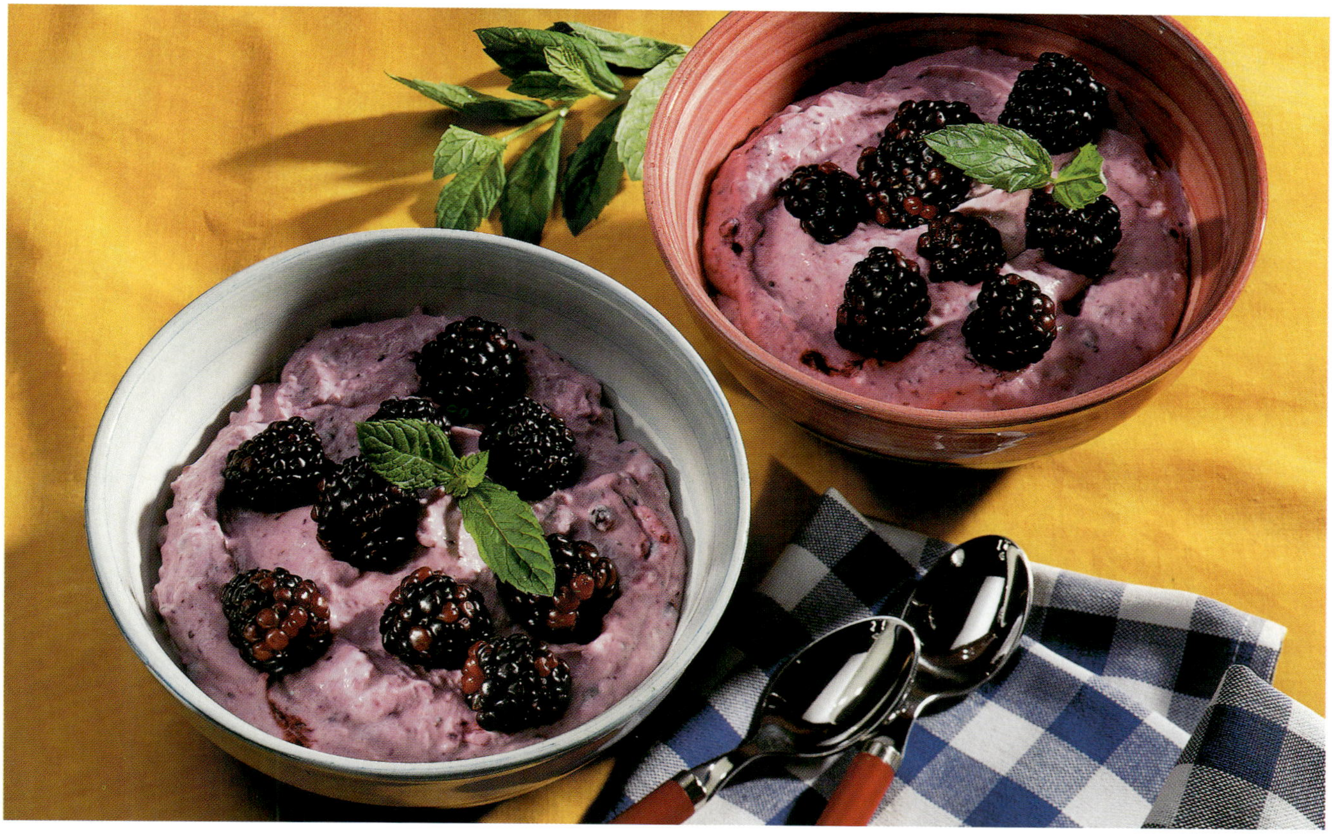

Fruchtiges Quarkgelee

Zubereitungszeit:
ca. 15 Minuten
Kühlzeit: ca. 4 Std.

Für 1 Person

2 Blatt weiße Gelatine
125 g Brombeeren oder andere Früchte der Saison (z. B. Himbeeren, Trauben, Kiwi oder Apfelsinen)
125 g Quark (40% Fett i. Tr.)
1 EL Zitronensaft
1 EL flüssiger Honig
3 Minzeblättchen

1. Die Gelatine für etwa 10 Minuten in kaltem Wasser einweichen. In der Zwischenzeit die Früchte verlesen, waschen und die Hälfte beiseite legen.

2. Den Quark mit dem Zitronensaft und dem Honig kräftig verrühren. Die Hälfte der Früchte mit einer Gabel grob zerdrücken oder klein schneiden und unter den Quark rühren.

3. Die Gelatine gut ausdrücken und bei geringer Hitze in einem kleinen Topf auflösen. Die Gelatine nach und nach unter die Quarkcreme rühren.

4. Das Quarkgelee in eine Dessertschale füllen und für etwa 4 Stunden kalt stellen. Es anschließend mit den restlichen Früchten sowie den Minzeblättchen garnieren.

ca. 310 kcal je Portion

Variante

Einen erfrischenden Drink erhalten Sie, wenn Sie die Gelatine weglassen, den Quark durch Kefir ersetzen und alle Zutaten pürieren.

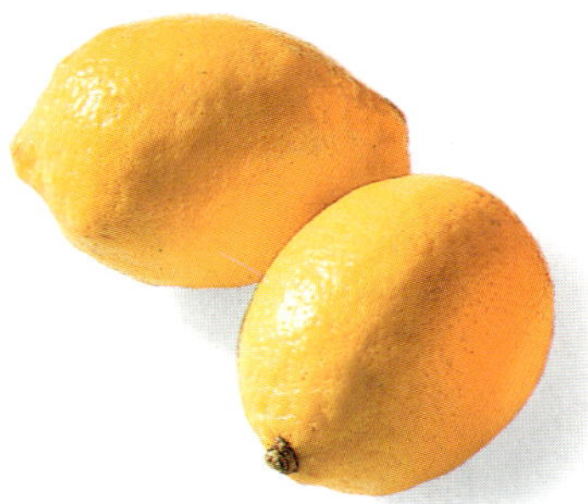

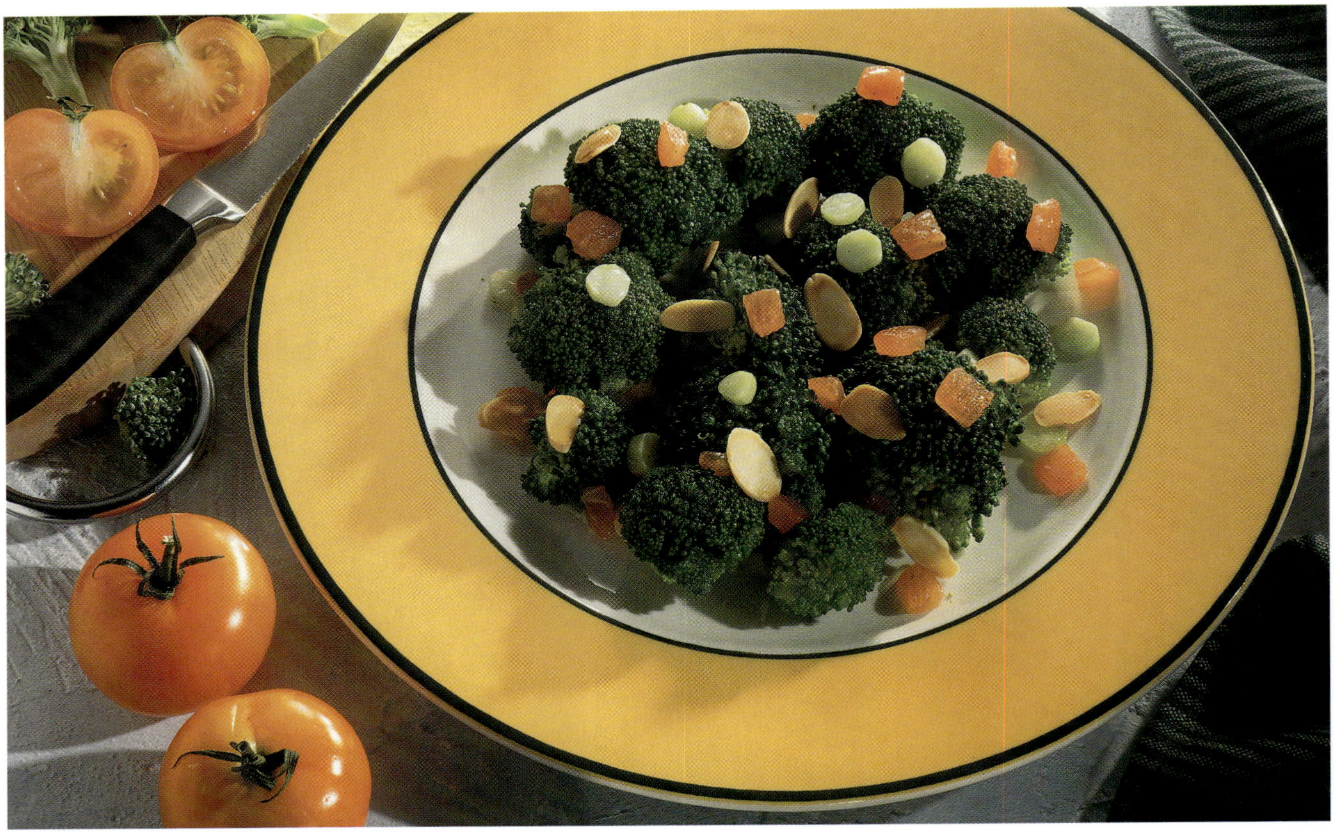

Brokkoli-Tomaten-Salat

Zubereitungszeit:
ca. 25 Minuten

Für 1 Person

150 g Brokkoli
1 Tomate
1 EL Mandelblättchen
2 TL vergorenes Molkenkonzentrat (Molkosan aus dem Reformhaus)
1 EL Wasser
$^{1}/_{4}$ TL Kräutersalz
2 EL kaltgepresstes Sonnenblumenöl

1. Den Brokkoli waschen, putzen und die Röschen abschneiden. Die Stiele schälen und in Scheiben schneiden. Den Brokkoli in etwa 5 Minuten bissfest dünsten, dann abtropfen und abkühlen lassen.
2. Die Tomate über Kreuz einritzen, kurz überbrühen, abschrecken und enthäuten. Sie dann halbieren, entkernen und den Stielansatz herausschneiden. Das Fruchtfleisch in kleine Würfel schneiden.
3. Die Mandelblättchen in einer Pfanne ohne Fett anrösten (das macht sie aromatischer).
4. Das Molkenkonzentrat mit 1 Esslöffel Wasser und dem Kräutersalz verrühren und das Öl darunter schlagen. Den Brokkoli und die Tomaten mit der Sauce mischen.
5. Den Salat kurz vor dem Servieren mit den Mandelblättchen bestreuen.

ca. 290 kcal je Portion

Tipp

Für diesen Salat können Sie Brokkolireste vom Vortag verwenden, z. B. vom Rezept auf Seite 132.

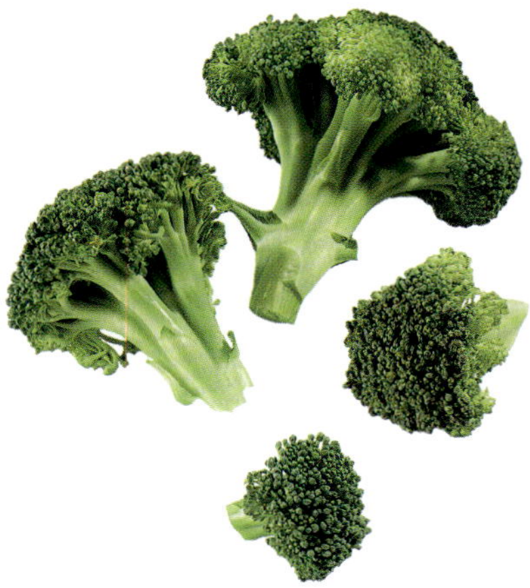

Zucchinirohkost

Zubereitungszeit:
ca. 10 Minuten

Für 1 Person

1 kleiner Zucchini (ca. 150 g)
1 EL kaltgepresstes Distelöl
50 g Joghurt (3,5% Fett)
$^{1}/_{2}$ TL abgeriebene Schale einer unbehandelten Zitrone
1 EL fein geschnittener Dill
$^{1}/_{4}$ TL Kräutersalz

1. Den Zucchini waschen, putzen und in feine Stifte schneiden.
2. Das Öl mit dem Joghurt, der Zitronenschale und dem Dill verrühren und mit Kräutersalz abschmecken.
3. Die Zucchinistifte erst kurz vor dem Verzehr mit der Sauce mischen.

ca. 190 kcal je Portion

Zum Mitnehmen

Für den kleinen Hunger zwischendurch im Büro ist die Rohkost bestens geeignet. Verpacken Sie aber Zucchini und Sauce getrennt, und mischen Sie beides erst kurz vor dem Essen.

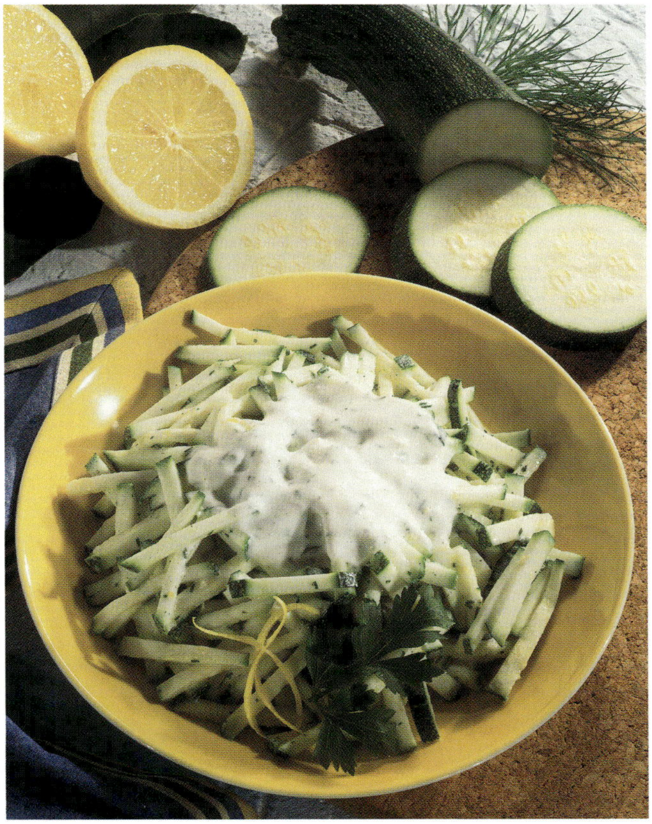

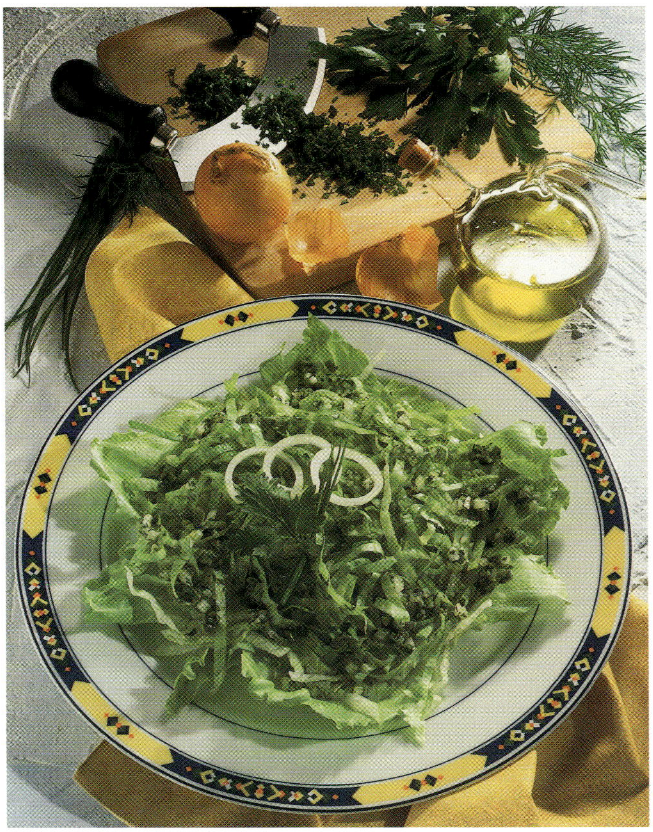

Blattsalat mit klarem Kräuterdressing

Zubereitungszeit:
ca. 15 Minuten

Für 1 Person

8–10 Salatblätter (z. B. Endivien- oder Eisbergsalat)
1 kleine Zwiebel
2 TL vergorenes Molkenkonzentrat (Molkosan aus dem Reformhaus)
1 EL Wasser
etwas Kräutersalz
1 EL kaltgepresstes Öl (z. B. Oliven-, Sonnenblumen- oder Distelöl)
1 TL fein geschnittener Dill
1 TL fein gehackte Petersilie
1 TL Schnittlauchröllchen

1. Den Salat waschen, verlesen und trockenschleudern. Die Zwiebel schälen und fein hacken.
2. Das Molkosan mit 1 Esslöffel Wasser und dem Kräutersalz verrühren. Öl, Zwiebel, Dill und Petersilie dazugeben und alles gut miteinander verrühren.
3. Den Salat zerpflücken oder in Streifen schneiden und mit dem Dressing mischen.

ca. 110 kcal je Portion

Variation

Das Dressing wird noch pikanter, wenn Sie etwas Knoblauch hinzufügen.

Sauerkrautsalat mit rosa Grapefruit

Zubereitungszeit:
ca. 10 Minuten

Für 1 Person

1 rosa Grapefruit
100 g rohes Sauerkraut
2 EL Joghurt (3,5% Fett)
2 EL Frutilose (Obstdicksaft aus dem Reformhaus)
1 Msp. gemahlene Fenchelsamen

1. Die Grapefruit filetieren. Dazu die Schale mitsamt der weißen Haut mit einem scharfen Messer abschneiden. Dann die Grapefruitfilets aus den Trennhäuten herausschneiden. Die Filets in mundgerechte Stücke schneiden.
2. Das Sauerkraut zerpflücken. Den Joghurt mit der Frutilose und dem Fenchel verrühren und mit dem Sauerkraut und den Grapefruitfilets mischen.
(auf dem Foto: oben links)

ca. 230 kcal je Portion

Chinakohl-Ananas-Salat

Zubereitungszeit:
ca. 15 Minuten

Für 1 Person

1 EL Sonnenblumenkerne
150 g Chinakohl
1 Scheibe frische Ananas
2 EL Joghurt (3,5% Fett)
2 EL Zitronensaft
1 EL Ahornsirup

1. Die Sonnenblumenkerne in einer Pfanne ohne Fett anrösten.
2. Den Chinakohl waschen, putzen und in Streifen schneiden. Die Ananasscheibe schälen und den mittleren Strunk herausschneiden. Die Scheibe in feine Würfel schneiden.
3. Den Joghurt mit dem Zitronensaft und dem Ahornsirup verrühren. Die Sauce erst kurz vor dem Verzehr mit dem Chinakohl und den Ananaswürfeln mischen. Den Salat mit den Sonnenblumenkernen bestreuen.
(auf dem Foto: unten links)

ca. 180 kcal je Portion

Tipp

Lassen Sie den Salat nicht lange stehen, denn dann kann er bitter schmecken. Frische Ananas enthält nämlich ein eiweißspaltendes Enzym, welches hier zum Beispiel das Eiweiß vom Joghurt mit der Zeit zersetzt. Das Gericht bekommt dann einen unangenehmen bitteren Geschmack.

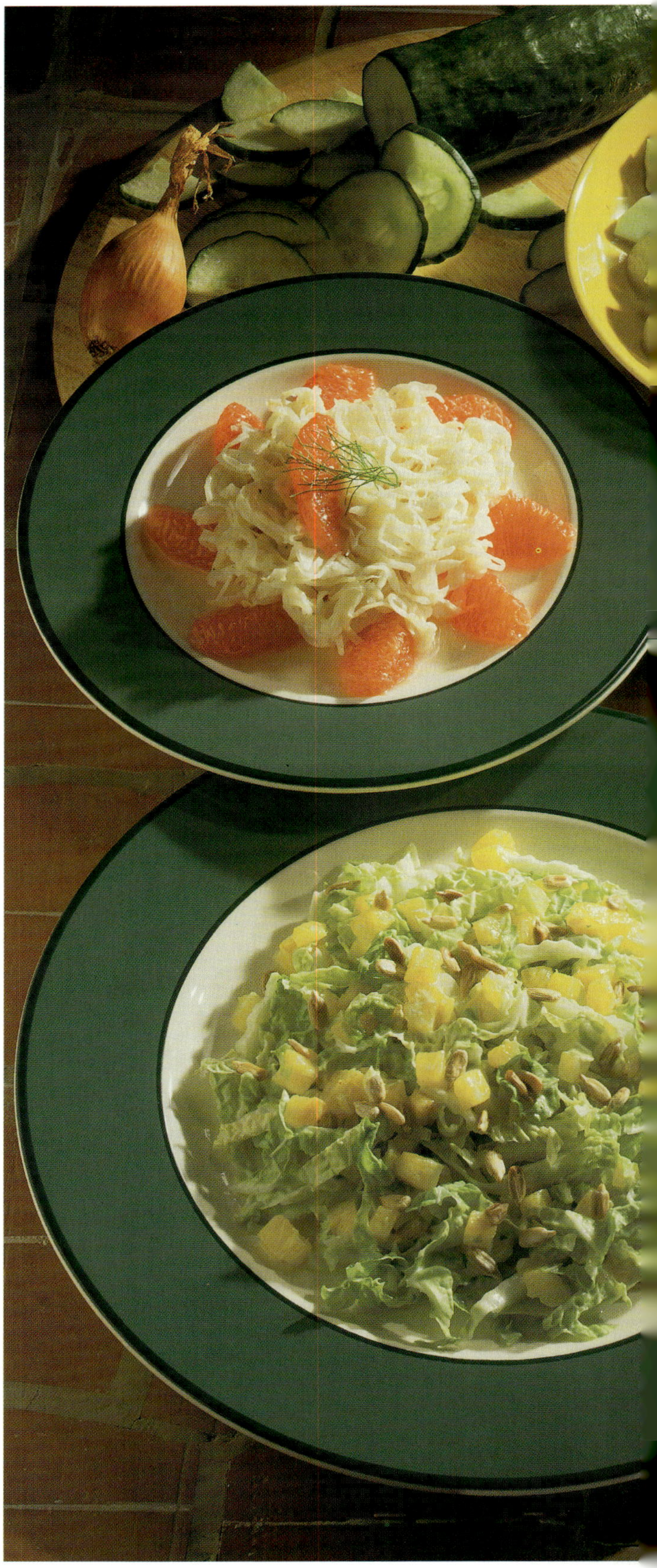

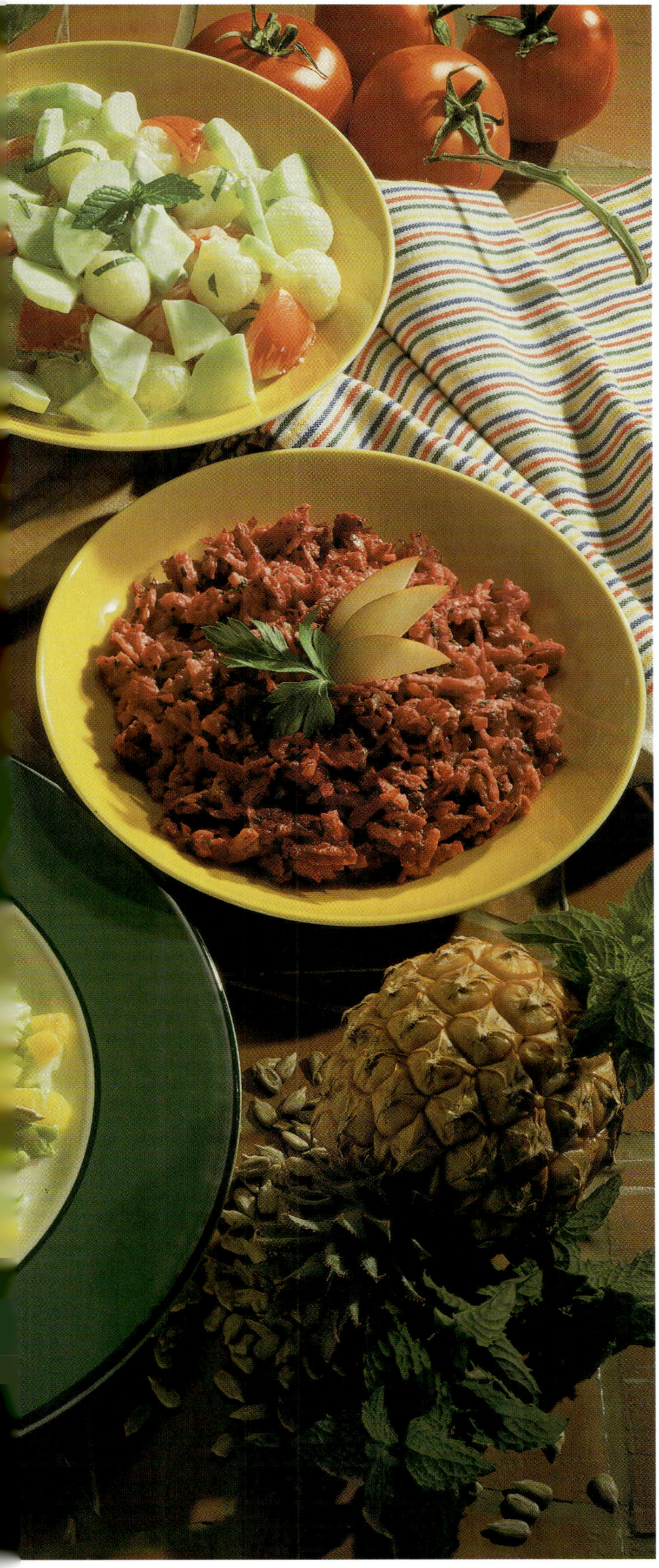

Melonen-Minz-Salat

Zubereitungszeit:
ca. 15 Minuten

Für 1 Person

Für den Salat:
1/4 Galiamelone
1 Tomate
1 Stück Salatgurke (ca. 10 cm lang)

Für die Sauce:
1 EL Joghurt
1 EL saure Sahne
2 EL Zitronensaft
1 TL Frutilose (Obstdicksaft aus dem Reformhaus)
etwas Meersalz
2 Stiele frische Minze

1. Das Melonenviertel schälen und die Kerne entfernen. Das Fruchtfleisch in Würfel schneiden oder mit einem Kugelausstecher aus der Schale lösen.
2. Die Tomate waschen, achteln und den Stielansatz herausschneiden. Die Achtel quer halbieren. Die Gurke schälen, der Länge nach vierteln und die Viertel in dünne Scheiben schneiden.
3. Den Joghurt mit saurer Sahne, Zitronensaft, Frutilose und Salz verrühren.
4. Die Minze waschen, die Blättchen von den Stielen zupfen, in Streifen schneiden und in die Sauce geben. Diese kurz vor dem Verzehr mit den Salatzutaten mischen.
(auf dem Foto: oben rechts)

ca. 150 kcal je Portion

Rote-Bete-Salat

Zubereitungszeit:
ca. 15 Minuten

Für 1 Person

Für den Salat:
1 rote Bete
1/2 saurer Apfel
1 kleine Schalotte

Für die Sauce:
75 g Joghurt (3,5% Fett)
Saft von 1/2 Zitrone
1/4 TL Meersalz
2 EL gehackte Petersilie

1. Die rote Bete schälen und fein reiben. Den Apfel waschen, vierteln, entkernen und ebenfalls reiben. Die Schalotten schälen und fein würfeln.
2. Den Joghurt mit Zitronensaft, Salz und Petersilie verrühren. Die Sauce mit dem Salat mischen.
(auf dem Foto: unten rechts)

ca. 170 kcal je Portion

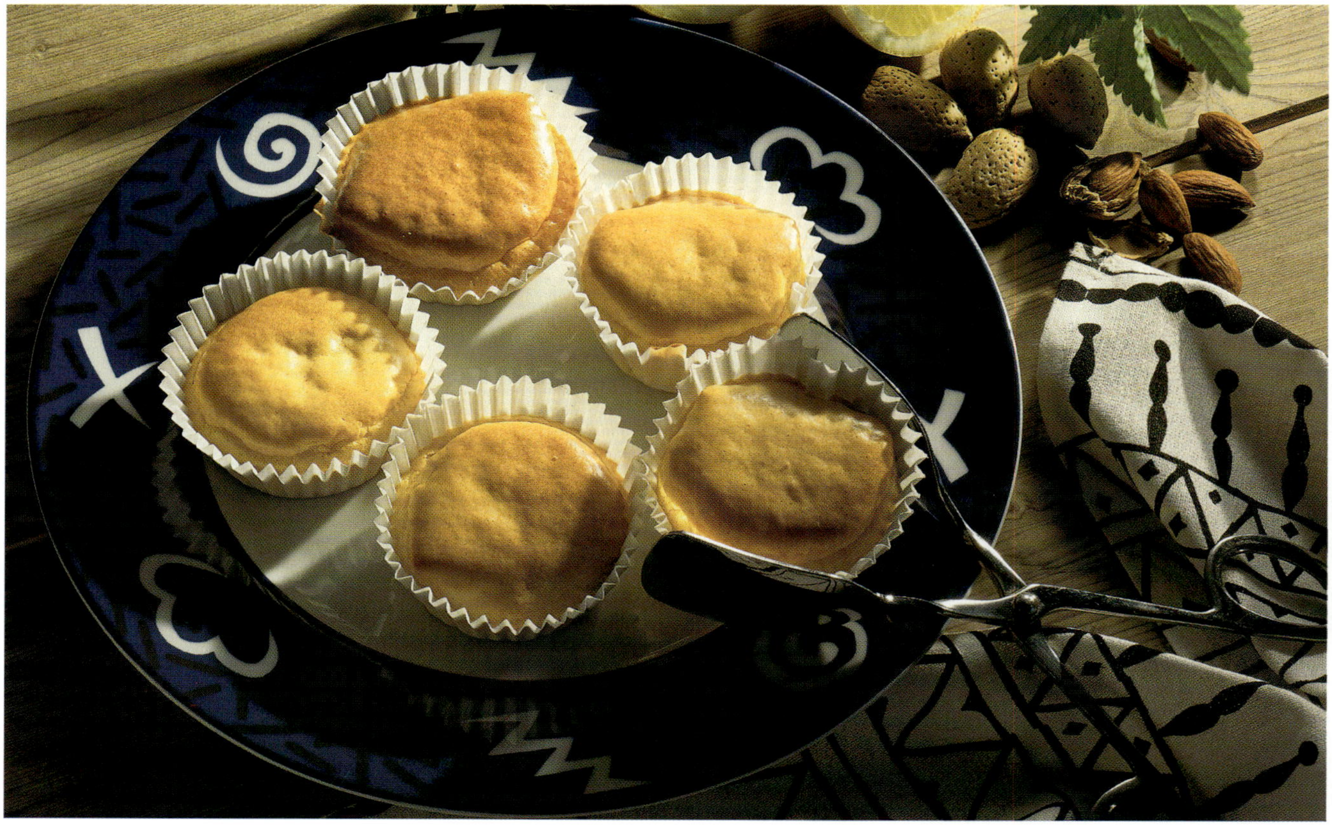

Mandel-Möhren-Törtchen

Zubereitungszeit:
ca. 1 Stunde

Ergibt ca. 12 Stück

1 mittelgroße Möhre (ca. 125 g)
2 frische Eier
4 EL Frutilose (Obstdicksaft aus dem Reformhaus)
etwas abgeriebene Zitronenschale
200 g geriebene Mandeln
1 Prise Meersalz
12 kleine Papierbackförmchen

1. Den Backofen auf 150 °C vorheizen. Die Möhren waschen, putzen, schaben und fein reiben. Die Eier trennen.

2. Das Eigelb zusammen mit der Frutilose und der Zitronenschale mit dem elektrischen Handrührgerät oder mit dem Schneebesen der Küchenmaschine in etwa 5 Minuten sehr schaumig rühren.

3. Die Möhren und die Mandeln zu der Masse geben und unterrühren. Das Eiweiß mit dem Salz zu steifem Schnee schlagen und vorsichtig unter den Teig heben.

4. Den Teig mit einem Löffel in 12 Papierbackförmchen geben und im Backofen auf der mittleren Schiene 35 bis 40 Minuten backen. Der Teig muß nach dem Backen leicht feucht sein.

ca. 150 kcal je Stück

Tipp

In einer gut verschließbaren Dose halten sich die Törtchen mehrere Tage frisch.

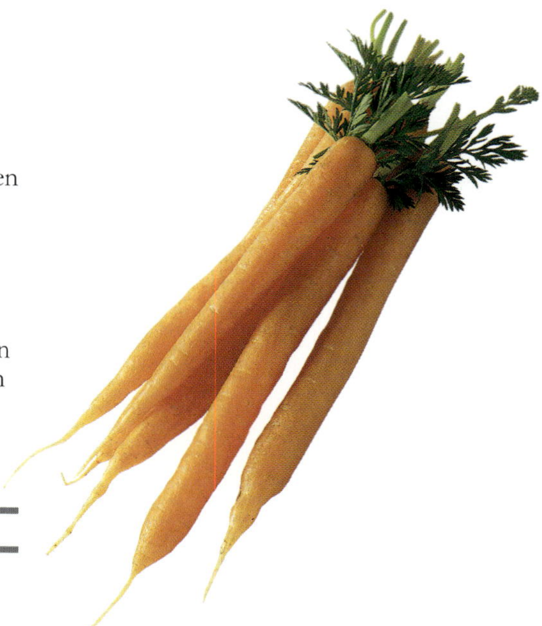

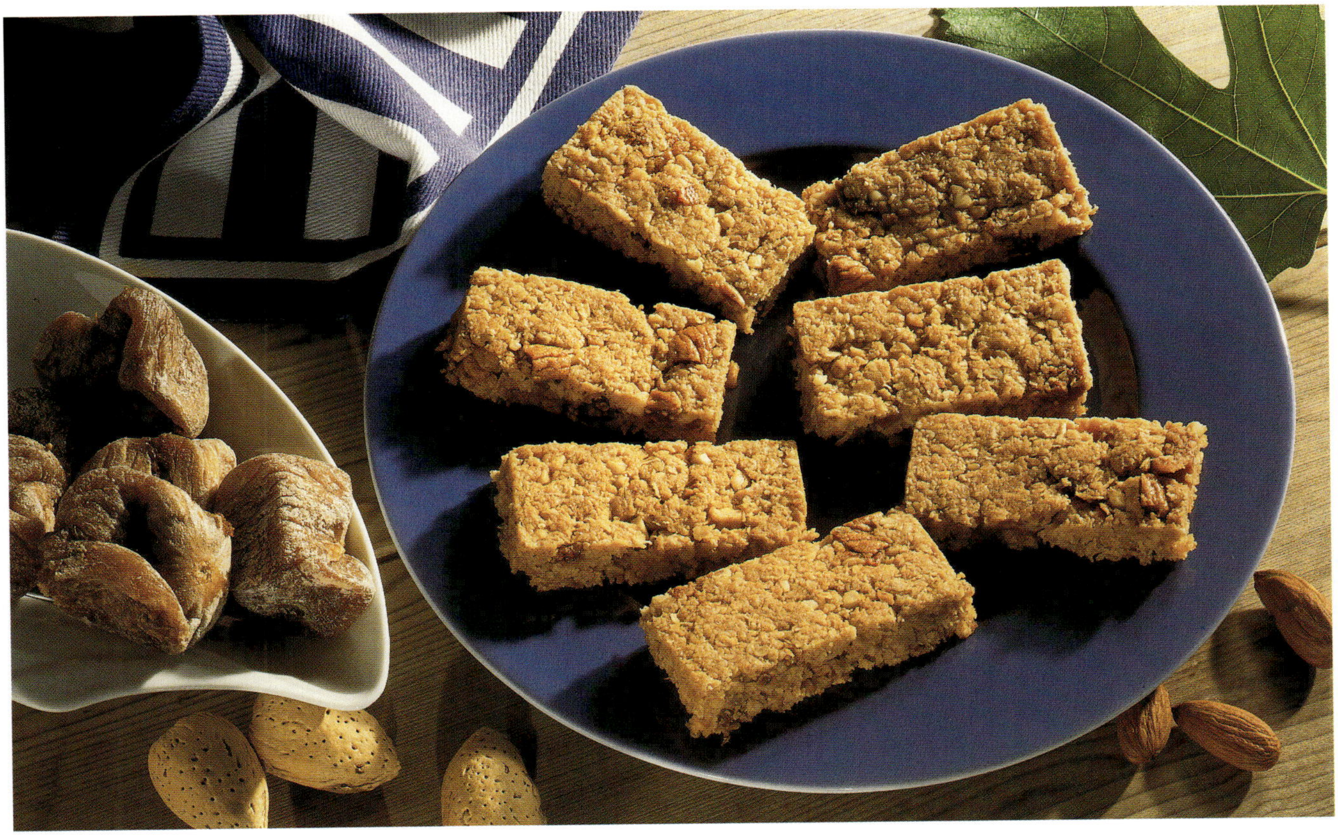

Knusperriegel

Zubereitungszeit:
ca. 30 Minuten

Ergibt ca. 10 Stück

3 getrocknete Feigen
2 1/2 EL Butter
75 g fester Honig
100 g Haferflocken
1 EL Kokosraspel
1 EL gehackte Mandeln
1 Stück Backtrennpapier

1. Den Backofen auf 150 °C vorheizen. Die Feigen in kleine Würfel schneiden.
2. Die Butter und den Honig in einer Pfanne unter Rühren schmelzen. Haferflocken, Kokosraspel und Mandeln dazugeben und alles unter Rühren anrösten.
3. Die Feigen unter die Masse rühren. Ein Backblech mit Backtrennpapier auslegen und die Masse etwa 20 x 20 cm groß darauf streichen. Sie mit einer Palette flachdrücken und im Backofen auf der mittleren Schiene etwa 15 Minuten backen.
4. Das Gebäck anschließend etwa 30 Minuten mit dem Backpapier auf einem Rost abkühlen lassen. Es dann mit einem scharfen Messer in 10 Riegel schneiden. Das Backpapier entfernen und die Riegel auf dem Rost abkühlen und nachhärten lassen.
5. Die Riegel dann in eine gut verschließbare Dose verpacken. Dabei zwischen die Lagen Butterbrotpapier legen.

ca. 120 kcal je Stück

Tipp

Sie können die Riegel in der Dose mehrere Wochen aufheben.

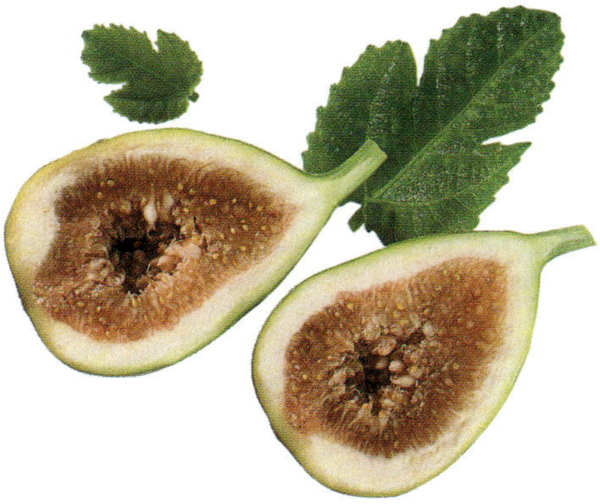

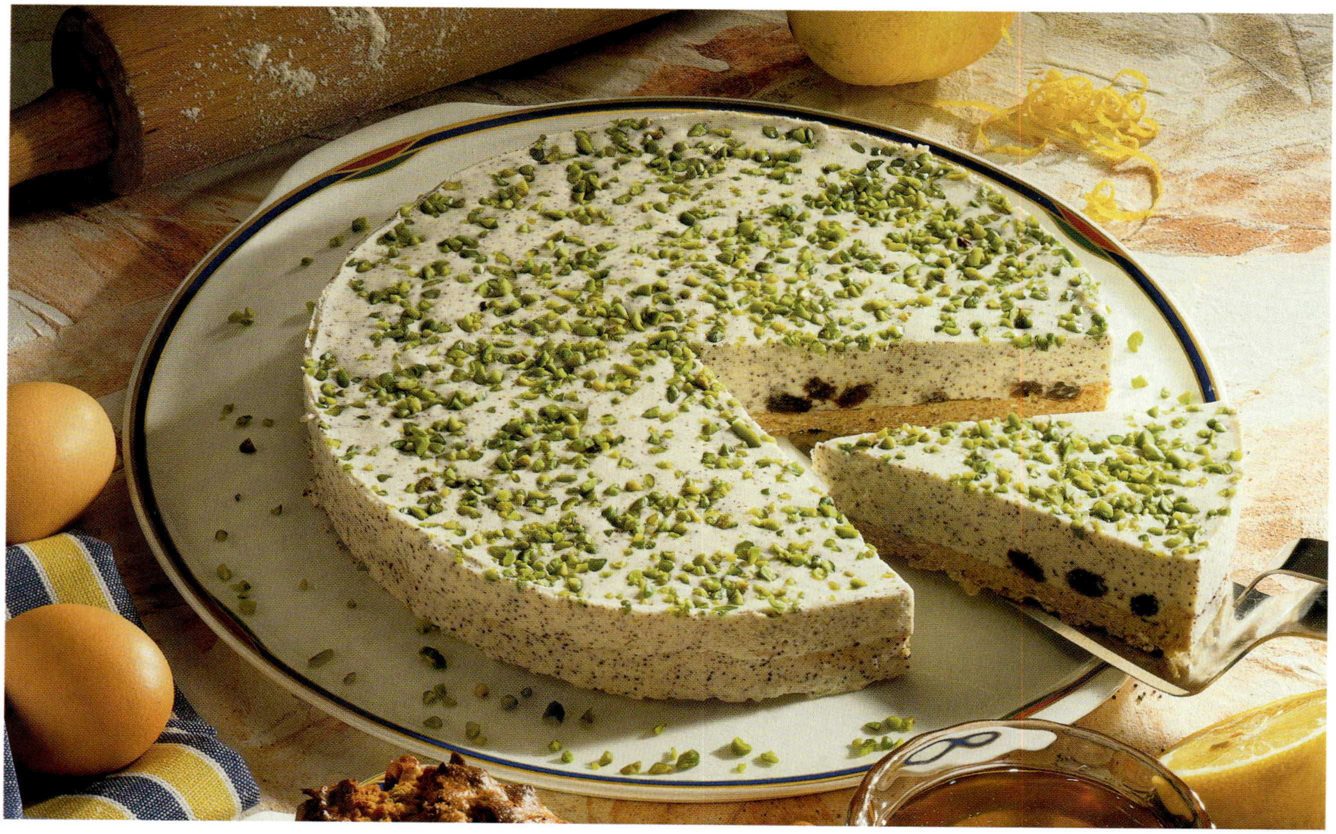

Mohnkuchen mit Mascarpone

Zubereitungszeit:
ca. 45 Minuten
Ruhezeit: ca. 30 Minuten
Kühlzeit: 3–4 Stunden

Ergibt 12 Stück

Für den Teig:
125 g kernige Haferflocken
125 g feines Dinkelvollkornmehl
3 TL Weinsteinbackpulver
3 EL flüssiger Honig
1 Eigelb
1 Prise Meersalz
80 g Buttermilch
60 g kalte Butter in Stückchen
etwas Butter für die Form

Für den Belag:
100 g Sahne
80 g frisch gemahlener Mohn
50 g fein gemahlene Hirse
4 EL ungeschwefelte Rosinen
200 g Mascarpone (ital. Frischkäse)
50 ml Ahornsirup
125 g Sahne
50 g fein gehackte, ungesalzene Pistazienkerne

1. Die Haferflocken mit Mehl und Backpulver mischen. Honig, Eigelb, Salz, Buttermilch und Butterstückchen hinzufügen. Alles rasch zu einem geschmeidigen Teig verkneten.
2. Eine Springform (26 cm ø) mit Butter ausfetten. Den Teig auf einer bemehlten Arbeitsfläche ausrollen und in die Form legen.
3. Den Teig mit einer Gabel mehrmals einstechen und etwa ½ Stunde im Kühlschrank ruhen lassen. Den Backofen auf 160 °C vorheizen.
4. Den Boden im Backofen auf der mittleren Schiene etwa ¼ Stunde backen. Anschließend auskühlen lassen.
5. In der Zwischenzeit für den Belag die Sahne mit 200 ml Wasser verrühren und erhitzen. Mohn, Hirse und die gewaschenen Rosinen hineinrühren. Alles kurz aufkochen und dann unter Rühren etwa 5 Minuten köcheln lassen. Vom Herd nehmen und auskühlen lassen.
6. Den Mascarpone mit der Mohnmischung glatt rühren und mit dem Ahornsirup süßen. Die Sahne steifschlagen und unter die Mascarponecreme heben.
7. Den Belag auf dem Kuchenboden glatt streichen und die gehackten Pistazien darauf streuen. Den Kuchen in der kältesten Zone im Kühlschrank in 3 bis 4 Stunden festwerden lassen.

ca. 350 kcal je Stück

Trockenobst-Nuss-Schnitten

Zubereitungszeit:
ca. 45 Minuten

Ergibt ca. 70 Stück

200 g ungeschwefelte Aprikosen
100 g ungeschwefelte Trockenpflaumen
200 g gehackte Mandeln oder Haselnüsse
100 g ungeschälte Sesamsamen
200 g kernige Haferflocken
100 g Butter
200 g flüssiger Honig
200 g süße Sahne
5 große, eckige Oblaten

1. Die Trockenfrüchte sehr klein würfeln oder durch den Fleischwolf drehen und zusammen mit Mandeln oder Haselnüssen, Sesam und Haferflocken mischen. Den Backofen auf 175 °C vorheizen.
2. Die Butter in einem großen Topf schmelzen lassen, Honig und Sahne hinzufügen, alles kurz aufkochen lassen. Die Früchtemischung dazugeben und alles unter Rühren etwas einkochen lassen.
3. Ein Backblech (etwa 30 x 40 cm) mit Backpapier belegen und die Oblaten auf das Blech geben. Die Masse darauf verteilen.
4. Die Fruchtschnitten auf der mittleren Schiene etwa ¼ Stunde backen, herausnehmen, auskühlen lassen und in etwa 4 cm große Quadrate schneiden.

ca. 75 kcal je Stück

Hinweis
Trockenobst ist eine gute Nahrungsquelle für Kalium.

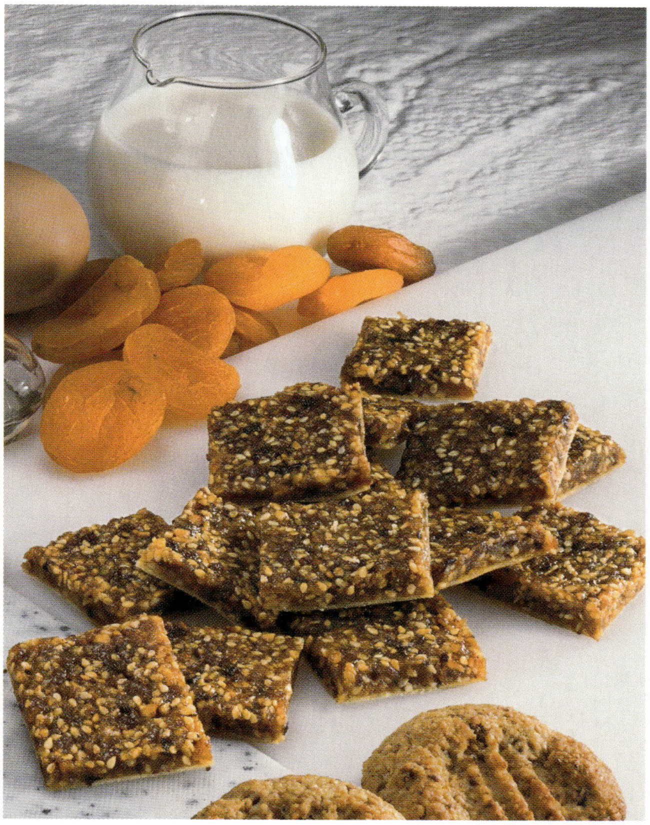

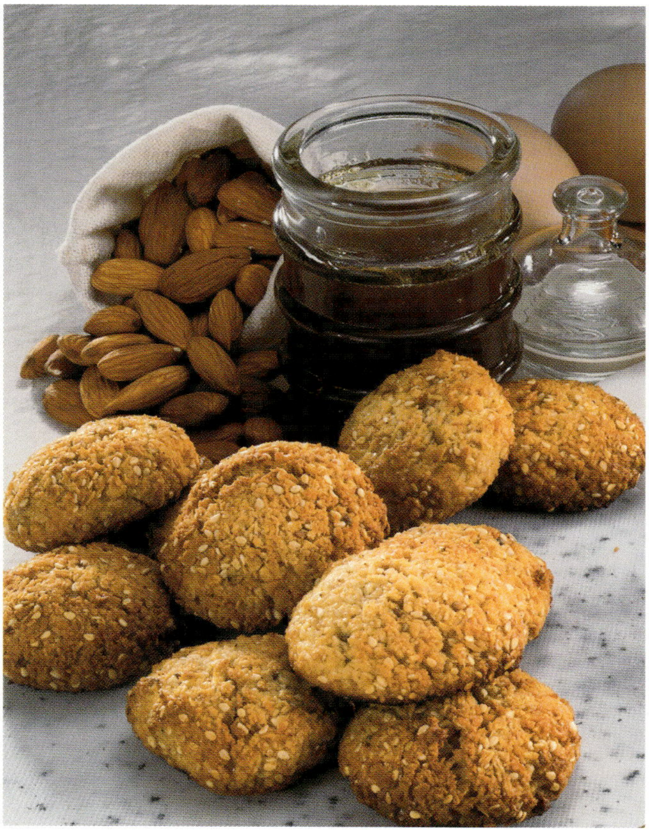

Müslihäufchen

Zubereitungszeit:
ca. 30 Minuten

Ergibt ca. 40 Stück

2 frische Eigelb
2 EL kaltgepresstes Sonnenblumenöl
200 g Honig
100 g kernige Haferflocken
50 g ungeschälte Sesamsamen
100 g Kokosflocken

1. Die Eigelbe mit einem Schneebesen cremig aufschlagen dann Öl und Honig darunter ziehen. Den Backofen auf 180 °C vorheizen.
2. Haferflocken, Sesam und Kokosflocken dazugeben und alles zu einer zähen Masse verkneten.
3. Ein Backblech mit Backpapier belegen und mit feuchten Händen aus dem Teig etwa 40 Häufchen formen (ähnlich wie Makronen). Diese auf das Blech setzen und auf der mittleren Schiene 10 bis 12 Minuten goldbraun backen.

ca. 55 kcal je Stück

Variation
Geben Sie zur Abwechslung mal einige kleingewürfelte Feigen unter die Haferflockenmasse.

Gerichte zum Mitnehmen

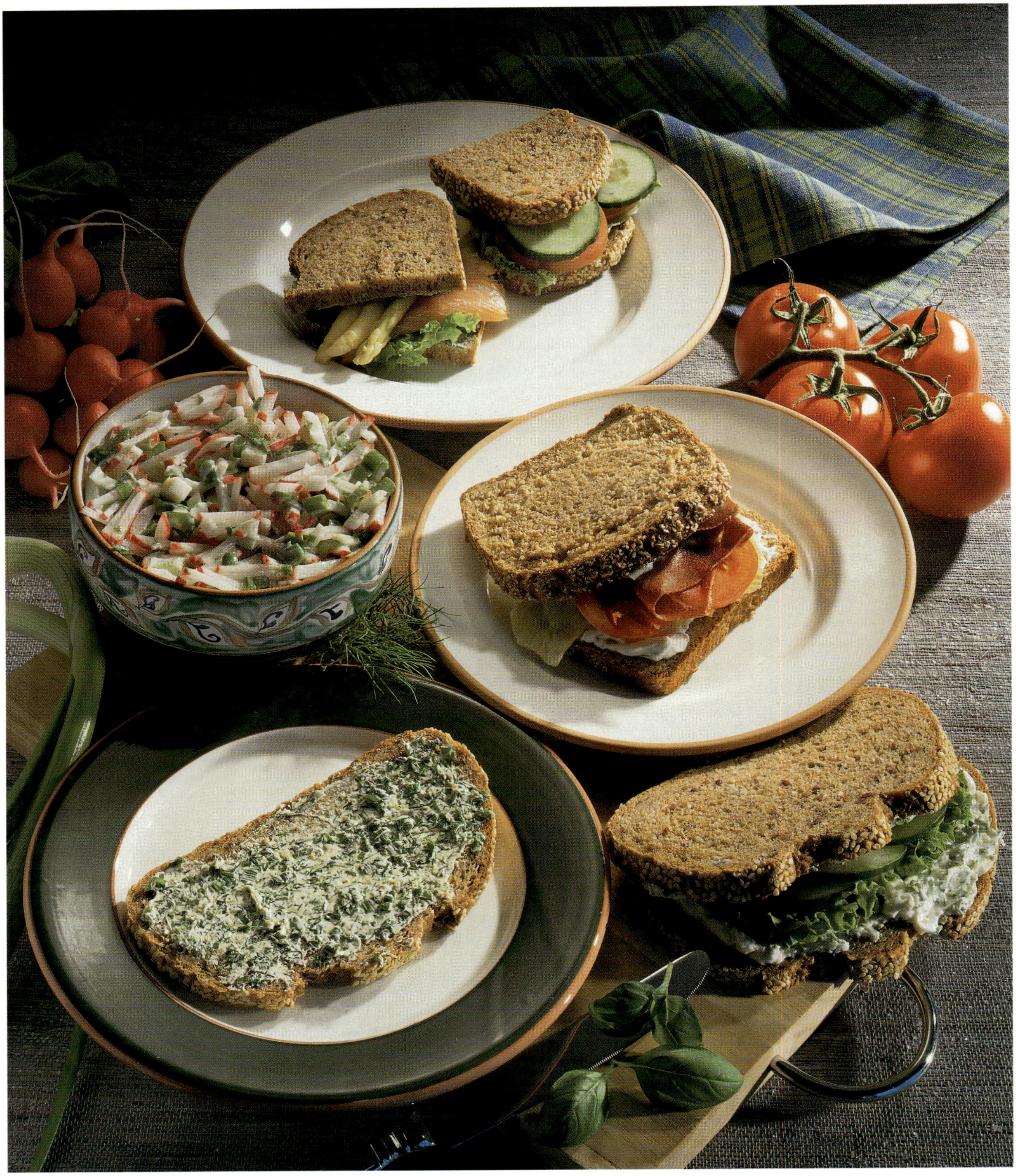

Smörrebröd mit Dillbutter

Zubereitungszeit: ca. 10 Minuten

Für 1 Person

1 EL sehr weiche Butter
1 EL fein geschnittener Dill
1/2 TL abgeriebene Schale einer unbehandelten Zitrone
2 große Scheiben Weizenvollkornbrot
2 Salatblätter
1 Scheibe Räucherlachs
3 gedünstete Spargelstangen
je einige Tomaten- und Gurkenscheiben

1. Die Butter mit dem Dill und der Zitronenschale verrühren. Die Brotscheiben mit der Dillbutter bestreichen und halbieren. Die Salatblätter waschen und trockentupfen.
2. Auf die eine halbe Brotscheibe ein Salatblatt, den Lachs und die Spargelstangen legen und mit der anderen Hälfte abdecken.
3. Das zweite Brot mit dem anderen Salatblatt sowie mit den Tomaten- und Gurkenscheiben belegen und die zweite Hälfte darauf legen. Die Brote zum Mitnehmen in Pergamentpapier einpacken.
(auf dem Foto: oben)

ca. 370 kcal je Portion

Brot mit Basilikumquark und Bündner Fleisch

Zubereitungszeit: ca. 10 Minuten

Für 1 Person

6–7 Basilikumblättchen
2 EL Speisequark (20% Fett i. Tr.)
1 EL süße Sahne
etwas Kräutersalz
2 Scheiben Vollkornbrot
1 Salatblatt
2 Tomatenscheiben
30 g Bündner Fleisch

1. Die Basilikumblättchen waschen, trockentupfen und in Streifen schneiden. Den Quark mit der Sahne und dem Kräutersalz verrühren und das Basilikum dazugeben.
2. Beide Brotscheiben mit dem Quark bestreichen. Eine Scheibe mit dem gewaschenen Salatblatt, den Tomatenscheiben und dem Bündner Fleisch belegen. Mit der anderen Brotscheibe zudecken.
3. Das Brot zum Mitnehmen in Pergamentpapier einpacken.
(auf dem Foto: Mitte rechts)

ca. 420 kcal je Portion

Brot mit Kerbel-Käse-Creme

Zubereitungszeit: ca. 10 Minuten

Für 1 Person

50 g Brie (mind. 60% Fett i.Tr.)
1 EL Speisequark (20% Fett i. Tr.)
1 EL gehackter Kerbel
etwas Cayennepfeffer
2 mittelgroße Scheiben Vollkornbrot
1 Salatblatt
3 Gurkenscheiben

1. Den Brie mit einer Gabel zerdrücken. Den Quark und den Kerbel dazugeben und alles glatt rühren. Die Creme mit Cayennepfeffer würzen.
2. Die Brotscheiben mit der Käsecreme bestreichen. Das Salatblatt waschen und trockentupfen. Den Salat und die Gurkenscheiben auf 1 Brotscheibe geben und die andere Brotscheibe darauf legen. Die Brote zum Mitnehmen in Pergamentpapier einpacken.
(auf dem Foto: unten rechts)

ca. 400 kcal je Portion

Tipp

Zu dem Brot passen frische Tomaten oder ein neutraler Salat sehr gut.

Kräuterbrot mit Radieschensalat

Zubereitungszeit: ca. 20 Minuten

Für 1 Person

Für das Brot:
1 EL sehr weiche Butter
2 TL fein gehackte Petersilie
1 TL Schnittlauchröllchen
etwas abgeriebene unbehandelte Zitronenschale
Kräutersalz, Paprikapulver
1 Scheibe Vollkornbrot

Für den Salat:
1 Bund Radieschen
1 Frühlingszwiebel
50 g Joghurt
1 EL Sonnenblumenöl
1 TL vergorenes Molkenkonzentrat
1/2 TL Kräutersalz

1. Die Butter mit Kräutern und Zitronenschale verrühren. Mit Kräutersalz und Paprikapulver würzen.
2. Die Radieschen waschen, putzen und in feine Stifte schneiden. Die Frühlingszwiebel waschen, putzen und fein würfeln. Beides abfüllen.
3. Den Joghurt mit dem Öl mischen und das Molkenkonzentrat darunter rühren. Mit Kräutersalz abschmecken und abfüllen.
4. Das Brot mit der Kräuterbutter bestreichen, zusammenklappen, einpacken.
5. Die Sauce kurz vor dem Verzehr über den Salat geben.
(auf dem Foto: Mitte links und unten links)

ca. 330 kcal je Portion

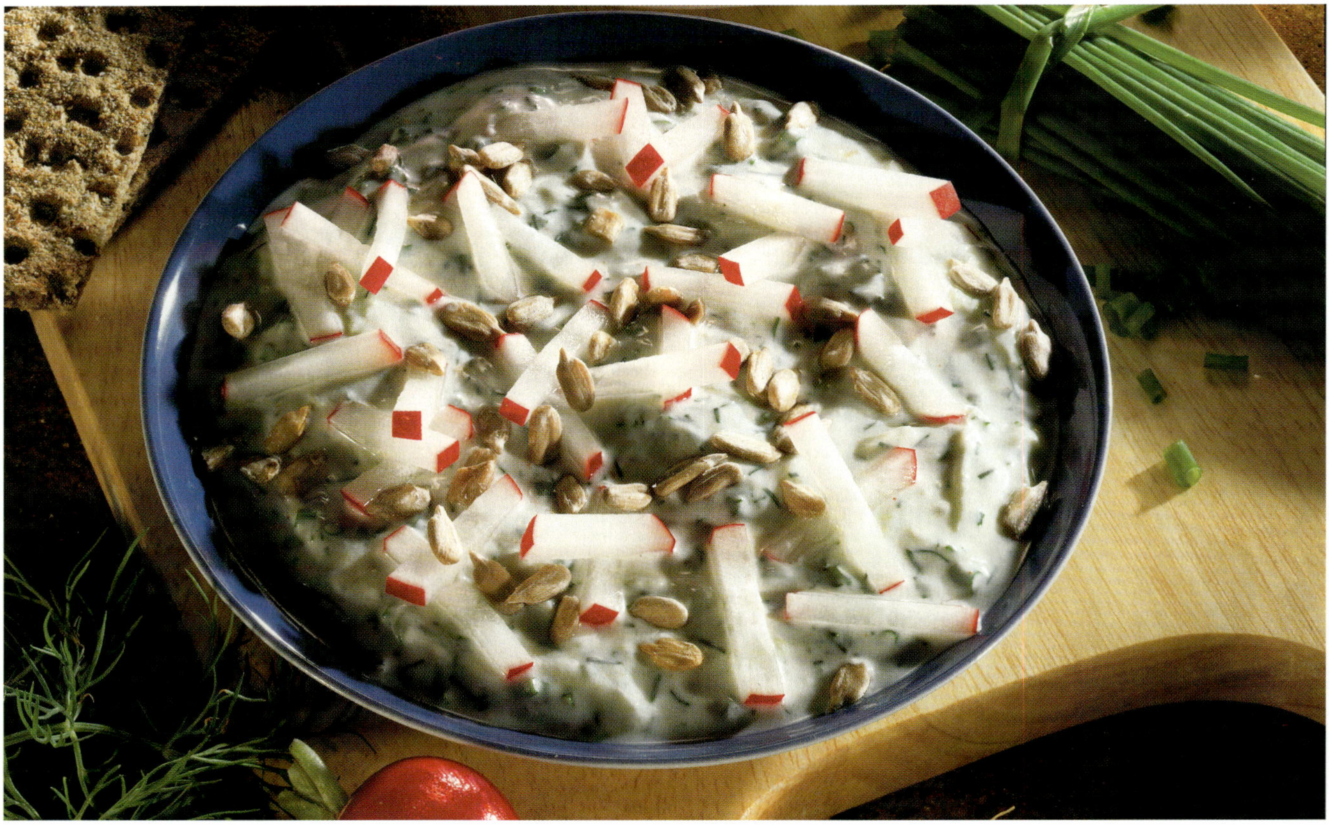

Kräuterquark mit Radieschenstiften

Zubereitungszeit:
ca. 20 Minuten

Für 1 Person

125 g Quark (20% Fett i. Tr.)
4 EL Mineralwasser
4 Dillzweige
½ Bund Schnittlauch
1 TL Kräutersalz
1 TL Paprikapulver, edelsüß
100 g Salatgurke
3 Radieschen
1 EL Sonnenblumenkerne

1. Den Quark mit dem Mineralwasser cremigrühren. Dill und Schnittlauch waschen, trockenschütteln und fein hacken. Die Kräuter unter den Quark mischen und alles mit Kräutersalz und Paprikapulver abschmecken.

2. Die Gurke schälen, fein raspeln und unter den Quark mischen.

3. Die Radieschen waschen, putzen und in feine Stifte schneiden. Zusammen mit den Sonnenblumenkernen auf den Quark streuen.

ca. 210 kcal je Portion

Variation

Diesen neutralen Quark können Sie als Brotbelag oder auch als Dip zur Rohkost verwenden. Er eignet sich ebenfalls als Beigabe zu Folienkartoffeln oder Bratkartoffeln.

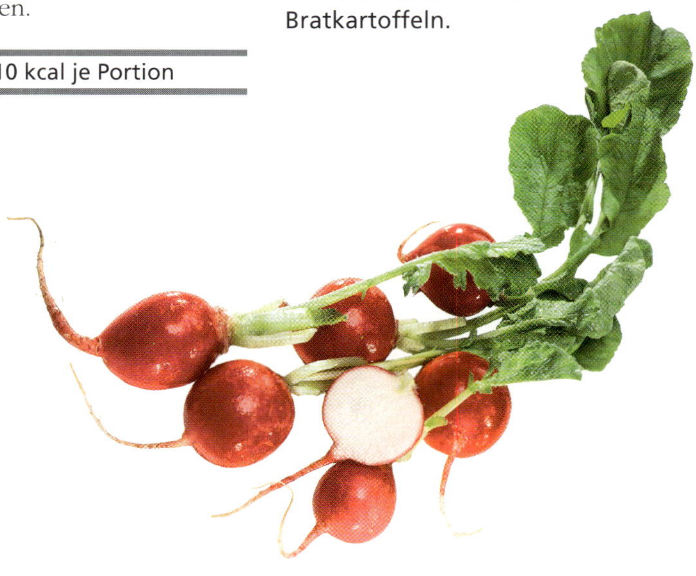

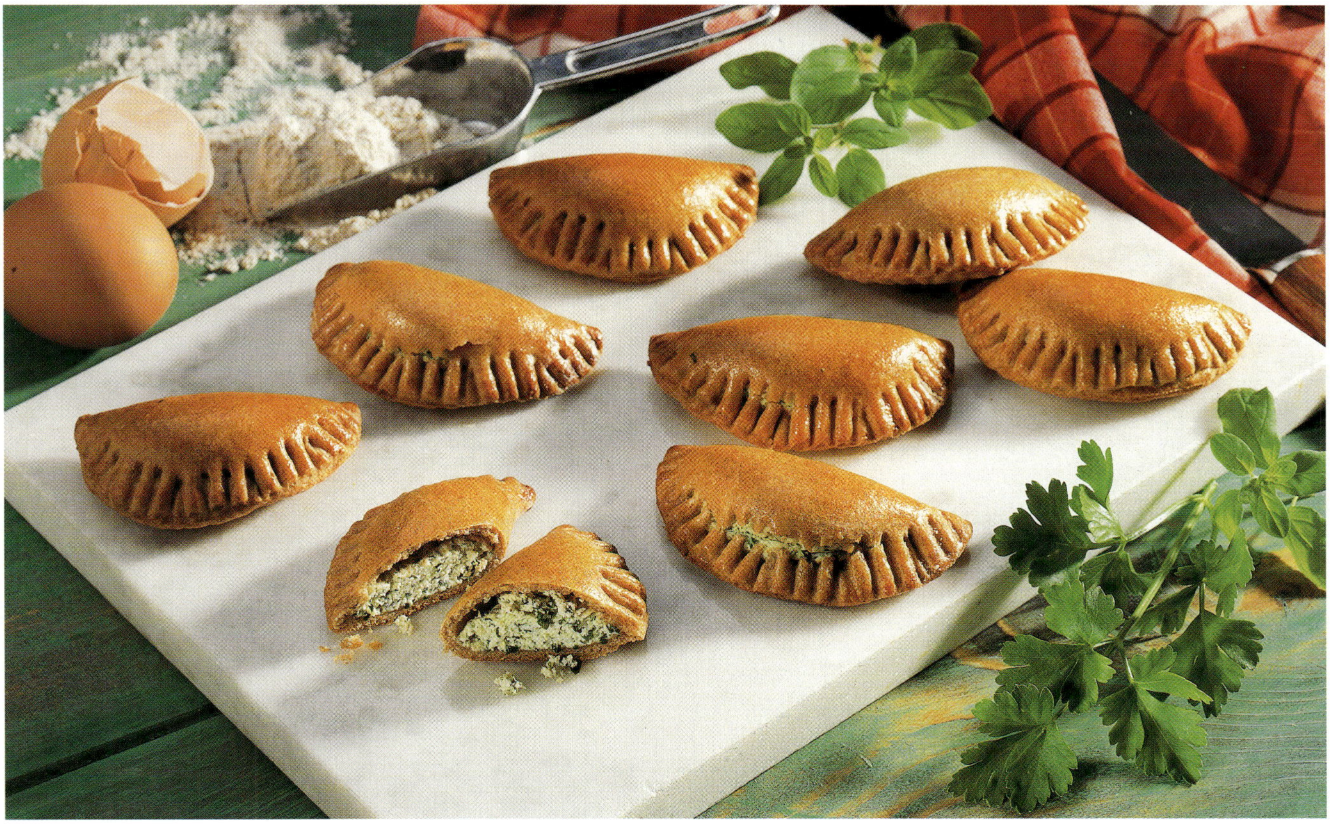

Herzhafte Teigtaschen

Zubereitungszeit:
ca. 20 Minuten
Backzeit: ca. 15 Minuten

Ergibt 8 Stück

Für den Teig:
125 g feines Dinkelvollkornmehl
½ P. Weinsteinbackpulver
70 g Sahnedickmilch
1½ EL kaltgepresstes Sonnenblumenöl
¼ TL Meersalz
1 EL Butter

Für die Füllung:
2 EL feingehackte Kräuter (Majoran, Petersilie)
60 g Ricotta (ital. Frischkäse)

Außerdem:
1 Eigelb
Butter für das Blech

1. Das Mehl mit dem Backpulver mischen und mit der Sahnedickmilch, dem Öl, dem Salz und der Butter zu einem geschmeidigen Teig verkneten.
2. Den Teig kurze Zeit ruhen lassen und ihn dann zwischen Klarsichtfolie 2 bis 3 mm dick ausrollen. Anschließend 8 Kreise von etwa 8 cm Durchmesser ausstechen. Den Backofen auf 180 °C vorheizen.
3. Für die Füllung die Kräuter mit dem Ricotta mischen. Die Füllung auf den Teigstücken verteilen. Diese zusammenklappen und die Ränder gut andrücken. Die Teigtaschen mit dem verquirlten Eigelb bestreichen.
4. Ein Backblech einfetten, die Teigtaschen darauf legen und sie im Ofen 12 bis 15 Minuten backen.

ca. 110 kcal je Stück

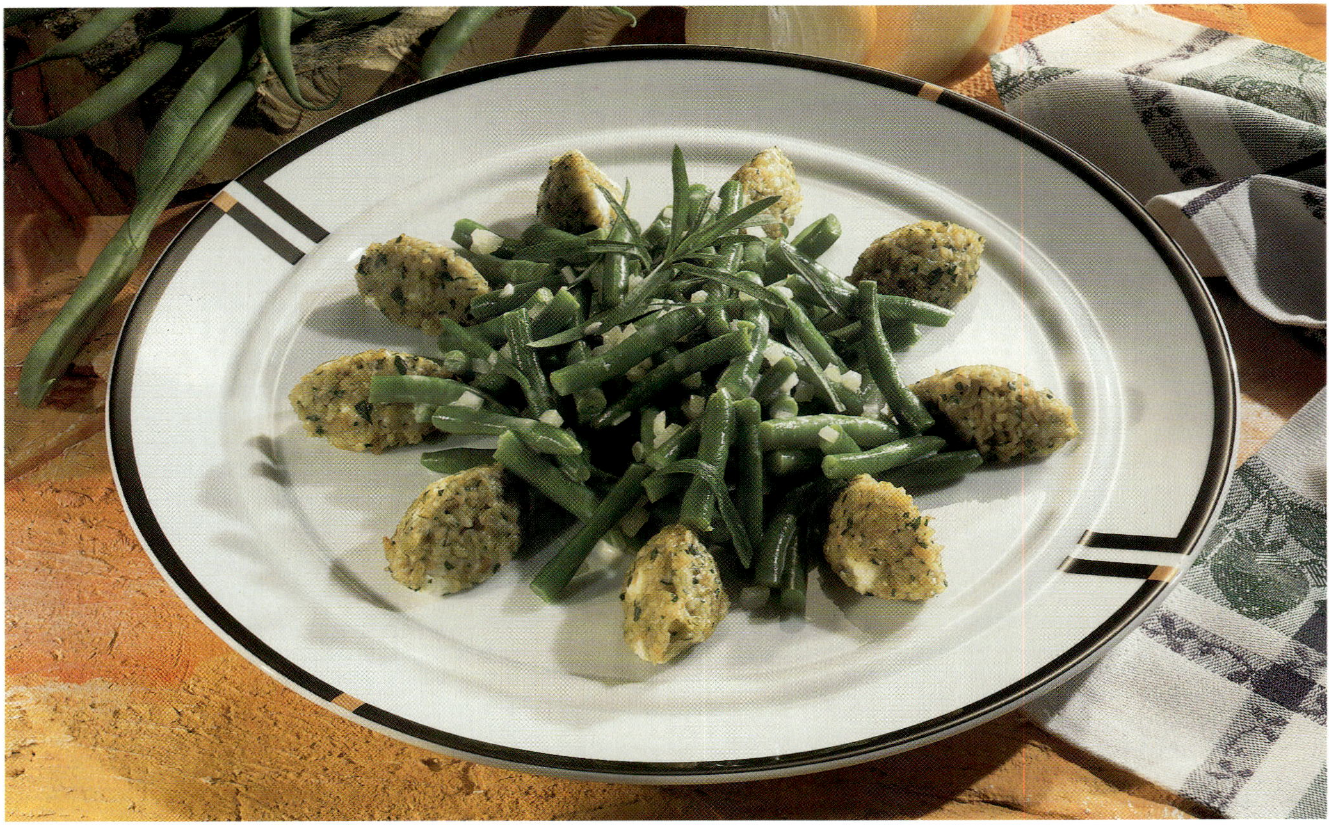

Bohnensalat mit Grünkernklößchen

Zubereitungszeit:
ca. 25 Minuten
Zeit zum Durchziehen:
mindestens 1 Stunde

Für 1 Person

Für die Klößchen:
100 ml vegetarische Gemüsebrühe (aus Instantpulver zubereitet)
30 g Grünkernschrot
30 g Schafskäse, in Lake eingelegt (Feta)
1 EL gehackte Petersilie

Für den Salat:
300 g grüne Bohnen
etwas Meersalz
½ kleine Zwiebel
1 EL vergorenes Molkenkonzentrat (Molkosan aus dem Reformhaus)
½ TL Kräutersalz
2 EL kaltgepresstes Sonnenblumenöl
einige Estragonblättchen

1. Die Brühe in einem Topf aufkochen und das Schrot hineinrühren. Das Schrot auf der ausgeschalteten Platte zugedeckt in etwa 15 Minuten ausquellen lassen. Dabei ab und zu umrühren.
2. Inzwischen die Bohnen waschen, putzen und die Fäden abziehen. Die Bohnen in 3 cm lange Stücke schneiden. Sie in etwas leicht gesalzenem Wasser etwa 12 Minuten bissfest dünsten, abtropfen lassen.
3. Die Zwiebel schälen und fein würfeln. Das Molkosan mit dem Kräutersalz verrühren und das Öl darunterschlagen. Die Zwiebeln auf die noch warmen Bohnen geben und die Sauce darüber verteilen. Den Salat mindestens 1 Stunde oder über Nacht im Kühlschrank durchziehen lassen.
4. Den Schafskäse mit einer Gabel zerdrücken und mit dem Schrot und der Petersilie mischen. Aus der Masse Klößchen formen und sie mindestens 30 Minuten trocknen lassen. Den Bohnensalat mit den Estragonblättchen bestreuen.
5. Den Salat und die Klößchen getrennt in verschließbare Gefäße füllen.

ca. 470 kcal je Portion

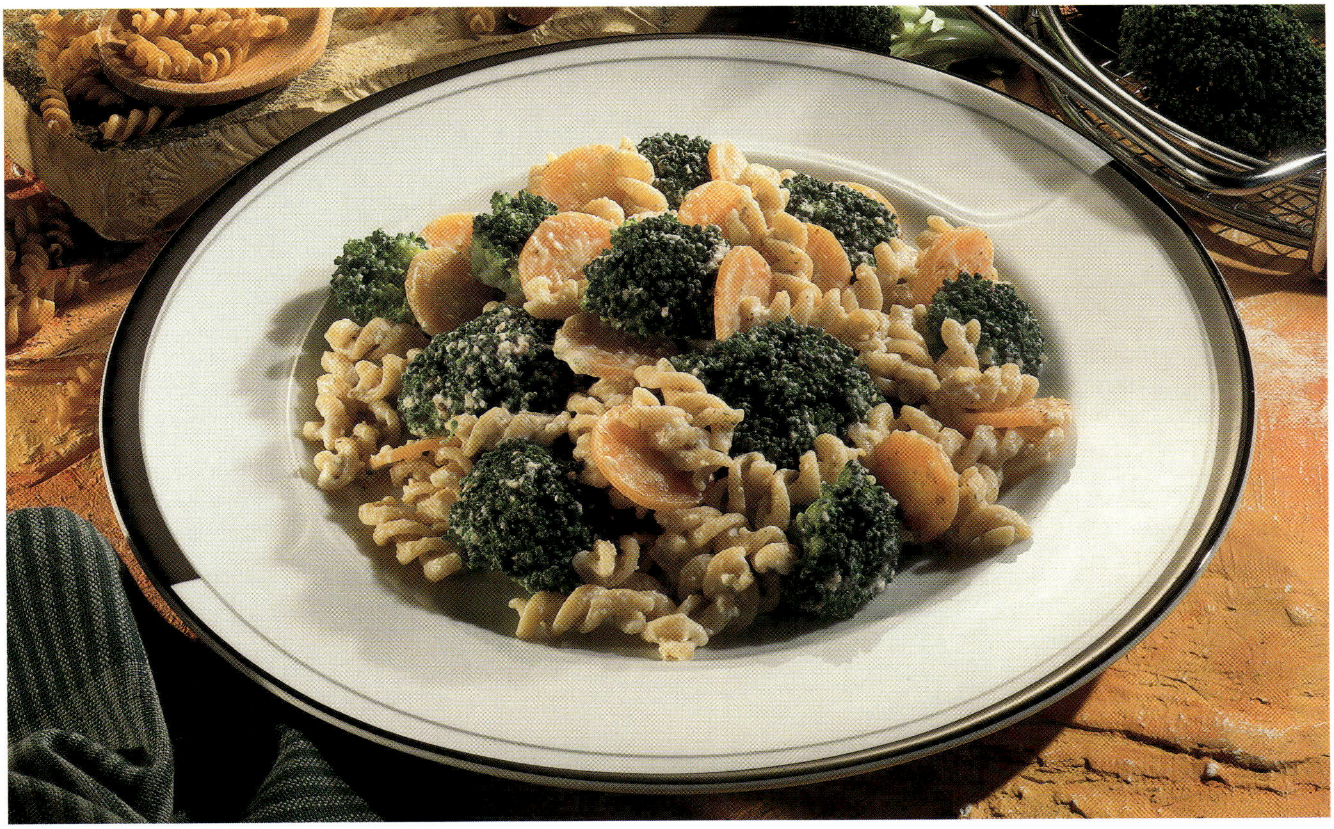

Nudelsalat mit Nusssauce

Zubereitungszeit:
ca. 25 Minuten

Für 1 Person

Für den Salat:
60 g kleine Vollkornnudeln (z. B. Hörnchen oder Spiralen)
1/2 TL Meersalz
150 g Brokkoli
1 Möhre

Für die Sauce:
2 EL gemahlene Haselnüsse
2 EL Joghurt (3,5% Fett)
2 EL süße Sahne
1 EL vergorenes Molkenkonzentrat (Molkosan aus dem Reformhaus)
1/2 TL Kräutersalz

1. Die Nudeln in reichlich leicht gesalzenem Wasser nach Gebrauchsanweisung bissfest kochen. Anschließend abtropfen lassen.
2. Inzwischen den Brokkoli waschen, putzen und die Röschen abschneiden. Die Stiele schälen und in Scheiben schneiden. Die Möhre waschen, putzen, schaben und in dünne Scheiben schneiden.
3. Den Brokkoli und die Möhrenscheiben in etwas Wasser in etwa 5 Minuten bissfest dünsten.
4. Für die Sauce die Nüsse in einer Pfanne ohne Fett anrösten und anschließend abkühlen lassen. Den Joghurt mit der Sahne und dem Molkosan verrühren. Die Nüsse und das Kräutersalz dazugeben. Die Sauce in ein verschließbares Gefäß füllen.
5. Die Nudeln mit dem abgetropften Gemüse mischen und ebenfalls in ein verschließbares Gefäß füllen.
6. Die Sauce erst kurz vor dem Verzehr mit dem Salat mischen.

ca. 520 kcal je Portion

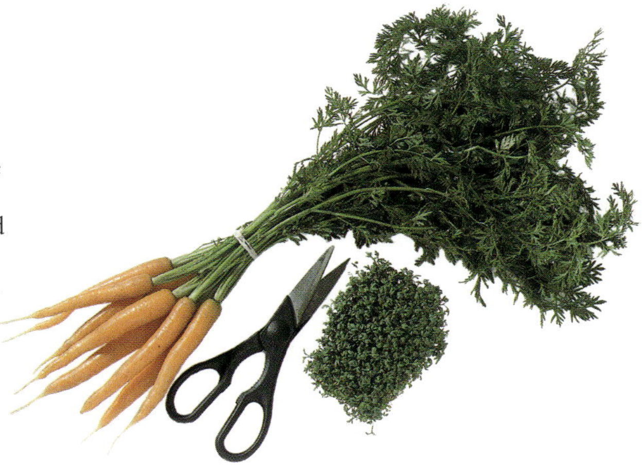

Nudelsalat mit grünem Spargel

Zubereitungszeit:
ca. 20 Minuten

Für 1 Person

150 g grüner Spargel
1/2 TL Meersalz
100 g Kirschtomaten
6–8 Basilikumblättchen
1 EL Doppelrahmfrischkäse
2 EL Joghurt (3,5% Fett)
1/2 TL Kräutersalz
100 g gekochte kleine Vollkornnudeln (entspricht etwa 40 g Rohgewicht)

1. Den Spargel waschen und eventuell die Enden abschneiden. Die Stangen schräg in 2 bis 3 cm lange Stücke schneiden und diese in reichlich leicht gesalzenem Wasser bissfest kochen.
2. Inzwischen die Tomaten waschen. Die Basilikumblättchen waschen, trockentupfen und in Streifen schneiden.
3. Für die Sauce den Frischkäse mit dem Joghurt und dem Kräutersalz verrühren und das Basilikum dazugeben. Die Sauce in ein verschließbares Gefäß füllen.
4. Den Spargel abtropfen und abkühlen lassen. Spargel, Nudeln und Tomaten mischen und in ein verschließbares Gefäß geben.
5. Die Salatzutaten kurz vor dem Verzehr mit der Sauce mischen.

ca. 280 kcal je Portion

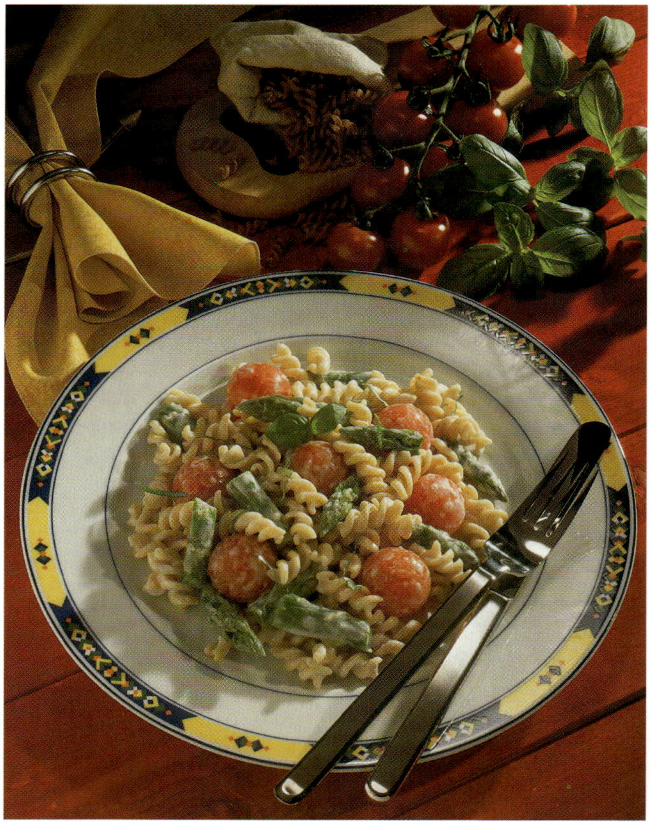

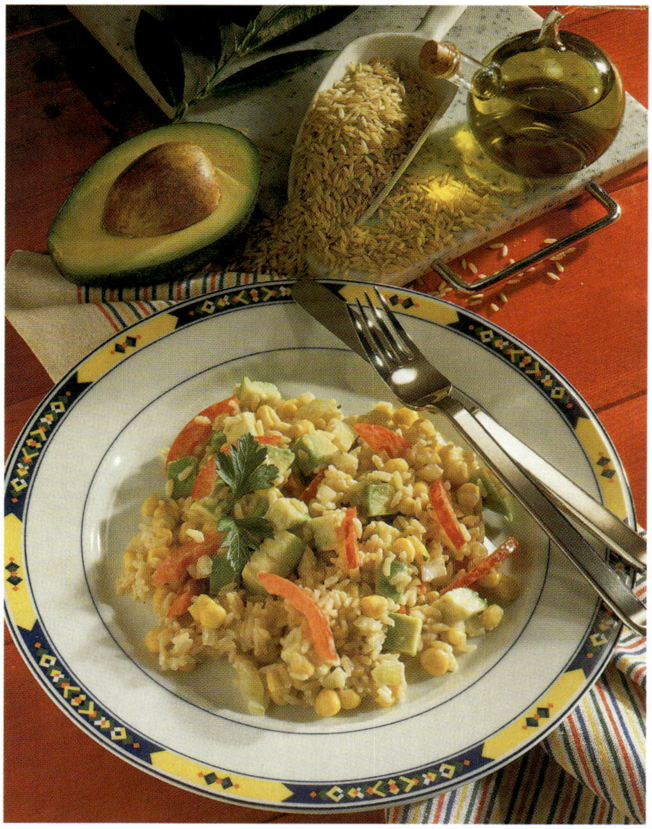

Reissalat auf mexikanische Art

Zubereitungszeit:
ca. 15 Minuten

Für 1 Person

Für den Salat:
1 rote Paprikaschote
1 kleine Zwiebel
150 g in Gemüsebrühe gekochter Naturreis (entspricht etwa 50 g Rohgewicht)
100 g aufgetaute TK-Maiskörner
1/2 mittelfeste Avocado
etwas Zitronensaft

Für die Sauce:
2 EL Joghurt (3,5% Fett)
1 EL kaltgepresstes Olivenöl
1 EL vergorenes Molkenkonzentrat (Molkosan aus dem Reformhaus)
2 EL Wasser
1/4 TL Kräutersalz
1/4 TL Cayennepfeffer

1. Die Paprikaschote waschen, achteln, putzen, entkernen und in Streifen schneiden. Die Zwiebel schälen und fein würfeln. Den Reis mit Paprikastreifen, Zwiebelwürfeln und Maiskörnern in ein verschließbares Gefäß füllen.
2. Den Joghurt mit dem Öl, dem Molkosan, 2 Esslöffeln Wasser, dem Kräutersalz und dem Cayennepfeffer verrühren. Die Sauce in ein verschließbares Gefäß füllen.
3. Die Avocadohälfte schälen mit etwas Zitronensaft beträufeln und in Frischhaltefolie einpacken.
4. Kurz vor dem Verzehr die Sauce mit dem Salat mischen. Die Avocadohälfte in Würfel schneiden und unter den Salat heben.

ca. 600 kcal je Portion

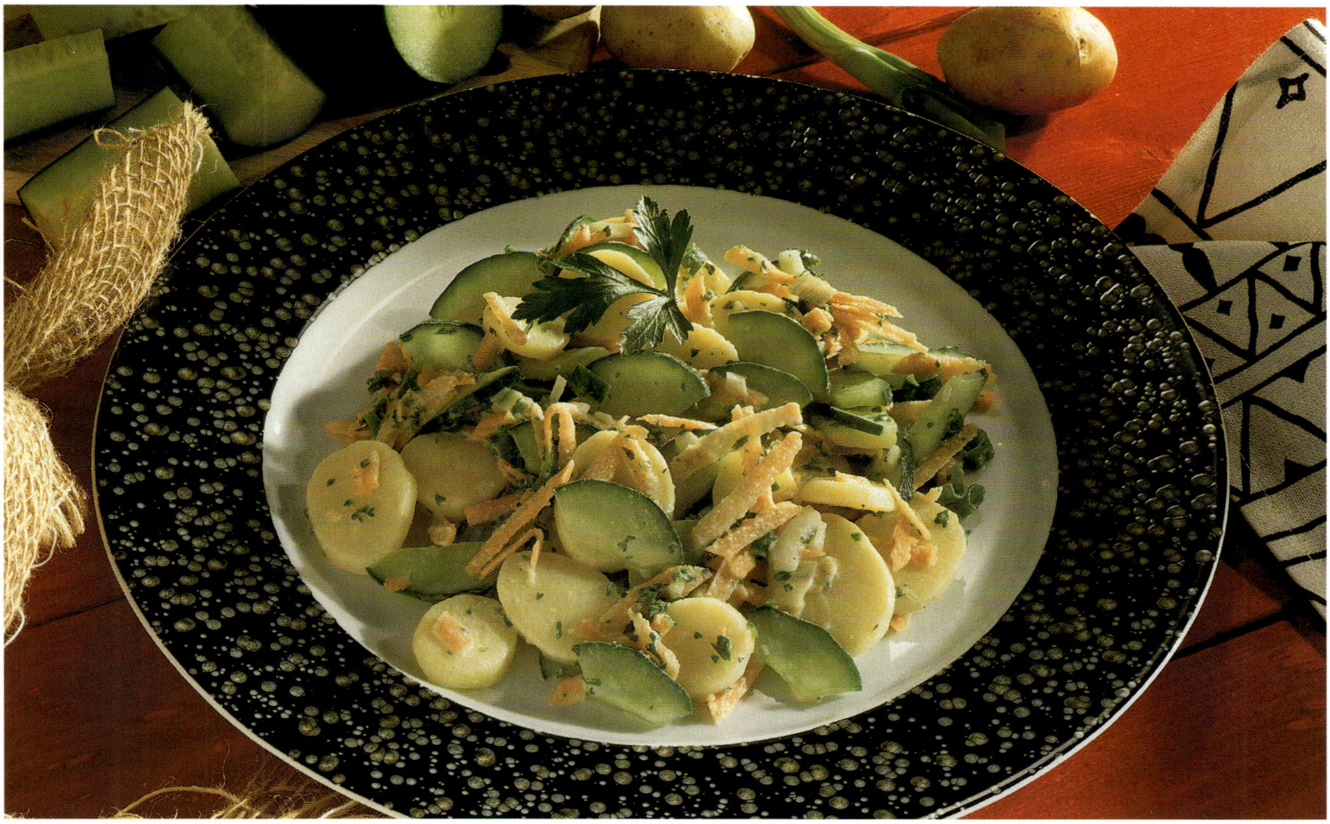

Bunter Kartoffelsalat

Zubereitungszeit:
ca. 15 Minuten
Zeit zum Durchziehen:
mind. 1 Stunde

Für 1 Person

Für den Salat:
200 g kleine, gekochte Pellkartoffeln
1 kleine Frühlingszwiebel
50 ml vegetarische Gemüsebrühe (aus Instantpulver zubereitet)
1 große Möhre
1 Stück Salatgurke (ca. 10 cm lang)

Für die Sauce:
2 EL Joghurt (3,5% Fett)
1 EL vergorenes Molkenkonzentrat (Molkosan aus dem Reformhaus)
1/2 TL Kräutersalz
1/4 TL edelsüßes Paprikapulver
3 EL gehackte glatte Petersilie

1. Die Kartoffeln schälen und in Scheiben schneiden. Die Frühlingszwiebel waschen, putzen, fein würfeln und auf den Kartoffelscheiben verteilen. Die Brühe erhitzen, über die Kartoffeln gießen. Den Salat in ein verschließbares Gefäß geben und mindestens 1 Stunde, besser noch über Nacht, durchziehen lassen.
2. Inzwischen die Möhre waschen, putzen, schaben und grob raspeln. Die Gurke waschen, der Länge nach vierteln, entkernen und in Scheiben schneiden. Alles zusammen in ein verschließbares Gefäß geben.
3. Für die Sauce den Joghurt mit Molkosan, Kräutersalz, Paprikapulver und Petersilie verrühren. In ein verschließbares Gefäß geben.
4. Den Kartoffelsalat, das vorbereitete Gemüse und die Salatsauce kurz vor dem Verzehr mischen.

ca. 220 kcal je Portion

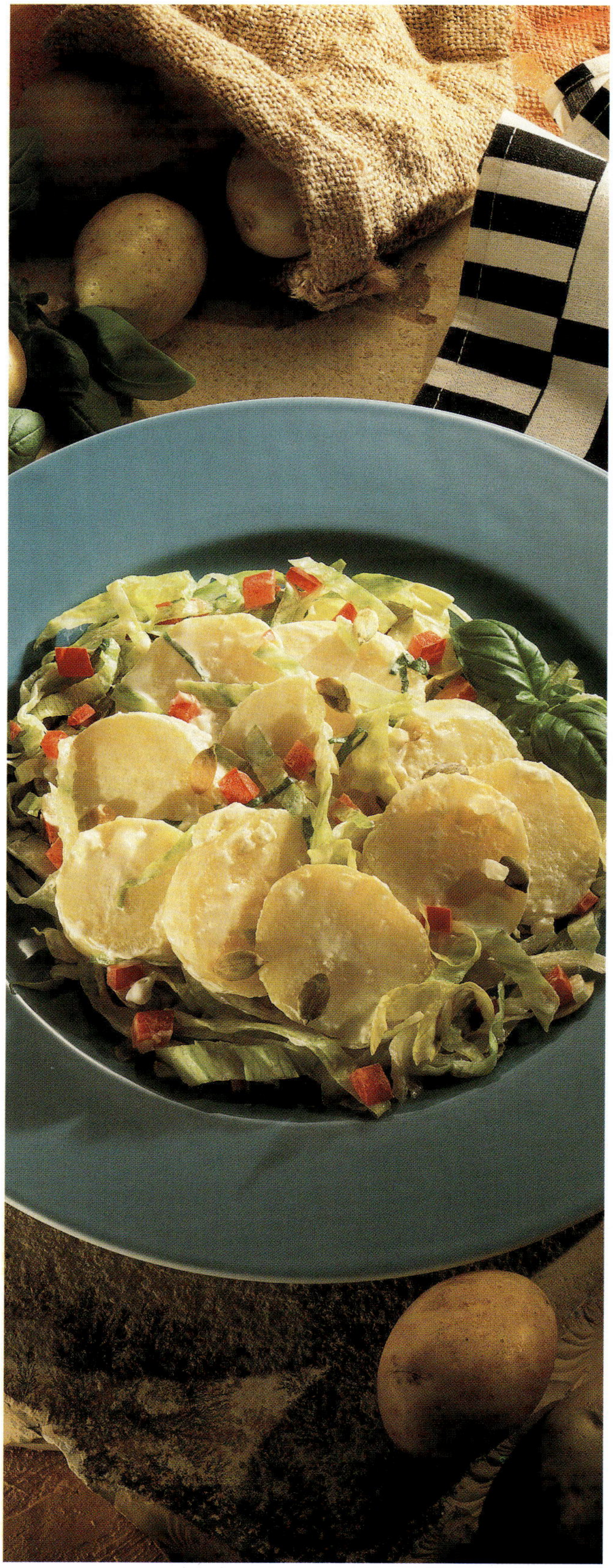

Kartoffelsalat mit Ziegenkäsedressing

Zubereitungszeit:
ca. 15 Minuten
Zeit zum Durchziehen:
mind. 1 Stunde

Für 1 Person

200 g kleine, fest kochende Kartoffeln
50 g Ziegenfrischkäse
3 EL vegetarische Gemüsebrühe (aus Instantpulver zubereitet)
1 Zwiebel
4–5 feste Salatblätter (z. B. Eisberg-, Romana- oder Friséesalat)
1 rote Paprikaschote
einige Basilikumblättchen
1 EL geschälte Kürbiskerne

1. Die Kartoffeln mit der Schale in leicht gesalzenem Wasser gar kochen.
2. Für die Salatsauce den Ziegenkäse mit der Brühe glatt rühren. Die Zwiebel schälen, fein hacken und zur Sauce geben.
3. Die Kartoffeln schälen, in Scheiben schneiden und mit der Sauce mischen. Den Kartoffelsalat mindestens 1 Stunde, besser noch über Nacht, im Kühlschrank durchziehen lassen.
4. Die Salatblätter waschen, abtropfen lassen und in Streifen schneiden. Die Paprikaschote waschen, vierteln, putzen, entkernen und würfeln. Die Basilikumblättchen waschen, trockentupfen und in Streifen schneiden.
5. Den Kartoffelsalat und die Rohkost mitsamt den Kürbiskernen jeweils in ein verschließbares Gefäß füllen.
6. Erst kurz vor dem Verzehr die Salatstreifen und die Paprikawürfel unter die Kartoffelscheiben heben. Den Salat mit den Basilikumstreifen und den Kürbiskernen bestreuen.

ca. 390 kcal je Portion

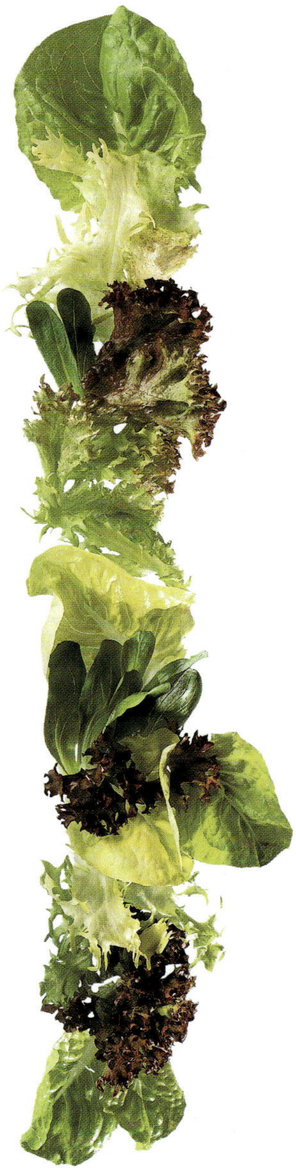

Reissalat mit Schinken und Tomaten

Zubereitungszeit:
ca. 15 Minuten

Für 1 Person

50 g Joghurt (3,5% Fett)
1 EL saure Sahne
1 TL vergorenes Molkenkonzentrat (Molkosan aus dem Reformhaus)
1 EL Schnittlauchröllchen
etwas Cayennepfeffer
150 g in Gemüsebrühe gekochter Naturreis (entspricht ca. 50 g Rohgewicht)
4–5 Blätter Endiviensalat
50 g roher Rinderschinken in Scheiben
100 g kleine Tomaten
evtl. etwas Kräutersalz

1. Den Joghurt mit der Sahne und dem Molkosan verrühren. Den Schnittlauch hinzufügen und die Sauce mit Cayennepfeffer würzen. Den Reis mit der Sauce mischen.
2. Den Endivien waschen, trockenschleudern und in Streifen schneiden. Den Schinken in feine Streifen schneiden. Die Tomaten waschen und halbieren oder vierteln.
3. Reis und Gemüse mit Schinken getrennt in verschließbare Gefäße füllen.
4. Kurz vor dem Verzehr den Reis mit dem Endivien, den Schinkenstreifen und den Tomaten mischen. Den Salat eventuell mit etwas Kräutersalz abschmecken.

ca. 400 kcal je Portion

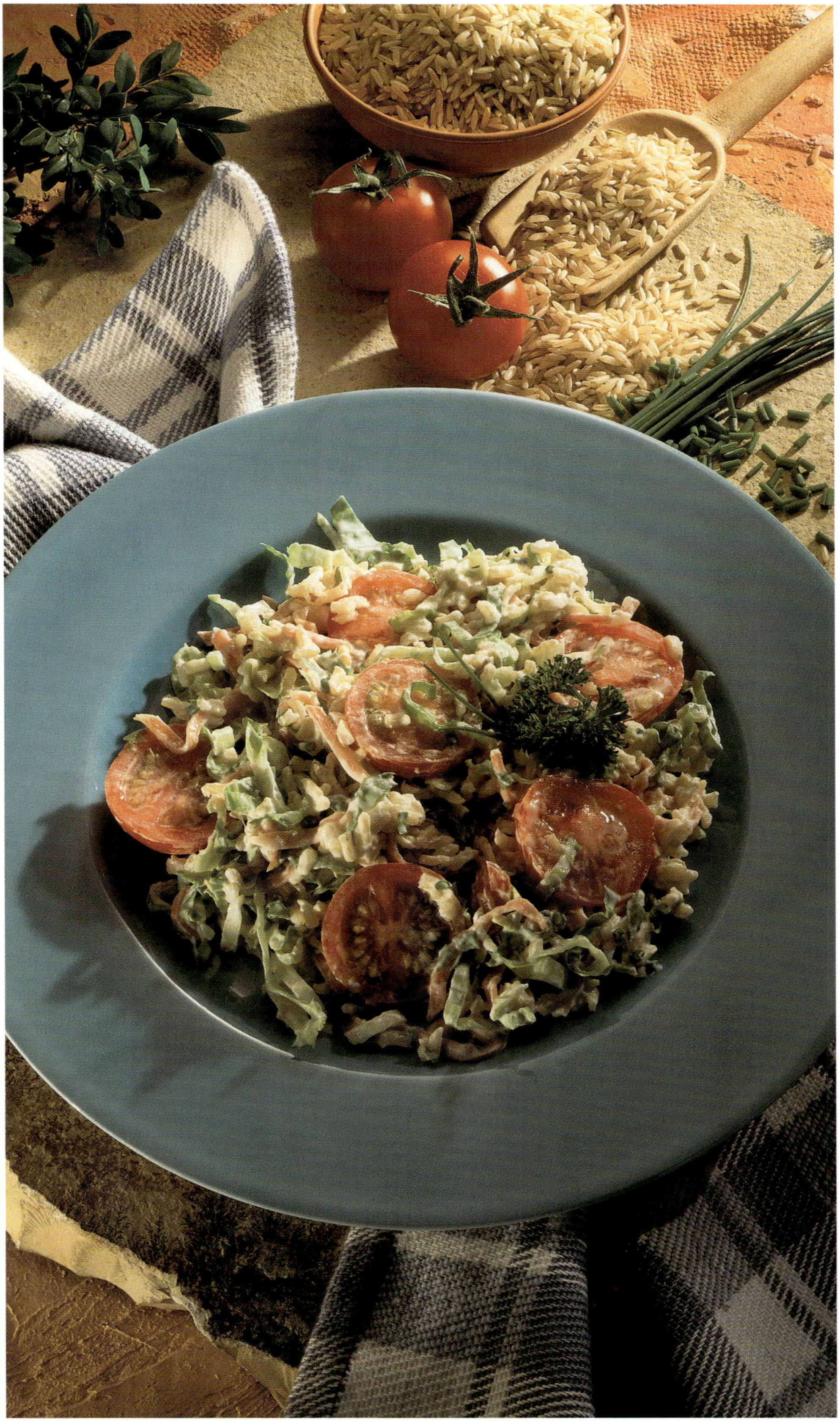

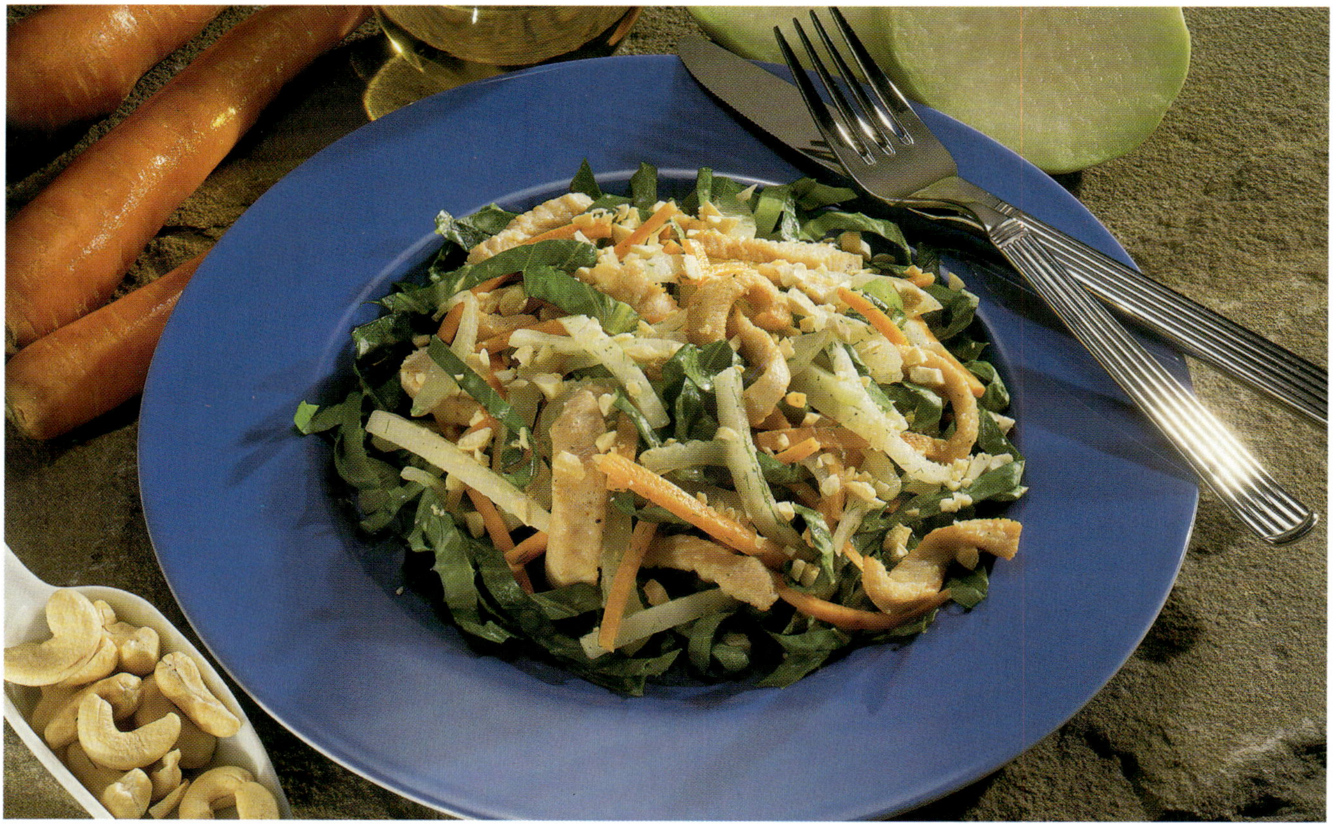

Süß-saurer Salat mit Fenchel und Putenfleisch

Zubereitungszeit:
ca. 40 Minuten

Für 1 Person

Für den Salat:
1 kleine Fenchelknolle
1 große Möhre
1 kleine Kohlrabiknolle
1 kleines Putenschnitzel (ca. 150 g)
2 TL ungehärtetes Kokosfett (Reformhaus)
etwas Meersalz
3–4 feste Salatblätter (z. B. Batavia oder Romana)
1 EL gehackte Cashewkerne

Für die Sauce:
2 EL Zitronensaft
3 EL Wasser
1/2 TL Kräutersalz
2 EL kaltgepresstes Sonnenblumenöl
2 EL Rosinen

1. Den Fenchel mit dem Grün waschen. Die Knolle putzen, der Länge nach halbieren und quer in dünne Streifen schneiden. Die Fenchelstreifen in etwa 3 Minuten in sehr wenig Wasser bissfest dünsten. Das Fenchelgrün fein hacken.
2. Die Möhre waschen, putzen und schaben. Den Kohlrabi schälen. Beides in dünne Stifte schneiden.
3. Für die Sauce den Zitronensaft zusammen mit 3 Esslöffeln Wasser und dem Salz verrühren und das Öl darunter schlagen. Die Rosinen waschen, hacken und dazugeben. Die Sauce mit dem vorbereiteten Gemüse und dem Fenchelgrün mischen und das Ganze mindestens 20 Minuten durchziehen lassen. Anschließend alles in ein verschließbares Gefäß füllen.
4. Inzwischen die Salatblätter verlesen, waschen, trockenschleudern und in Streifen schneiden. Sie dann in eine verschließbare Dose geben.
5. Das Putenschnitzel in Streifen schneiden. Das Kokosfett in einer Pfanne erhitzen und das Fleisch darin rundherum braun braten. Es dann leicht salzen und abkühlen lassen. Das Fleisch in ein verschließbares Gefäß füllen.
6. Die Salatstreifen kurz vor dem Verzehr mit dem marinierten Gemüse mischen. Den Salat auf einem Teller anrichten und die Cashewkerne sowie die Fleischstreifen darüber geben.

ca. 750 kcal je Portion

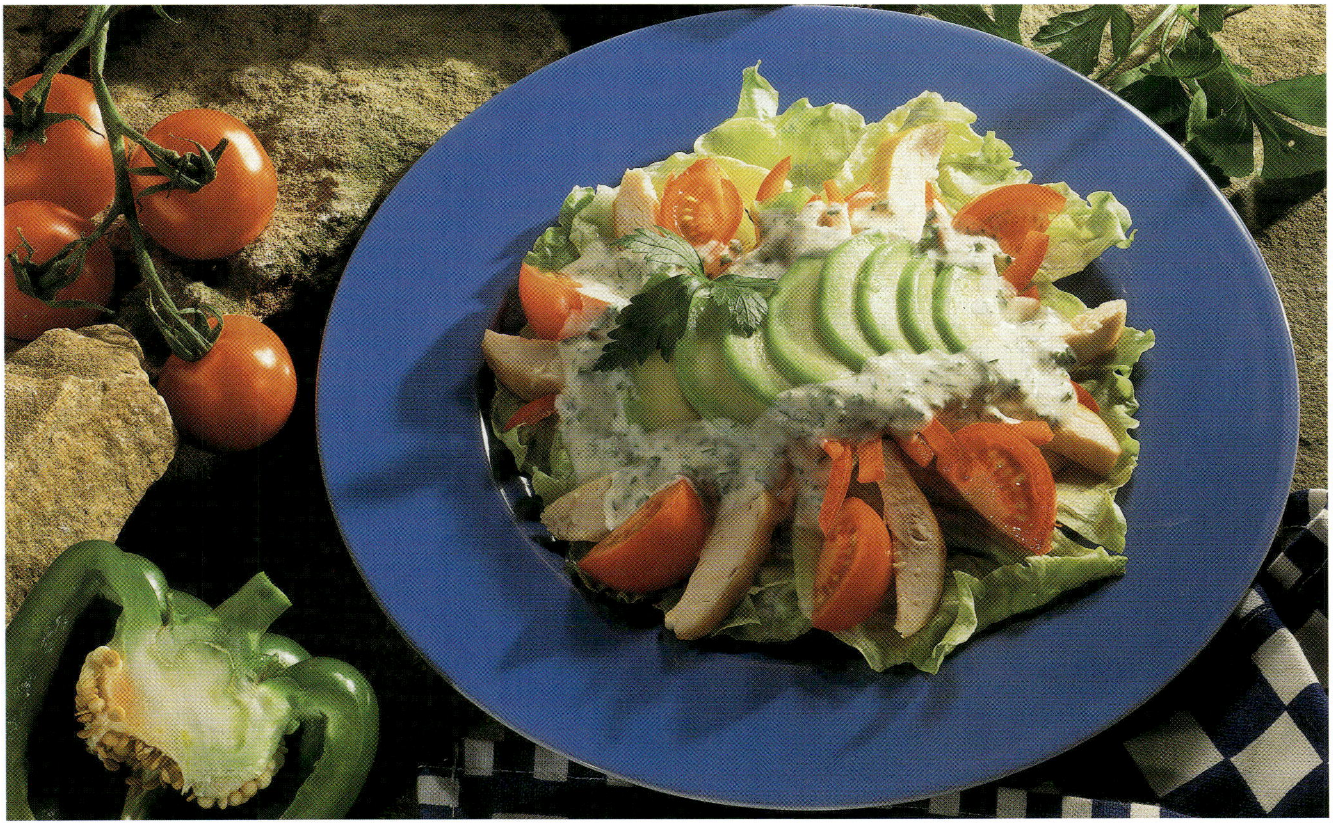

Salat mit Hähnchen und Avocado

Zubereitungszeit:
ca. 30 Minuten

Für 1 Person

Für den Salat:
2 TL ungehärtetes Kokosfett (Reformhaus)
1 Hähnchenbrustfilet (ca. 150 g)
6–8 Salatblätter (z. B. Eisberg oder Batavia)
1 kleine Paprikaschote
100 g Kirschtomaten
1/2 Avocado
2 TL Zitronensaft

Für die Sauce:
2 EL Joghurt (3,5% Fett)
1 EL süße Sahne
2 TL trockener Sherry
1 EL Zitronensaft
2 EL gehackte Petersilie
1/2 TL Kräutersalz
etwas edelsüßes Paprikapulver

1. Das Fett in einer Pfanne erhitzen und das Hähnchenbrustfilet darin bei starker Hitze kurz auf beiden Seiten braun anbraten. Dann die Hitze reduzieren und das Fleisch zugedeckt auf jeder Seite 5 bis 7 Minuten garen. Es anschließend abkühlen lassen.
2. Inzwischen die Salatblätter verlesen, waschen und trockenschleudern. Die Paprikaschote waschen, vierteln, putzen, entkernen und in Streifen schneiden. Die Tomaten waschen und vierteln.
3. Die Avocado schälen und in Scheiben schneiden. Diese mit dem Zitronensaft beträufeln.
4. Den Joghurt mit Sahne, Sherry, Zitronensaft, Petersilie, Kräutersalz und Paprikapulver verrühren. In ein verschließbares Gefäß geben.
5. Die Salatblätter zerpflücken und in ein verschließbares Gefäß geben. Das Hähnchenfilet in Streifen schneiden. Paprika, Tomaten, Avocado und das Fleisch auf dem Salat anrichten.
6. Kurz vor dem Verzehr die Sauce über den Salat geben.

ca. 670 kcal je Portion

Fruchtiger Salat mit Putenbraten

Zubereitungszeit:
ca. 10 Minuten

Für 1 Person

Für den Salat:
6–8 Blätter Eisbergsalat
1 Stange Bleichsellerie
50 g Putenbraten in Scheiben
50 g blaue Weintrauben
$^1/_2$ Orange

Für die Sauce:
5 EL Joghurt (3,5% Fett)
1 EL saure Sahne
1 EL Zitronensaft
1 TL Frutilose (Obstdicksaft aus dem Reformhaus)

1. Den Salat verlesen, waschen, trockenschleudern und in mundgerechte Stücke zerpflücken.
2. Den Sellerie waschen, putzen und in Scheiben schneiden. Die Trauben waschen und halbieren. Die Orange schälen und würfeln. Den Putenbraten in Streifen schneiden.
3. Die Salatblätter in ein verschließbares Gefäß geben und Sellerie, Trauben, Orangenwürfel sowie Putenbraten darauf verteilen.
4. Für die Sauce den Joghurt mit der sauren Sahne, dem Zitronensaft und der Frutilose verrühren. Die Sauce ebenfalls in ein verschließbares Gefäß geben.
5. Die Sauce kurz vor dem Verzehr über den Salat geben.

ca. 250 kcal je Portion

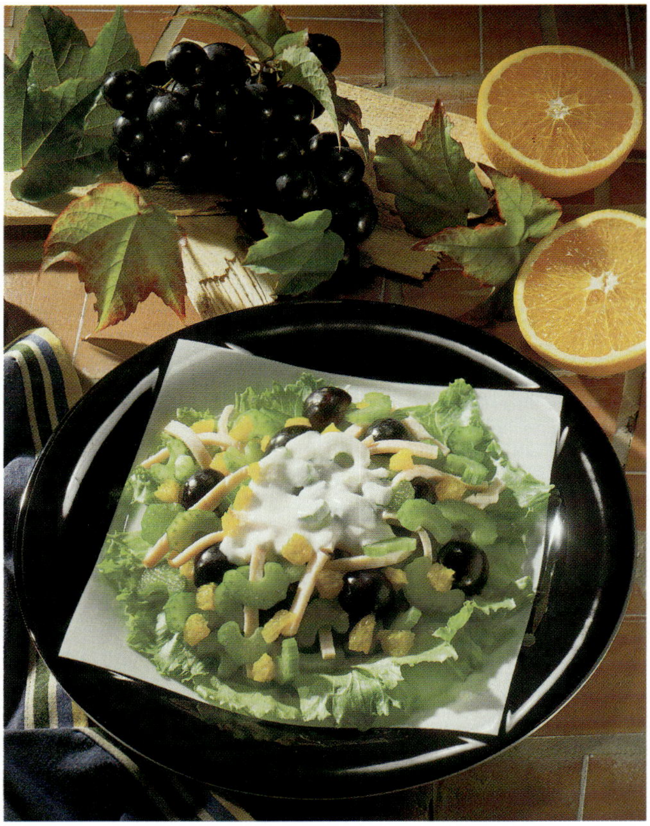

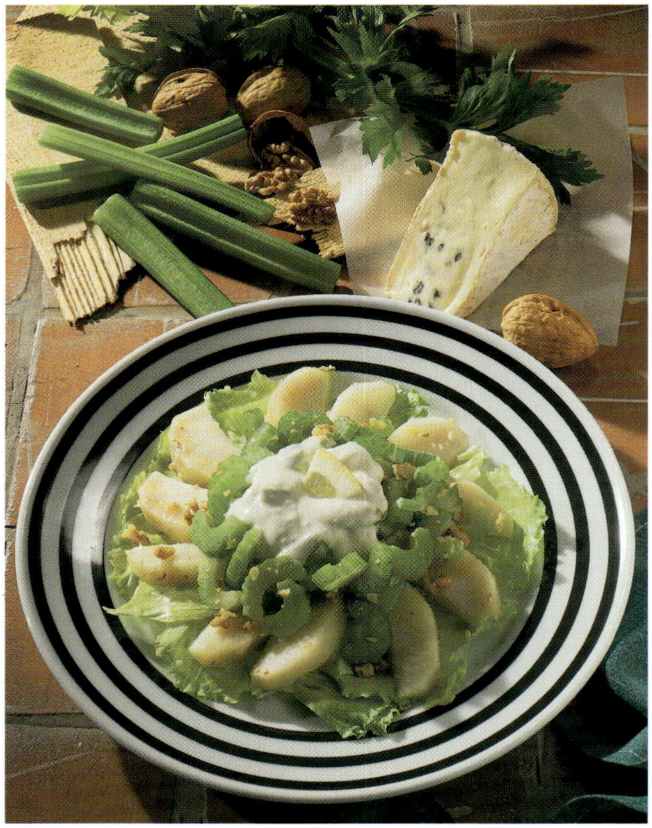

Salat mit „Blue-Cheese-Dressing“

Zubereitungszeit:
ca. 20 Minuten

Für 1 Person

Für den Salat:
1 weiche Birne
1 EL Zitronensaft
6–8 Blätter Eisbergsalat
2–3 Stangen Bleichsellerie
2 EL gehackte Walnusskerne

Für die Sauce:
50 g Blauschimmelkäse (z. B. Roquefort)
2 EL Joghurt
2 EL Zitronensaft
1 TL Frutilose (Obstdicksaft aus dem Reformhaus)

1. Die Birne schälen, halbieren und das Kerngehäuse herausschneiden. Die Hälften in Spalten schneiden und diese in etwas Wasser zusammen mit dem Zitronensaft etwa 2 Minuten dünsten. Sie anschließend abtropfen und abkühlen lassen.
2. Den Salat verlesen, waschen, trockenschleudern und zerpflücken. Den Sellerie waschen, putzen und in dünne Scheiben schneiden.
3. Für die Sauce den Käse mit einer Gabel zerdrücken und mit dem Joghurt, dem Zitronensaft und der Frutilose verrühren. Die Sauce in ein verschließbares Gefäß füllen.
4. Salat, Sellerie, Birnen und Walnusskerne zusammen in ein verschließbares Gefäß geben.
5. Kurz vor dem Verzehr die Sauce über den Salat geben.

ca. 500 kcal je Portion

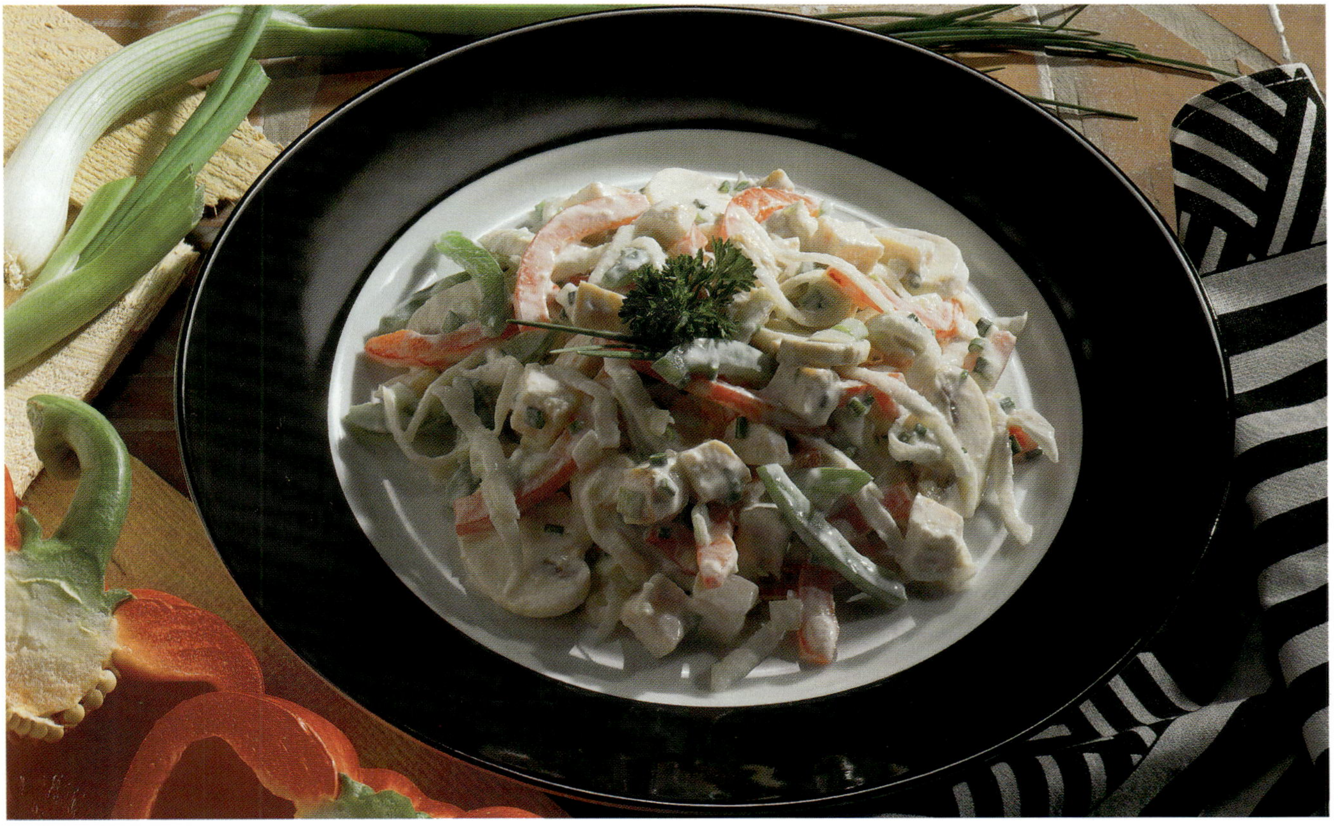

Bunter Geflügelsalat

Zubereitungszeit:
ca. 30 Minuten

Für 1 Person

Für den Salat:
2 TL ungehärtetes Kokosfett (Reformhaus)
1 Hähnchenbrustfilet
1 Frühlingszwiebel
1/2 kleine rote Paprikaschote
1/2 grüne Paprikaschote
100 g Champignons
1 EL Zitronensaft
1/4 Kohlrabiknolle

Für die Sauce:
5 EL Joghurt (3,5% Fett)
1 EL saure Sahne
1 EL Zitronensaft
1 EL Schnittlauchröllchen
1/2 TL Kräutersalz
etwas Cayennepfeffer

1. Das Fett in einer Pfanne erhitzen und das Hähnchenbrustfilet darin bei starker Hitze kurz auf beiden Seiten braun anbraten. Dann die Hitze reduzieren und das Fleisch zugedeckt von jeder Seite 5 bis 7 Minuten garen. Es anschließend abkühlen lassen.
2. Inzwischen die Frühlingszwiebel waschen, putzen und fein würfeln. Die Paprikahälften waschen, entkernen und in Streifen schneiden. Die Champignons waschen, putzen, in Scheiben schneiden und mit dem Zitronensaft beträufeln. Den Kohlrabi schälen und grob raspeln.
3. Für die Sauce den Joghurt mit der Sahne, dem Zitronensaft und dem Schnittlauch verrühren. Mit Kräutersalz und Cayennepfeffer abschmecken. In eine Dose füllen.
4. Das Hähnchenfleisch in Würfel schneiden. Diese mit dem Gemüse mischen und in ein verschließbares Gefäß füllen.
5. Kurz vor dem Verzehr die Salatsauce mit dem Fleisch und dem Gemüse mischen.

ca. 330 kcal je Portion

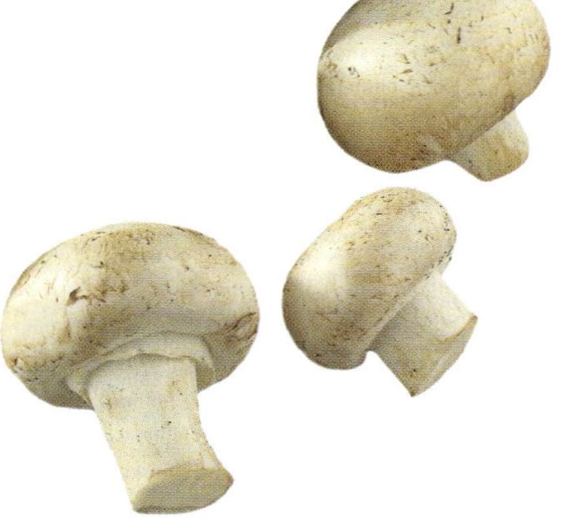

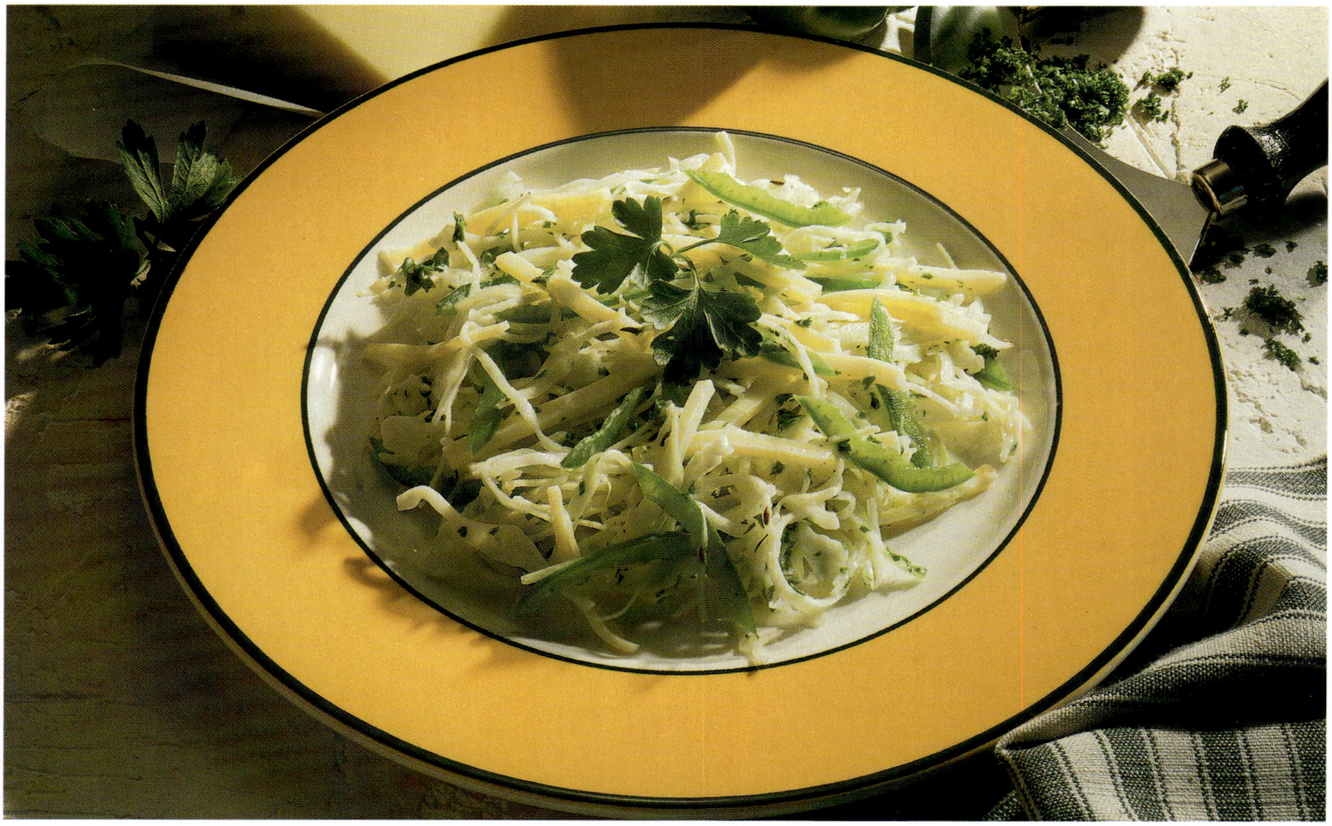

Paprika-Kraut-Salat mit Käse

Zubereitungszeit:
ca. 20 Minuten
Zeit zum Durchziehen:
mind. 1 Stunde

Für 1 Person

150 g Weißkohl
50 ml vegetarische Gemüsebrühe (aus Instantpulver zubereitet)
1/2 TL Kümmelpulver
2 EL Zitronensaft
1 kleine grüne Paprikaschote
60 g Leerdamer der Dreiviertelfettstufe (30% Fett i. Tr.)
5 EL Joghurt (3,5% Fett)
1 EL saure Sahne
1 EL gehackte Petersilie
evtl. etwas Kräutersalz

1. Den Kohl waschen, putzen, halbieren und den Strunk herausschneiden. Den Kohl in sehr dünne Streifen schneiden oder hobeln. Die Brühe aufkochen lassen und den Kohl darin zusammen mit dem Kümmel etwa 3 Minuten garen. Den Zitronensaft dazugeben und den Kohl zugedeckt mindestens 1 Stunde, besser noch über Nacht im Kühlschrank durchziehen lassen. Dann in ein verschließbares Gefäß geben.
2. Inzwischen die Paprikaschote waschen, vierteln, putzen, entkernen und in Streifen schneiden. Den Käse ebenfalls in Streifen schneiden. Alles zusammen in ein verschließbares Gefäß geben.
3. Den Joghurt mit der sauren Sahne und der Petersilie verrühren und in ein verschließbares Gefäß geben.
4. Kurz vor dem Verzehr den Kohl mit den Paprikastreifen, dem Käse und der Joghurtsauce mischen.

ca. 270 kcal je Portion

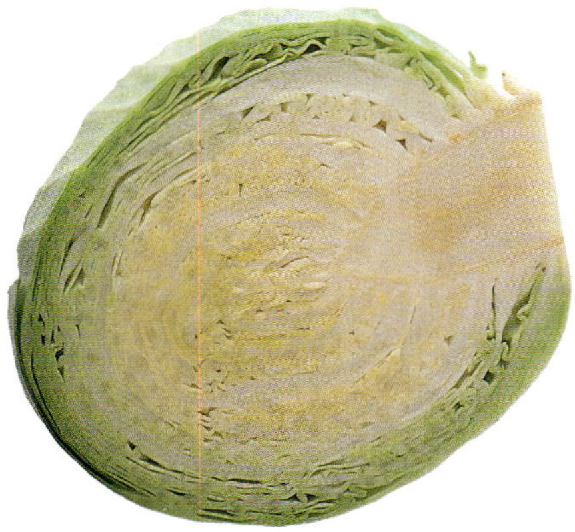

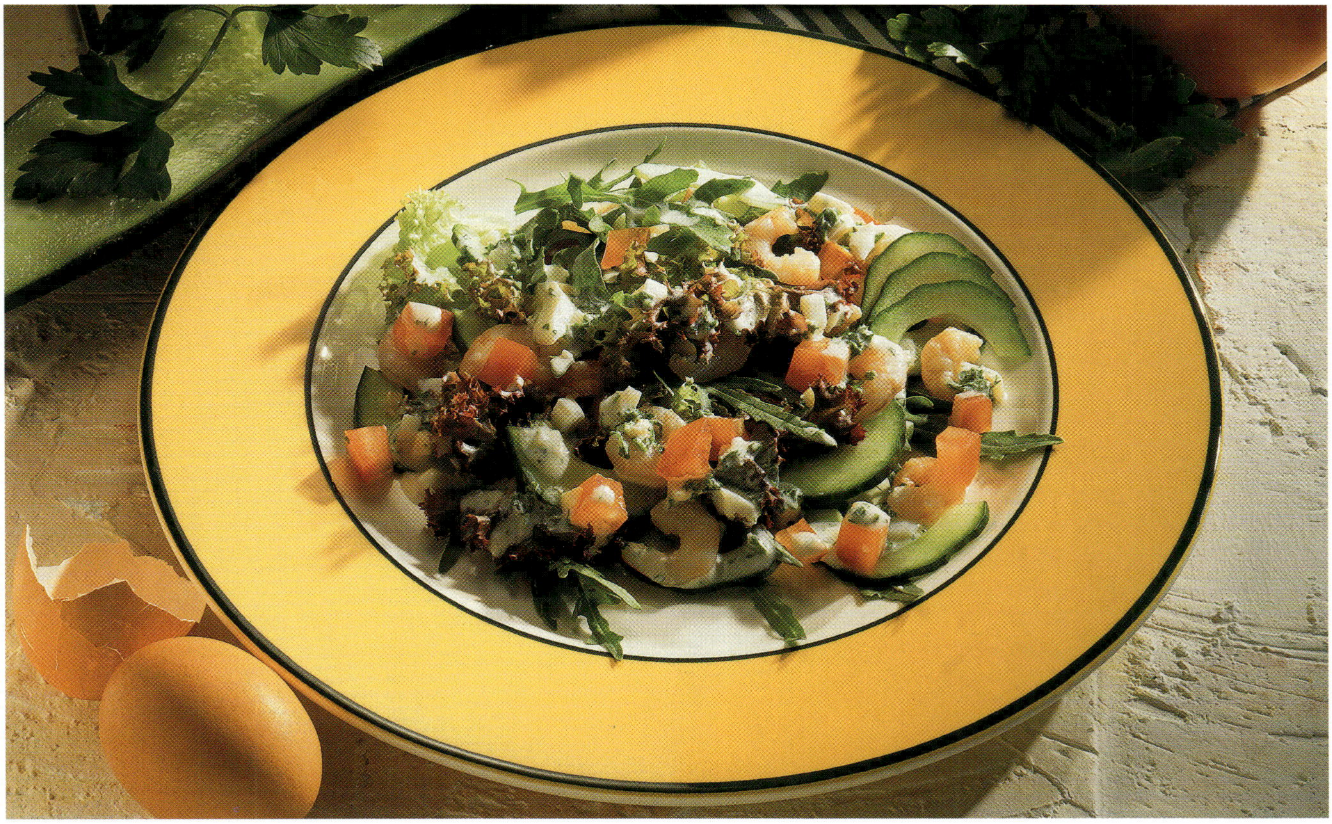

Rucolasalat mit Shrimps

Zubereitungszeit:
ca. 15 Minuten

Für 1 Person

Für den Salat:
75 g gekochte, geschälte Shrimps
2 TL Zitronensaft
½ Bund Rucola (Rauke)
4–5 Blätter Lollo Rosso
1 Stück Salatgurke (ca. 10 cm lang)
1 Fleischtomate

Für die Sauce:
1 hartgekochtes Ei
1 EL kaltgepresstes Olivenöl
100 g Sahnedickmilch
1 EL gehackte Petersilie
½ TL Kräutersalz
etwas edelsüßes Paprikapulver

1. Die Shrimps mit dem Zitronensaft beträufeln. Den Rucola und den Salat verlesen, waschen, trockenschleudern und zerpflücken. Die Gurke waschen, der Länge nach halbieren und die Kerne mithilfe eines Teelöffels herauskratzen. Dann die Gurke in dünne Scheiben schneiden. Die Tomate waschen, putzen und in Stücke schneiden.
2. Für die Sauce das Ei schälen und fein hacken. Es dann mit Öl und Sahnedickmilch cremig verrühren. Die Sauce mit Petersilie, Kräutersalz und Paprikapulver abschmecken und in ein verschließbares Gefäß füllen.
3. Den Salat mit den Gurkenscheiben mischen, die Shrimps darauf verteilen und alles in ein verschließbares Gefäß geben.
4. Kurz vor dem Verzehr die Sauce über den Salat geben.

ca. 420 kcal je Portion

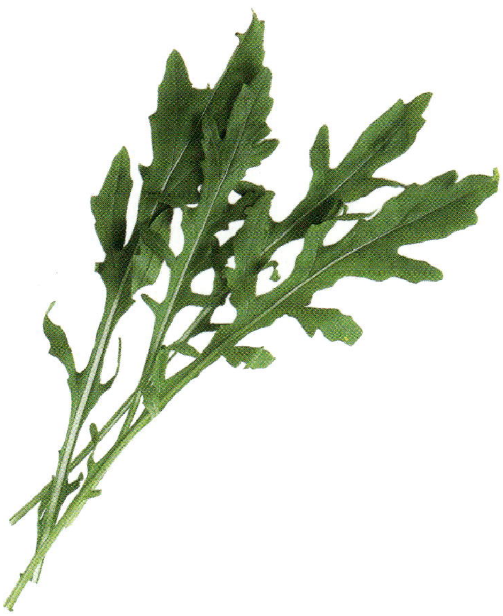

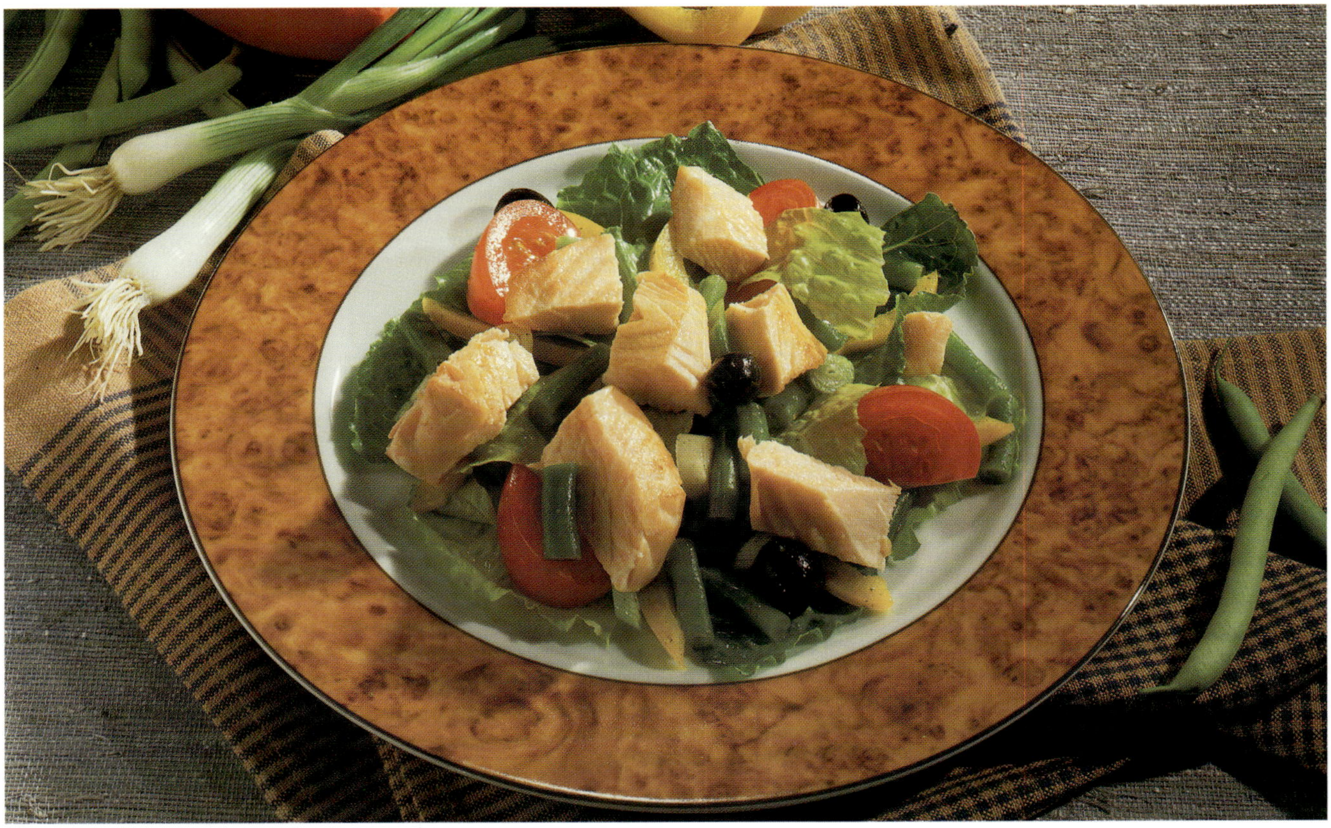

Bunter Salat mit Lachs

Zubereitungszeit:
ca. 30 Minuten

Für 1 Person

Für den Salat:
1 kleines Lachssteak
(ca. 150 g), Meersalz
1 EL kaltgepresstes Olivenöl
1 EL Zitronensaft
50 g grüne Bohnen
6–8 Blätter Endiviensalat
1 Tomate
½ gelbe Paprikaschote
1 kleine Frühlingszwiebel
5 schwarze Oliven

Für die Sauce:
1 EL Zitronensaft
2 EL Wasser
½ TL Kräutersalz
¼ TL Cayennepfeffer
1 TL Kräuter der Provence
1 EL kaltgepresstes Olivenöl

1. Das Lachssteak waschen, trockentupfen und leicht salzen. Das Öl in einer Pfanne erhitzen und den Fisch etwa 10 Minuten darin braten. Den Fisch dann abkühlen lassen, in Stücke zerteilen und mit Zitronensaft beträufeln.
2. Inzwischen die Bohnen waschen, putzen und die Fäden abziehen. Die Bohnen in 3 cm lange Stücke schneiden und in etwas Wasser in etwa 10 Minuten bissfest garen.
3. Den Salat verlesen, waschen, trockenschleudern und in mundgerechte Stücke zerpflücken. Die Tomate waschen, achteln und den Stielansatz herausschneiden. Die Paprikahälfte waschen, putzen, entkernen und in Streifen schneiden. Die Frühlingszwiebel waschen, putzen und in Ringe schneiden.
4. Für die Sauce den Zitronensaft mit 2 Esslöffeln Wasser, Salz, Cayennepfeffer und den Kräutern verrühren. Das Öl darunter schlagen. Die Sauce in ein verschließbares Gefäß füllen.
5. Die vorbereiteten Salatzutaten und die Oliven vorsichtig mischen und in ein verschließbares Gefäß geben.
6. Vor dem Verzehr die Sauce über den Salat geben.

ca. 600 kcal je Portion

Feigen-Nuss-Reis

Zubereitungszeit:
ca. 45 Minuten
Zeit zum Abkühlen:
ca. 10 Minuten

Für 1 Person

200 ml Wasser
60 g Rundkorn-Naturreis
2 EL Speisequark (20% Fett i. Tr.)
1 EL Joghurt
1 EL gemahlene Haselnüsse
1 EL Frutilose (Obstdicksaft aus dem Reformhaus)
1 frische Feige
½ Banane

1. In einem Topf 200 ml Wasser aufkochen, den Reis hineinstreuen und in etwa 40 Minuten zugedeckt bei kleiner Hitze ausquellen lassen. Eventuell zwischendurch etwas Wasser dazugeben. Anschließend den gegarten Reis abkühlen lassen.
2. Den Quark mit dem Joghurt, den gemahlenen Nüssen und der Frutilose verrühren und unter den Reis mischen. Den Reis in ein verschließbares Gefäß füllen.
3. Die Feige schälen und achteln. Die Banane schälen und in dünne Scheiben schneiden. Feigenachtel und Bananenscheiben auf dem Reis verteilen.

ca. 520 kcal je Portion

Tipp
Gekochter Reis hält sich im Kühlschrank einige Tage. Sie können also mehr Reis kochen und daraus an einem anderen Tag z. B. einen Reissalat (Seite 67) zubereiten.

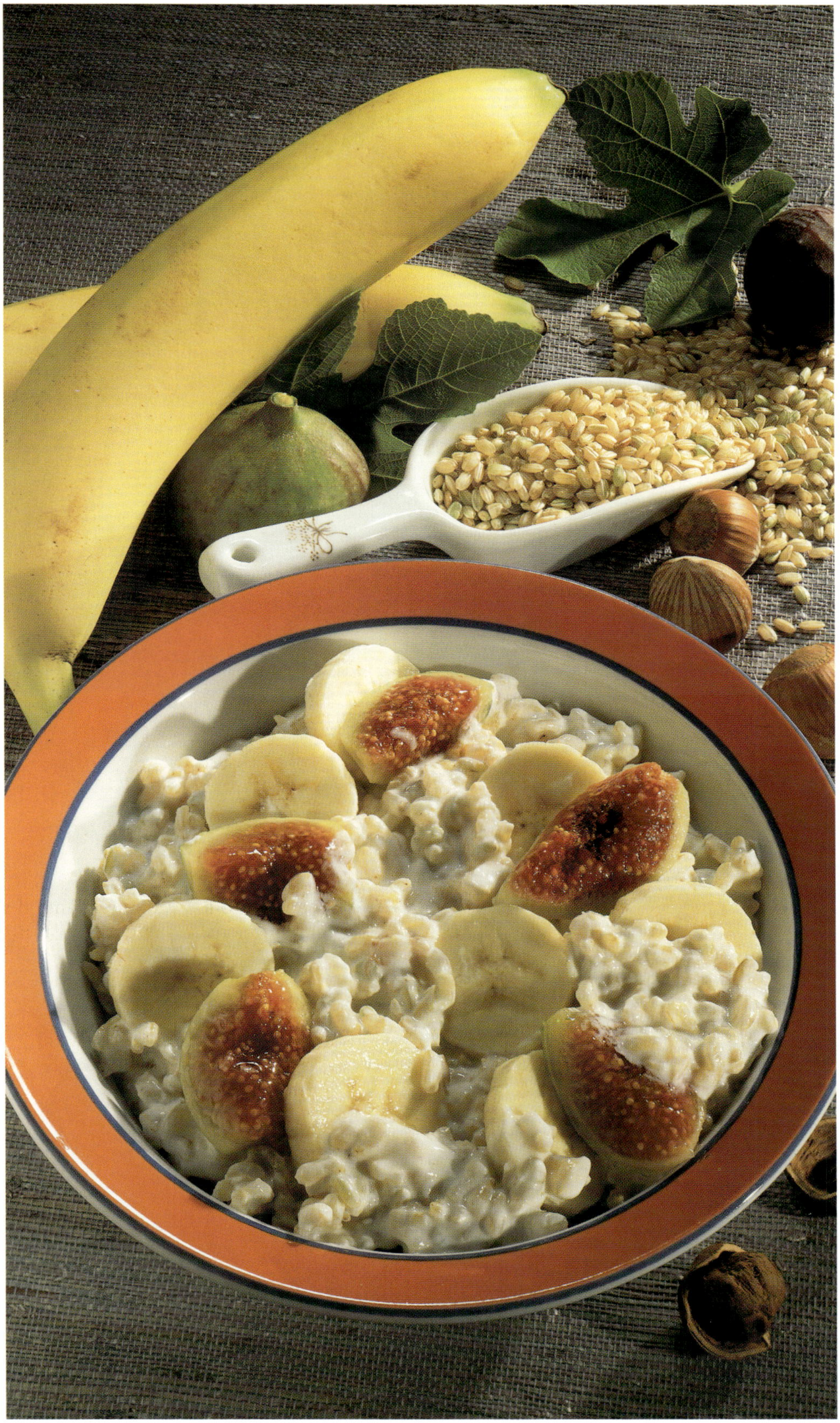

Marinierter Schafskäse mit Tomaten

Zubereitungszeit:
ca. 10 Minuten
Zeit zum Durchziehen:
mind. 8 Stunden

Für 1 Person

60 g Schafskäse, in Lake eingelegt (Feta)
1 EL kaltgepresstes Olivenöl
1/2 TL gehackter Thymian
1/2 TL gehackter Rosmarin
2 große Tomaten
5 entsteinte grüne Oliven

1. Am Vorabend den Käse abtropfen lassen und in kleine Würfel schneiden. Sie mit dem Öl beträufeln und mit Thymian und Rosmarin mischen. Den Käse in einem verschließbaren Gefäß im Kühlschrank über Nacht durchziehen lassen.
2. Morgens die Tomaten waschen und quer zum Stielansatz in Scheiben schneiden. Die Oliven ebenfalls in Scheiben schneiden. Beides zusammen in ein verschließbares Gefäß füllen.
3. Kurz vor dem Verzehr die Tomatenscheiben mit den Oliven und den Schafskäsewürfeln anrichten.

ca. 300 kcal je Portion

Beilagentipp

Wenn Sie zu diesem neutralen Gericht Brot essen möchten, gehört es in die Kohlenhydratgruppe.

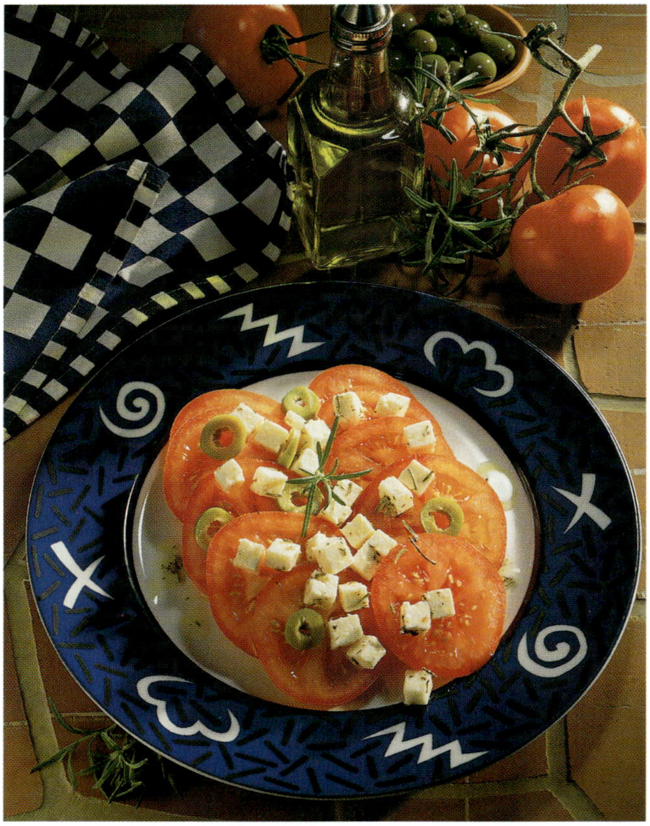

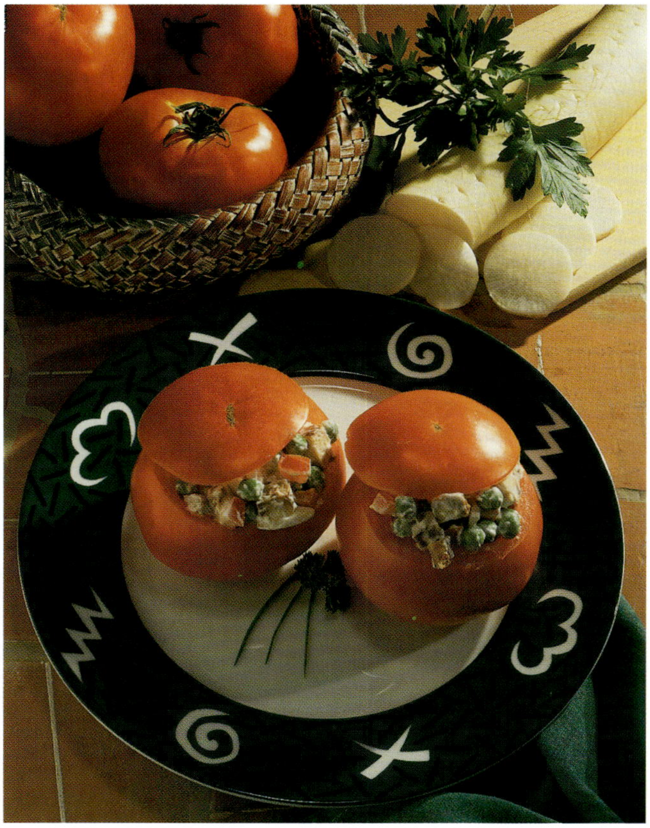

Gefüllte Fleischtomaten

Zubereitungszeit:
ca. 15 Minuten

Für 1 Person

2 Fleischtomaten
1 Stück Rettich (ca. 5 cm lang)
1 EL Doppelrahmfrischkäse mit Kräutern
1 EL Joghurt (3,5% Fett)
1/2 geräuchertes Makrelenfilet
3 EL aufgetaute TK-Erbsen

1. Die Tomaten waschen, jeweils einen Deckel abschneiden und die Früchte aushöhlen. Die Kerne entfernen, das feste Fruchtfleisch in Würfel schneiden. Den Rettich schälen, der Länge nach vierteln und die Viertel in kleine Stücke schneiden oder grob hobeln. Den Frischkäse mit dem Joghurt verrühren.
2. Das Makrelenfilet enthäuten und in Würfel schneiden. Es mit Tomatenwürfeln, Erbsen, Rettich und Frischkäse mischen.
3. Diese Mischung in die Tomaten füllen und die Deckel darauf setzen. Die Tomaten zum Mitnehmen in ein verschließbares Gefäß geben.

ca. 280 kcal je Portion

Beilagentipp

Wenn Sie zu den neutralen Tomaten Brot essen möchten, gehört das Gericht in die Kohlenhydratgruppe.

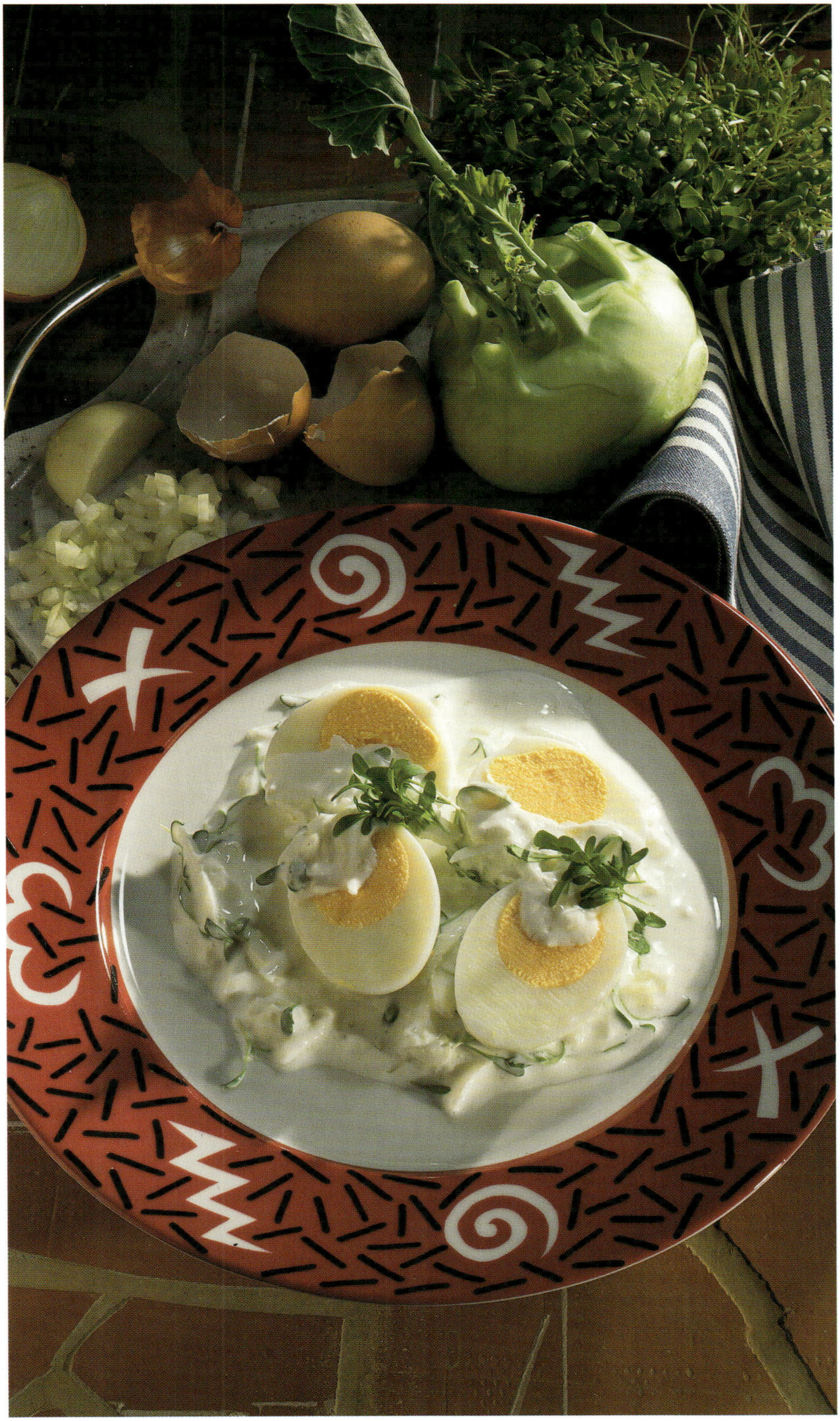

Eier in knackiger Quarksauce

Zubereitungszeit:
ca. 15 Minuten

Für 1 Person

2 frische Eier
1/2 Kästchen Kresse
1/2 Kohlrabiknolle
1 kleine Zwiebel
75 g Speisequark (20% Fett i. Tr.)
2 EL Joghurt (3,5% Fett)
2 EL süße Sahne
1/2 TL Kräutersalz

1. Die Eier hart kochen und dann abkühlen lassen. Gleichzeitig die Kresse abspülen und abschneiden. Den Kohlrabi schälen und grob raspeln. Die Zwiebel schälen und fein hacken.
2. Den Quark mit dem Joghurt und der Sahne glatt rühren. Kohlrabi, Zwiebel und Kresse dazugeben und die Sauce mit Kräutersalz abschmecken. Die Sauce über die Eier geben und alles in ein verschließbares Gefäß füllen.

ca. 390 kcal je Portion

Beilagentipps

■ Zu den Eiern passt ein Brokkoli-Tomaten-Salat (siehe Seite 50) sehr gut.
■ Die Quarksauce (sie ist neutral) eignet sich auch gut als Dip zu Pellkartoffeln.

Kleine Gerichte

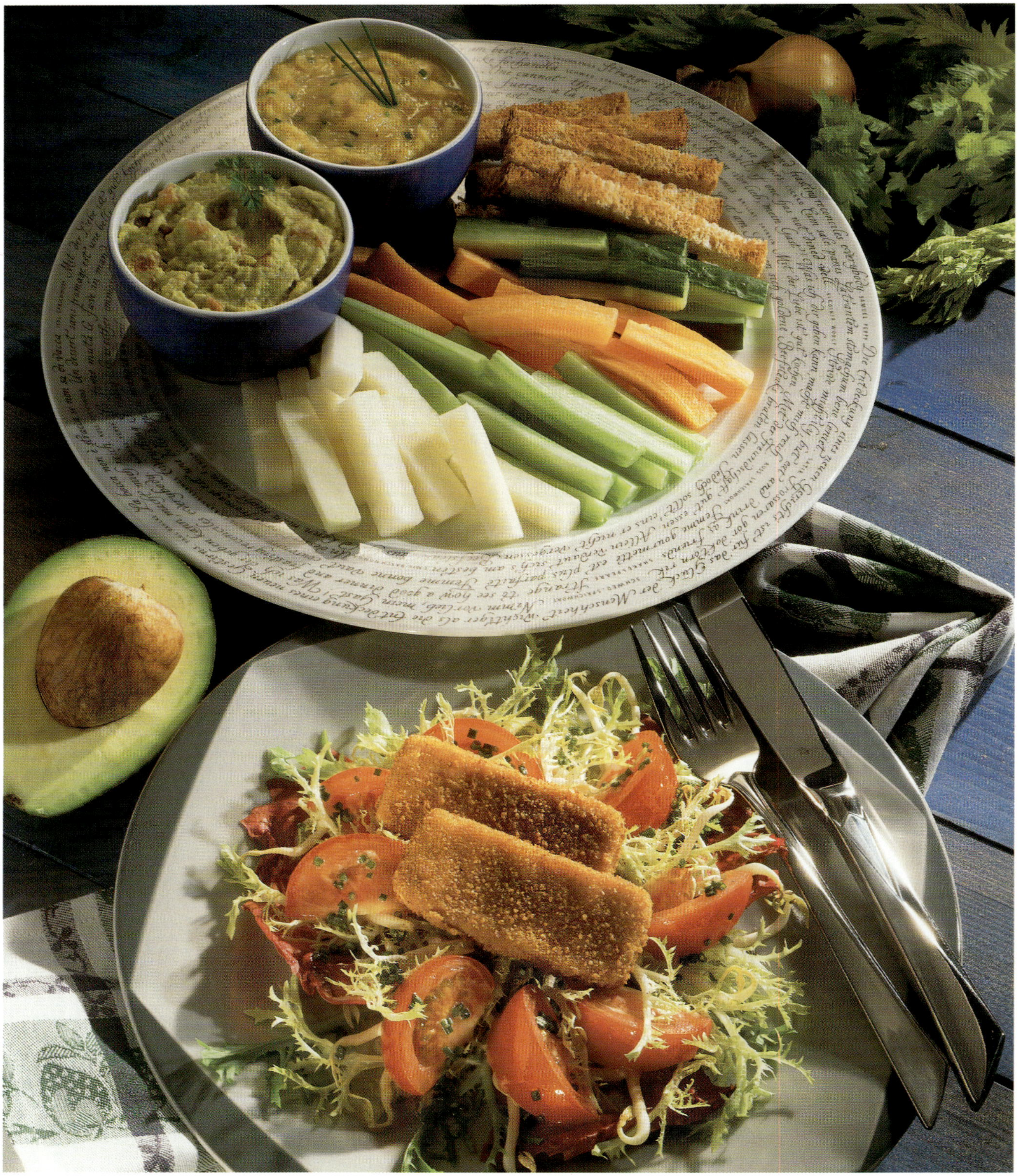

Crudités mit Dips

Zubereitungszeit:
etwa 30 Minuten

Für 2 Personen

Für die Crudités:
400 g verschiedene Gemüsesorten, wie Möhren, Staudensellerie, Salatgurke und Kohlrabi
3 Scheiben Vollkorntoastbrot

Für den Avocadodip:
1 reife Avocado
1 kleine Tomate
1/2 Zwiebel
1/2 TL Kräutersalz
1/4 TL Cayennepfeffer

Für den Bananen-Curry-Dip:
1 weiche Banane
1/2 Zwiebel
1/2 süßer Apfel
1 EL saure Sahne
2 EL vergorenes Molkenkonzentrat (Molkosan aus dem Reformhaus)
1/2 TL mildes Currypulver
1 EL Frutilose
1 EL Schnittlauchröllchen

1. Das Gemüse waschen, putzen, eventuell schälen und in Stifte von etwa 5 cm Länge schneiden.
2. Für den Avocadodip die Avocado halbieren und den Kern herauslösen. Das Fruchtfleisch mit einem Teelöffel aus der Schale lösen und pürieren.
3. Die Tomate über Kreuz einritzen, kurz überbrühen, abschrecken, enthäuten und den Stielansatz herausschneiden. Das Fruchtfleisch in kleine Würfel schneiden. Die Zwiebel schälen und fein hacken. Das Avocadopüree mit Tomatenwürfeln, Zwiebeln, Kräutersalz und Cayennepfeffer verrühren.
4. Für den Bananen-Curry-Dip die Banane schälen und mit einer Gabel zerdrücken. Die Zwiebel schälen und fein hacken. Den Apfel schälen, entkernen und fein reiben.
5. Die Banane mit Zwiebel, Apfel, saurer Sahne, Molkosan, Currypulver, Frutilose und Schnittlauch verrühren.
6. Das Brot toasten und in Streifen schneiden. Die Dips zusammen mit den Gemüsestiften und den Toastbrotstreifen servieren.
(auf dem Foto: oben)

ca. 420 kcal je Portion

Salat mit warmem Ziegenkäse

Zubereitungszeit:
ca. 25 Minuten

Für 2 Personen

Für den Salat:
1/3 Kopf Friséesalat
1 kleiner Radicchio
2 Tomaten
50 g frische Sojasprossen
1 frisches Eigelb
2 kleine Ziegenweichkäse
2 EL Vollkornsemmelbrösel
1 EL kaltgepresstes Olivenöl

Für die Sauce:
1 Knoblauchzehe
1 EL vergorenes Molkenkonzentrat (Molkosan aus dem Reformhaus)
3 EL Wasser
1/2 TL Kräutersalz
etwas Cayennepfeffer
2 EL kaltgepresstes Walnuss- oder Olivenöl
1 EL Schnittlauchröllchen

1. Den Friséesalat und den Radicchio waschen, putzen, trockenschleudern und zerpflücken. Die Tomaten waschen, achteln und die Stielansätze herausschneiden. Die Sojasprossen mit heißem Wasser abspülen und abtropfen lassen.
2. Für die Sauce den Knoblauch schälen und durch die Presse drücken. Dann das Molkenkonzentrat mit 3 Esslöffeln Wasser, Kräutersalz, dem Knoblauch und Cayennepfeffer verrühren und das Öl darunterschlagen. Zuletzt den Schnittlauch hinzufügen und alles verrühren.
3. Das Eigelb verquirlen. Den Ziegenkäse zuerst im Eigelb und dann in den Semmelbröseln wenden. Das Öl in einer Pfanne erhitzen und die Käse darin auf beiden Seiten goldbraun backen.
4. Den Salat mit der Sauce mischen und auf 2 Teller verteilen. Die Tomaten und die Sprossen darauf anrichten und die gebackenen Ziegenkäse darauf setzen.
(auf dem Foto: unten)

ca. 270 kcal je Portion

Beilagentipp

Dazu passt Vollkornbaguette oder ein Vollkornbrötchen sehr gut.

Salat mit warmen Pfifferlingen und Petersilienschmand

Zubereitungszeit: ca. 25 Minuten

Für 2 Personen

Für den Salat:
1/3 Kopf Friséesalat
1 kleiner Radicchio
200 g frische Pfifferlinge
3 Frühlingszwiebeln
1 EL kaltgepresstes Olivenöl
1/4 TL Kräutersalz

Für den Petersilienschmand:
1 EL Schmand (saure Sahne extra)
2 EL Joghurt (3,5% Fett)
3 EL gehackte Petersilie
1 Knoblauchzehe
1/2 TL Kräutersalz
1/4 TL Cayennepfeffer

1. Den Friséesalat und den Radicchio verlesen, waschen und trockenschleudern. Die Salatblätter zerpflücken, mischen und auf 2 Teller verteilen.
2. Die Pfifferlinge kurz waschen und putzen. Die Frühlingszwiebeln waschen, putzen und in Ringe schneiden.

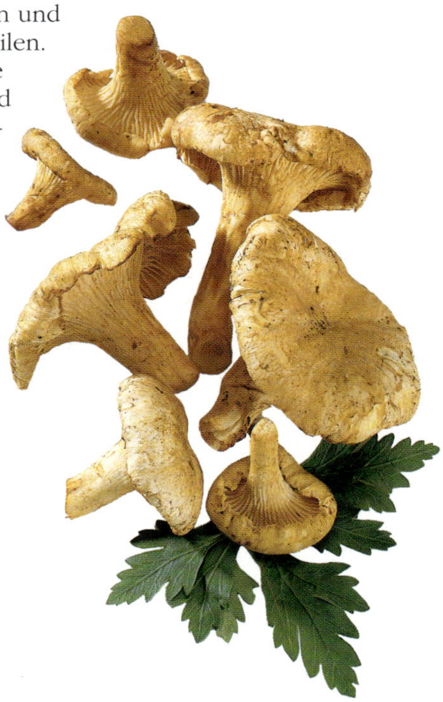

3. Das Öl in einer Pfanne erhitzen und Pilze sowie Frühlingszwiebeln dazugeben. Beides etwa 10 Minuten dünsten und mit Kräutersalz abschmecken.
4. Inzwischen den Knoblauch schälen und durch die Presse drücken. Den Schmand mit dem Joghurt, der Petersilie, dem Knoblauch, dem Kräutersalz und dem Cayennepfeffer verrühren.
5. Die warmen Pfifferlinge auf dem Salat verteilen und den Petersilienschmand darüber geben.
(auf dem Foto: oben)

ca. 120 kcal je Portion

Variation

Wenn gerade keine Pfifferlingszeit ist, verwenden Sie Champignons oder Austernpilze für diesen Salat.

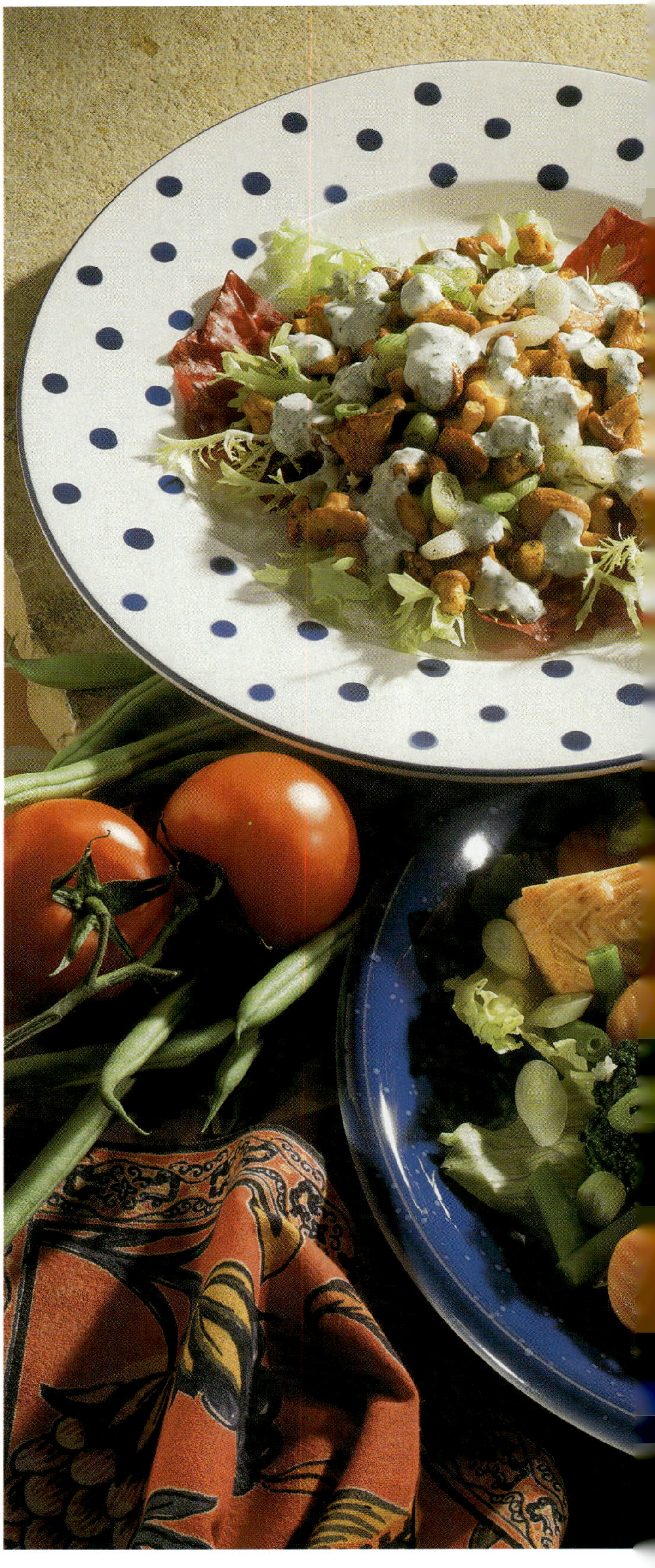

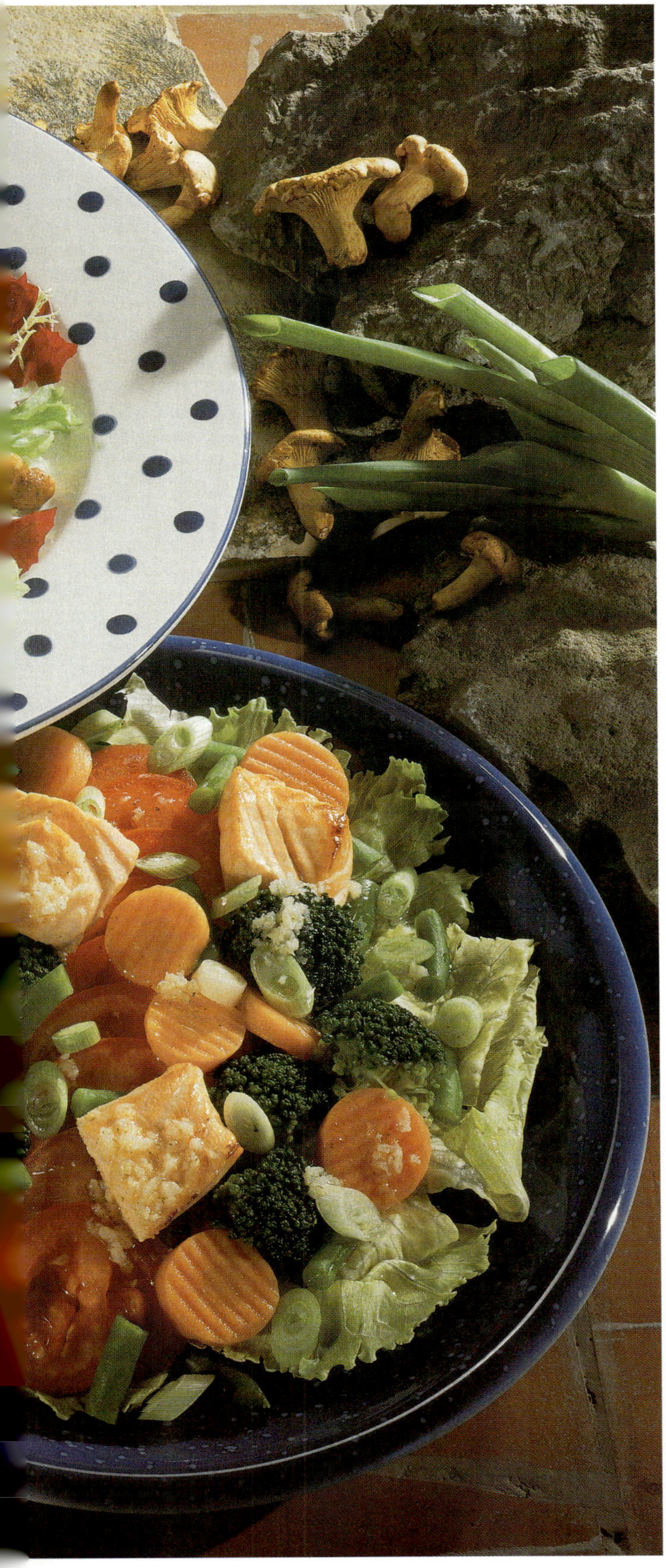

Salat mit warmem Gemüse und gebratenem Fisch

Zubereitungszeit:
ca. 45 Minuten

Für 2 Personen

Für den Salat:
100 g grüne Bohnen
1 Möhre
150 g Brokkoli
1 Stück Lachsfilet (ca. 100 g)
1 kleines Rotbarschfilet (ca. 100 g)
1 Schollenfilet (ca. 100 g)
2 EL Zitronensaft
etwas Meersalz
1 EL kaltgepresstes Olivenöl
2 Tomaten
1 Frühlingszwiebel
1/3–1/2 Kopf fester Salat (z. B. Eisberg, Batavia o. a.)

Für die Sauce:
1 Knoblauchzehe
2 EL Zitronensaft
2 EL Wasser
1/2 TL Kräutersalz
1/4 TL Cayennepfeffer
2 EL kaltgepresstes Sonnenblumenöl

1. Die Bohnen, die Möhre und den Brokkoli waschen und putzen. Die Bohnen von den Fäden befreien und in 3 cm lange Stücke schneiden. Die Möhre schaben und in dünne Scheiben schneiden. Vom Brokkoli die Röschen abschneiden, die Stiele schälen und in Scheiben schneiden. Den Salat waschen, verlesen und trockenschleudern.
2. Die Fischfilets waschen, trockentupfen und halbieren. Sie anschließend mit Zitronensaft beträufeln und leicht salzen. Den Fisch in einer beschichteten Pfanne im heißen Olivenöl auf jeder Seite etwa 5 Minuten braten. Gleichzeitig das vorbereitete Gemüse in etwas leicht gesalzenem Wasser bissfest dünsten.
3. Inzwischen die Tomaten waschen und die Stielansätze herausschneiden. Die Tomate dann quer zum Stielansatz in Scheiben schneiden. Die Frühlingszwiebel waschen, putzen und in Ringe schneiden. Die Salatblätter in mundgerechte Stücke zerpflücken und mit den Tomatenscheiben auf 2 Tellern anrichten.
4. Den Knoblauch schälen und durch die Presse drücken. Den Zitronensaft mit 2 Esslöffeln Wasser, Kräutersalz, Knoblauch und Cayennepfeffer verrühren und das Sonnenblumenöl gut darunter schlagen.
5. Das gegarte Gemüse noch warm auf den vorbereiteten Tellern verteilen. Die Salatsauce darübergeben, die Fischstücke nochmals halbieren und rund um das Gemüse anordnen. Den Salat mit den Zwiebelringen bestreuen. (auf dem Foto: unten)

ca. 410 kcal je Portion

Tipps

■ Die Zubereitung geht schneller, wenn Sie statt frischem Gemüse etwa 400 g einer tiefgefrorenen Gemüsemischung (ungewürzt) verwenden.
■ Hübsch sieht der Salat aus, wenn Sie die Möhren mit einem Buntmesser in Scheiben schneiden.

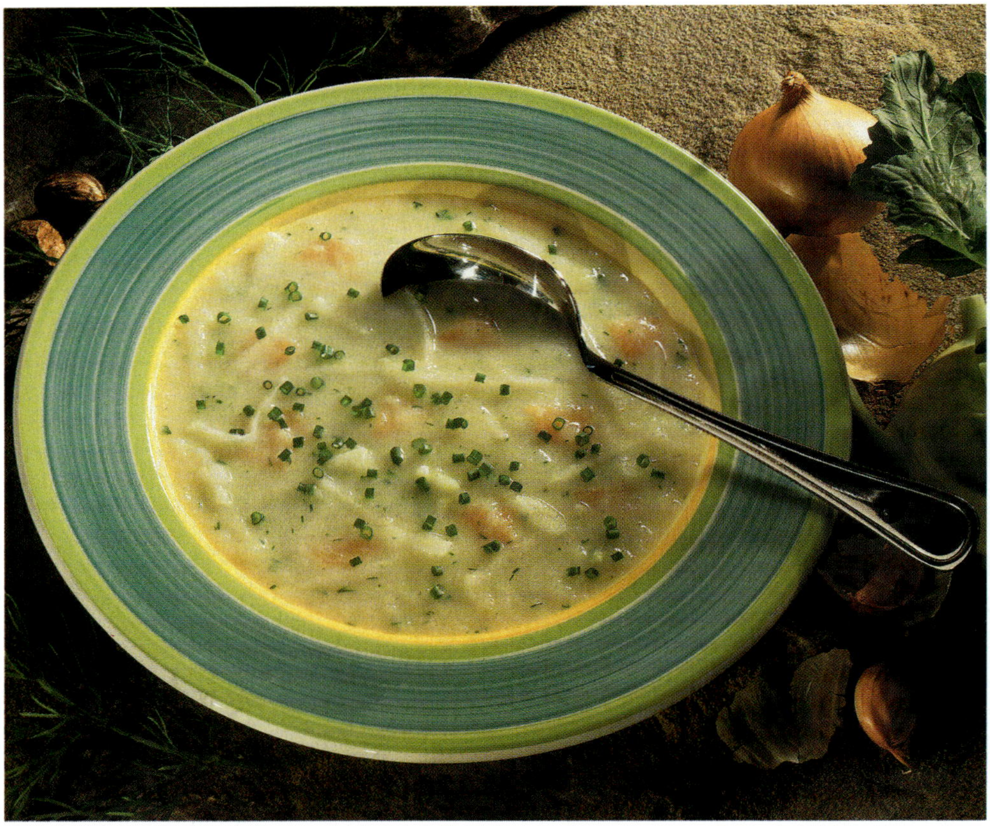

Kohlrabisuppe mit Lachs

Zubereitungszeit:
ca. 30 Minuten

Für 2 Personen

2 Kohlrabi
1 Zwiebel
1 Knoblauchzehe
1 EL kaltgepresstes Olivenöl
$^{1}/_{2}$ l vegetarische Gemüsebrühe (aus Instantpulver zubereitet)
3 EL süße Sahne
2 EL gehackte Petersilie
1 EL fein geschnittener Dill
etwas Kräutersalz
$^{1}/_{4}$ TL geriebene Muskatnuss
2 Scheiben Räucherlachs
1 EL Schnittlauchröllchen

1. Die Kohlrabi waschen, schälen und vierteln. Ein Kohlrabiviertel beiseite legen, die übrigen in Würfel schneiden. Die Zwiebel schälen und würfeln. Den Knoblauch schälen und durch die Presse drücken.
2. Das Öl in einer Pfanne erhitzen. Die Zwiebel und den Knoblauch darin glasig andünsten. Dann die Kohlrabiwürfel hinzufügen und mit andünsten. Die Brühe dazugießen, das Gemüse aufkochen lassen und zugedeckt bei kleiner Hitze etwa 15 Minuten köcheln.
3. Inzwischen das zurückbehaltene Kohlrabiviertel grob raspeln. Die Suppe mit dem Schneidstab pürieren. Die Sahne, die Petersilie und den Dill hinzufügen und die Suppe mit Kräutersalz und Muskatnuss abschmecken.
4. Den Lachs in kleine Quadrate schneiden und auf 2 Teller verteilen. Die Suppe darüber geben und mit den Kohlrabiraspeln und den Schnittlauchröllchen bestreuen.
(auf dem Foto oben)

ca. 320 kcal je Portion

Tipps

- Die Suppe eignet sich gut zum Aufwärmen.
- Wenn Sie zu dieser neutralen Suppe Brot essen, gehört das Gericht in die Kohlenhydratgruppe.

Rote-Bete-Suppe

Zubereitungszeit:
ca. 25 Minuten

Für 2 Personen

2 rote Beten (ca. 300 g)
1 Zwiebel
1 EL kaltgepresstes Olivenöl
300 ml vegetarische Gemüsebrühe (aus Instantpulver zubereitet)
1 Frühlingszwiebel
2 EL gehackte Petersilie
Saft von $^{1}/_{2}$ Zitrone
etwas Kräutersalz
2 EL saure Sahne

1. Die roten Beten waschen, schälen und würfeln. Die Zwiebel schälen und ebenfalls würfeln.
2. Das Öl in einem Topf erhitzen und die Zwiebel darin glasig dünsten. Dann die Gemüsebrühe angießen.
3. Die roten Beten dazugeben und alles aufkochen. Die Suppe zugedeckt etwa 15 Minuten bei kleiner Hitze köcheln lassen.
4. Inzwischen die Frühlingszwiebel waschen, putzen und in feine Röllchen schneiden.
5. Die Suppe mit dem Schneidstab pürieren. Die Frühlingszwiebelwürfel, die Petersilie und den Zitronensaft dazugeben und die Suppe nochmals erhitzen.
6. Die Suppe mit Kräutersalz abschmecken, auf 2 Teller verteilen und mit je 1 Esslöffel glatt gerührter saurer Sahne garnieren.
(auf dem Foto rechts: oben)

ca. 140 kcal je Portion

Tipp

Die Suppe eignet sich gut zum Aufwärmen.

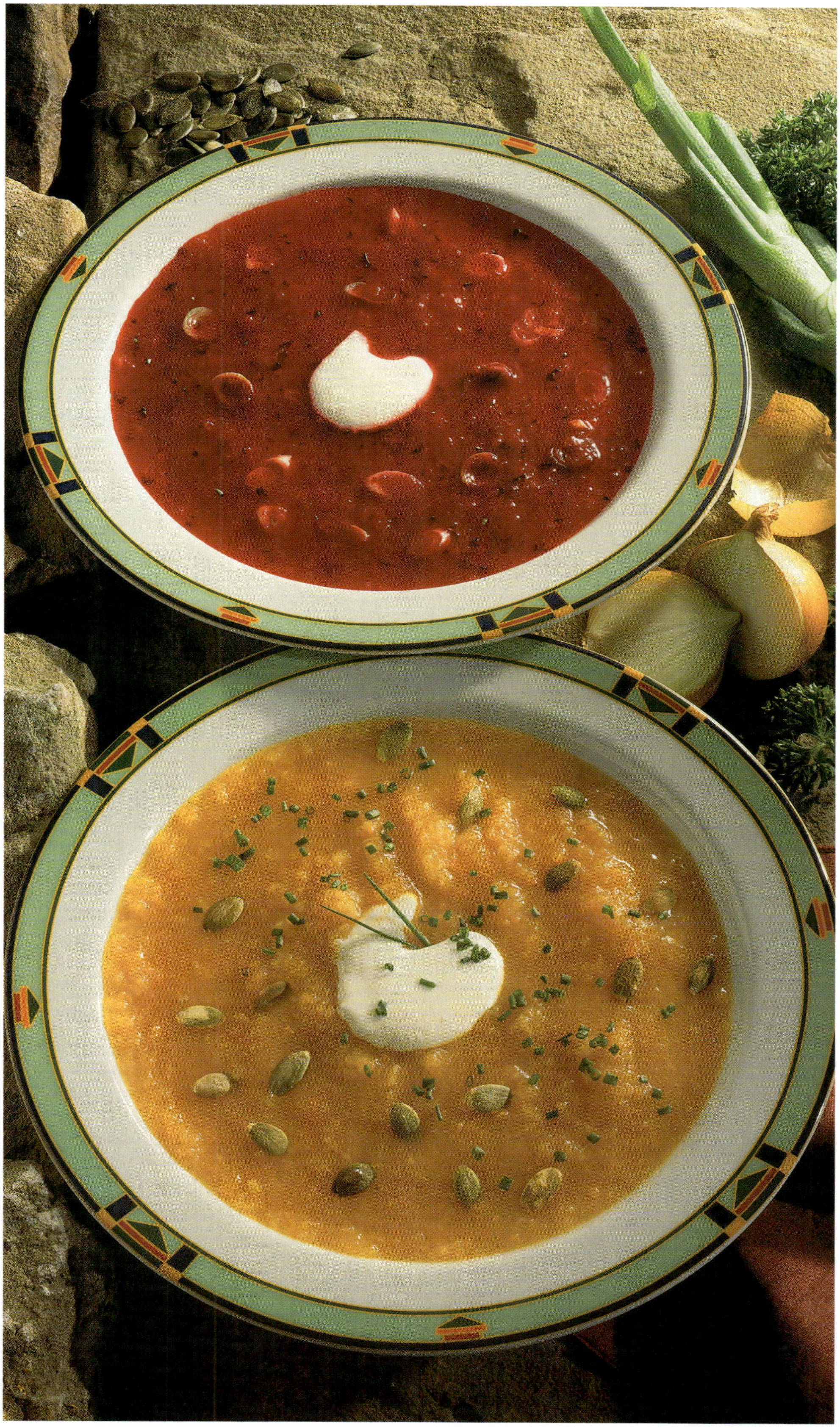

Kürbiscremesuppe

Zubereitungszeit:
ca. 35 Minuten

Für 2 Personen

700 g Kürbis
1 Möhre
1/4 Sellerieknolle
1 Zwiebel
1 EL kaltgepresstes Olivenöl
1/2 l vegetarische Gemüsebrühe (aus Instantpulver zubereitet)
2–3 EL Zitronensaft
1/2 TL Cayennepfeffer
1/2 TL Zimtpulver
etwas Kräutersalz
2 EL saure Sahne
1 EL Schnittlauchröllchen
1 EL Kürbiskerne

1. Den Kürbis schälen, entkernen und in Würfel schneiden. Die Möhre und den Sellerie waschen, schälen und in kleine Würfel schneiden. Die Zwiebel schälen und würfeln.
2. Das Öl erhitzen und die Zwiebel darin glasig dünsten. Die Kürbis-, Möhren- und Selleriewürfel dazugeben und alles einige Minuten andünsten. Die Brühe dazugießen, alles aufkochen lassen und etwa 15 Minuten zugedeckt bei kleiner Hitze kochen.
3. Die Suppe mit dem Schneidstab pürieren und mit Zitronensaft, Cayennepfeffer, Zimt und Kräutersalz abschmecken. Sie dann auf 2 Teller verteilen.
4. Jeweils 1 Esslöffel glatt gerührte saure Sahne auf die Suppe geben und sie mit Schnittlauch und Kürbiskernen bestreuen. (auf dem Foto: unten)

ca. 220 kcal je Portion

Grüne Bohnen mit Estragon-Käse-Sauce

Zubereitungszeit:
ca. 25 Minuten

Für 2 Personen

150 ml vegetarische Gemüsebrühe (aus Instantpulver zubereitet)
2 EL Grünkernschrot
500 g grüne Bohnen
50 g Doppelrahmfrischkäse
2 EL gehackter Estragon
etwas Cayennepfeffer
2 EL Sesamsamen

1. Die Gemüsebrühe aufkochen. Das Schrot mit einem Schneebesen hineinrühren und auf der ausgeschalteten Herdplatte zugedeckt in etwa 15 Minuten ausquellen lassen. Zwischendurch gelegentlich umrühren.
2. Inzwischen die Bohnen waschen, putzen, von den Fäden befreien und in 3 cm lange Stücke schneiden. Die Bohnen in etwas Wasser in etwa 15 Minuten bissfest garen.
3. Den Frischkäse in die Sauce einrühren und alles mit dem Estragon und dem Cayennepfeffer fein abschmecken.
4. Die Bohnen in ein Sieb schütten, abtropfen lassen und auf zwei Teller geben. Die Sauce darüber geben. Alles mit dem Sesam bestreuen.

ca. 260 kcal je Portion

Beilagentipp

Wenn Sie Pellkartoffeln zu den Bohnen servieren, machen Sie aus diesem kleinen Gericht eine Hauptmahlzeit.

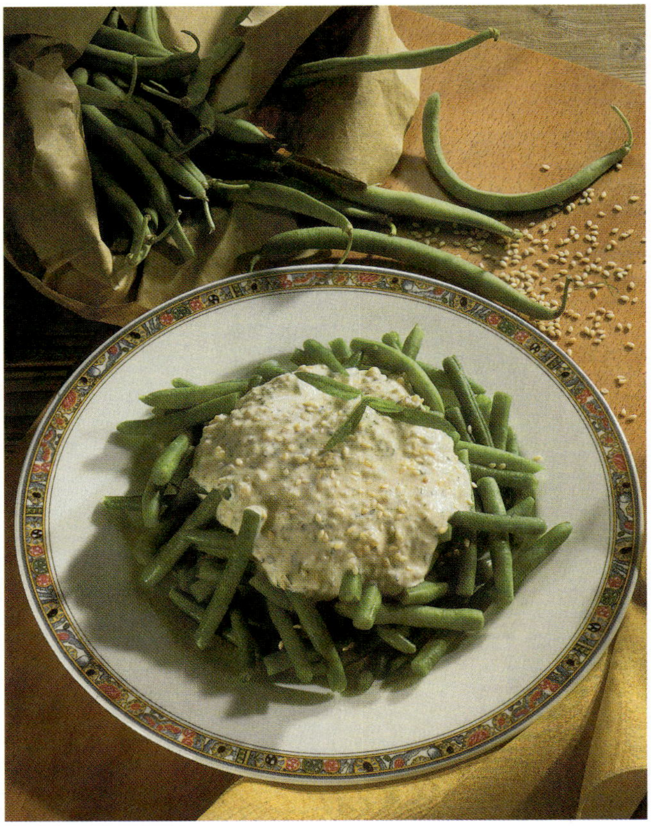

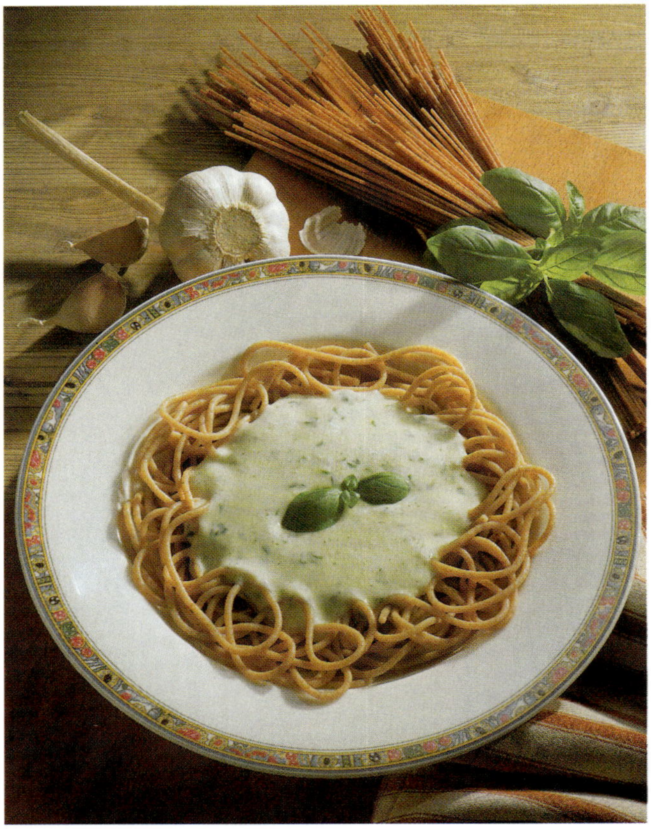

Spaghetti mit Basilikumsauce

Zubereitungszeit:
ca. 20 Minuten

Für 2 Personen

120 g Vollkornspaghetti
1/2 TL Meersalz
1 Bund Basilikum
1 Knoblauchzehe
2 EL süße Sahne
100 g Speisequark (20% Fett i. Tr.)
1 EL Pinienkerne
1/2 TL Kräutersalz

1. Die Spaghetti in reichlich leicht gesalzenem Wasser 8 bis 11 Minuten bissfest garen.
2. Inzwischen das Basilikum waschen und von den Stielen zupfen. Den Knoblauch schälen und durch die Presse drücken. Beides zusammen mit Sahne, Quark, Pinienkernen und Kräutersalz mit dem Schneidstab pürieren.
3. Die Sauce zu den Spaghetti servieren.

ca. 350 kcal je Portion

Beilagentipp

Servieren Sie zu den Spaghetti einen Blattsalat mit klarem Kräuterdressing (Seite 51) oder einen Tomatensalat.

Tipp

Die Sauce passt auch gut zu Nudeln und eignet sich als Beigabe zu Crudités (Seite 79) sowie als Brotaufstrich. Sie hält sich im Kühlschrank 2 bis 3 Tage.

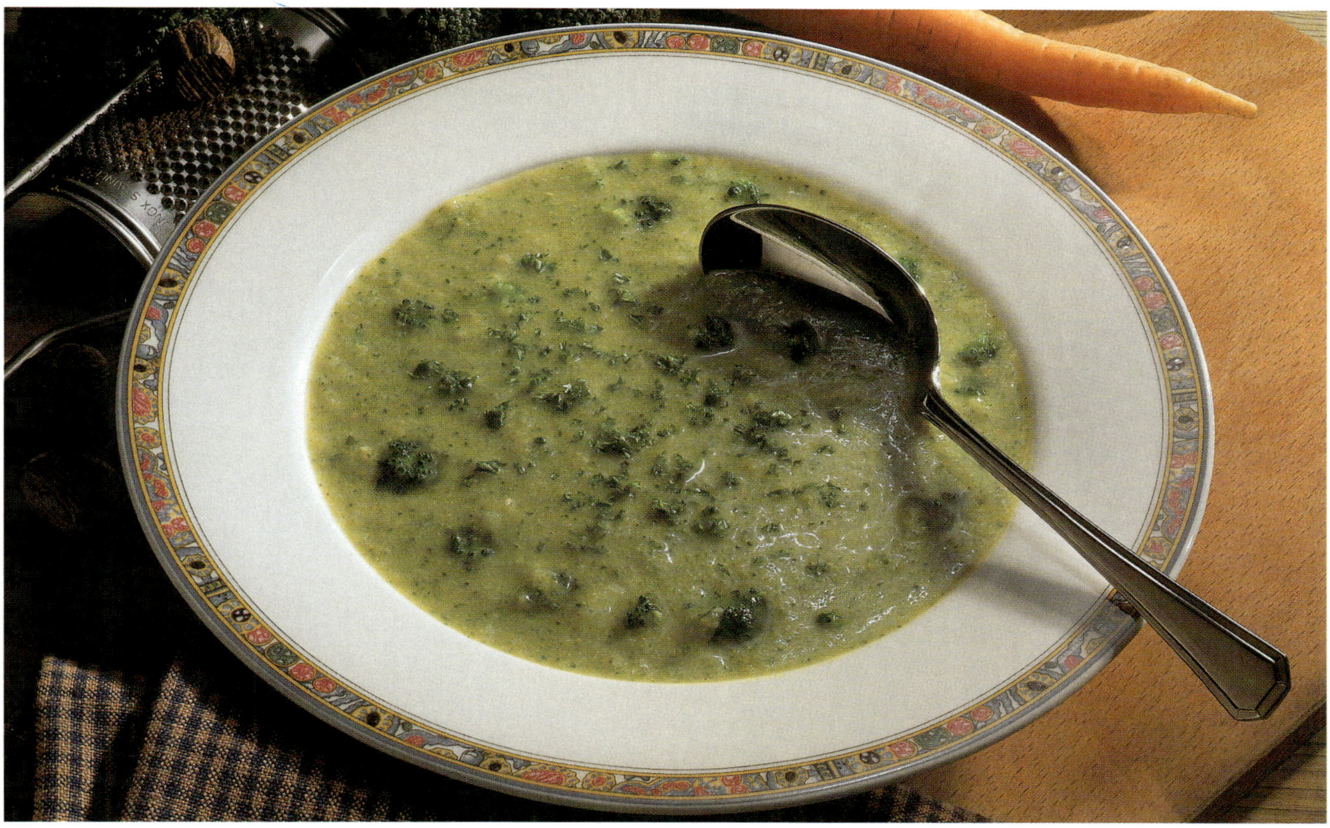

Brokkoli-cremesuppe

Zubereitungszeit:
ca. 30 Minuten

Für 2 Personen

400 g Brokkoli
1 Möhre
1 Zwiebel
1/2 l vegetarische Gemüsebrühe (aus Instantpulver zubereitet)
1 EL kaltgepresstes Olivenöl
1 EL Grünkernschrot
3 EL süße Sahne
etwas Kräutersalz
1/2 TL Cayennepfeffer
1/2 TL geriebene Muskatnuss
2 EL gehackte Petersilie

1. Den Brokkoli waschen, putzen und die Röschen abschneiden. Die Stiele schälen und in Scheiben schneiden. Die Möhre waschen, putzen, schaben und in kleine Würfel schneiden. Die Zwiebel schälen und würfeln.
Die Gemüsebrühe erhitzen.
2. Das Öl in einem Topf erhitzen und die Zwiebelwürfel darin goldgelb andünsten. Sie mit dem Grünkernschrot bestreuen und dieses kurz mitdünsten. Die heiße Brühe unter Rühren dazugießen und alles einmal aufkochen lassen.
3. Die Brokkolistiele, die Hälfte der Röschen und die Möhren hinzufügen und alles zugedeckt bei kleiner Hitze etwa 10 Minuten köcheln, bis das Gemüse weich ist.
4. Das Gemüse in der Brühe mit dem Schneidstab pürieren. Die Sahne und die restlichen Brokkoliröschen hinzufügen. Die Suppe mit Kräutersalz, Cayennepfeffer und Muskat würzen und noch etwa 5 Minuten köcheln. Sie zum Schluss mit der Petersilie bestreuen und heiß servieren.

ca. 210 kcal je Portion

Tipp

Diese Suppe können Sie leicht wieder aufwärmen.

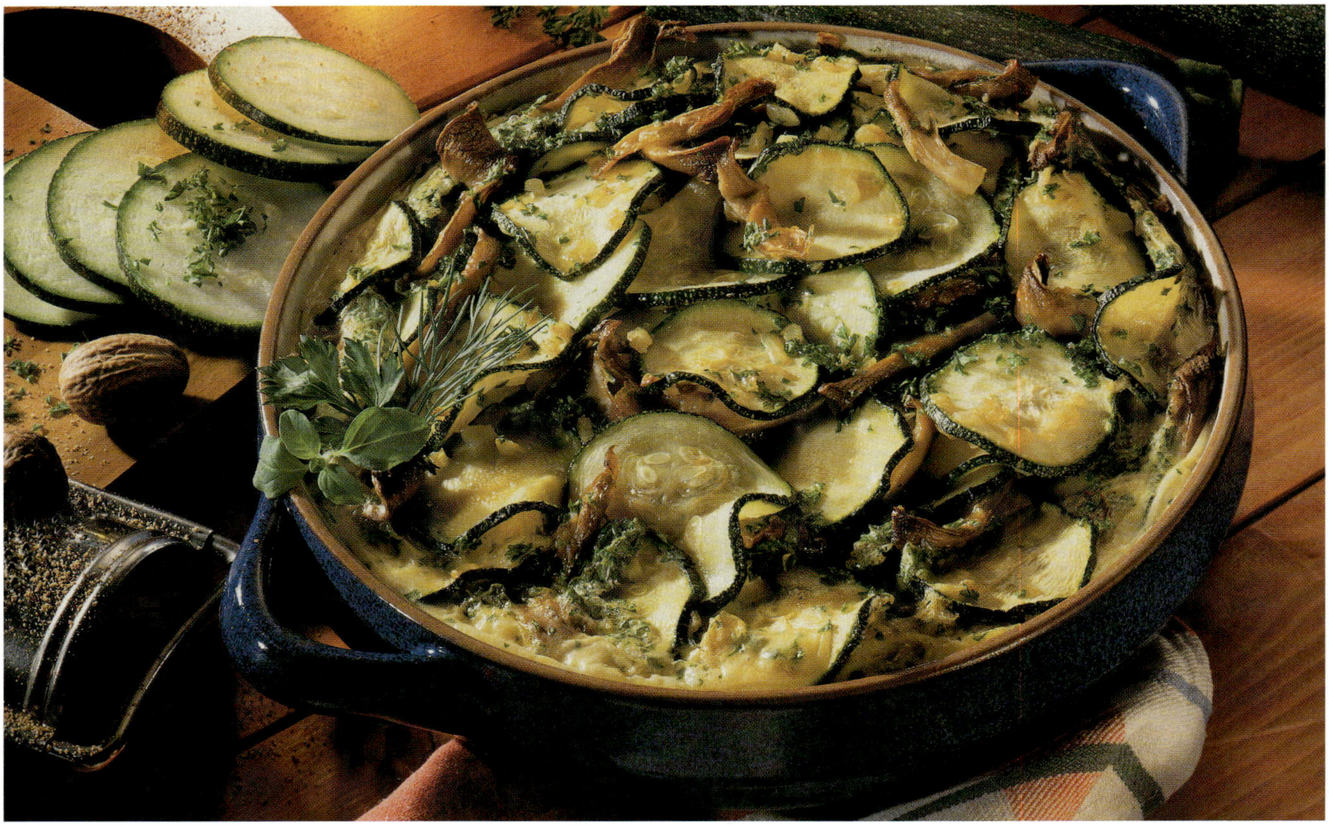

Zucchini-Pilz-Auflauf

Zubereitungszeit:
ca. 1 Stunde

Für 2 Personen

300 g Zucchini
250 g Austernpilze
1 Zwiebel
2 EL kaltgepresstes Sonnenblumenöl
4 Eier
4 EL Sahne
2 EL gehackte Petersilie
1 TL Kräutersalz
½ TL frisch geriebene Muskatnuss

1. Den Zucchini waschen, putzen und in Scheiben schneiden. Die Austernpilze mit einem feuchten Tuch vorsichtig abreiben und anschließend in Streifen schneiden.
2. Die Zwiebel schälen, fein würfeln und in dem Öl glasig dünsten. Zucchini und Pilze hinzufügen und unter Rühren anbraten. Den Backofen auf 180 °C vorheizen.
3. Die Eier mit 80 ml Wasser und der Sahne verquirlen. Die gehackte Petersilie darunter mischen und das Ganze mit Kräutersalz und Muskat würzen.
4. Die Gemüse-Pilz-Mischung in eine Auflaufform geben und mit der Eimasse übergießen. Im Ofen auf der mittleren Schiene etwa ½ Stunde backen.

ca. 400 kcal je Portion

Variationen

- Statt der Austernpilze können Sie auch Champignons nehmen.
- Sie können den Auflauf durch Gehacktes vom Rind oder Lamm ergänzen und erhalten dann ein Hauptgericht.

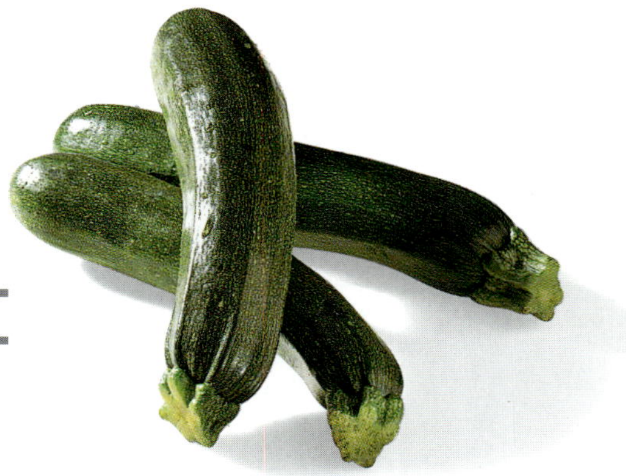

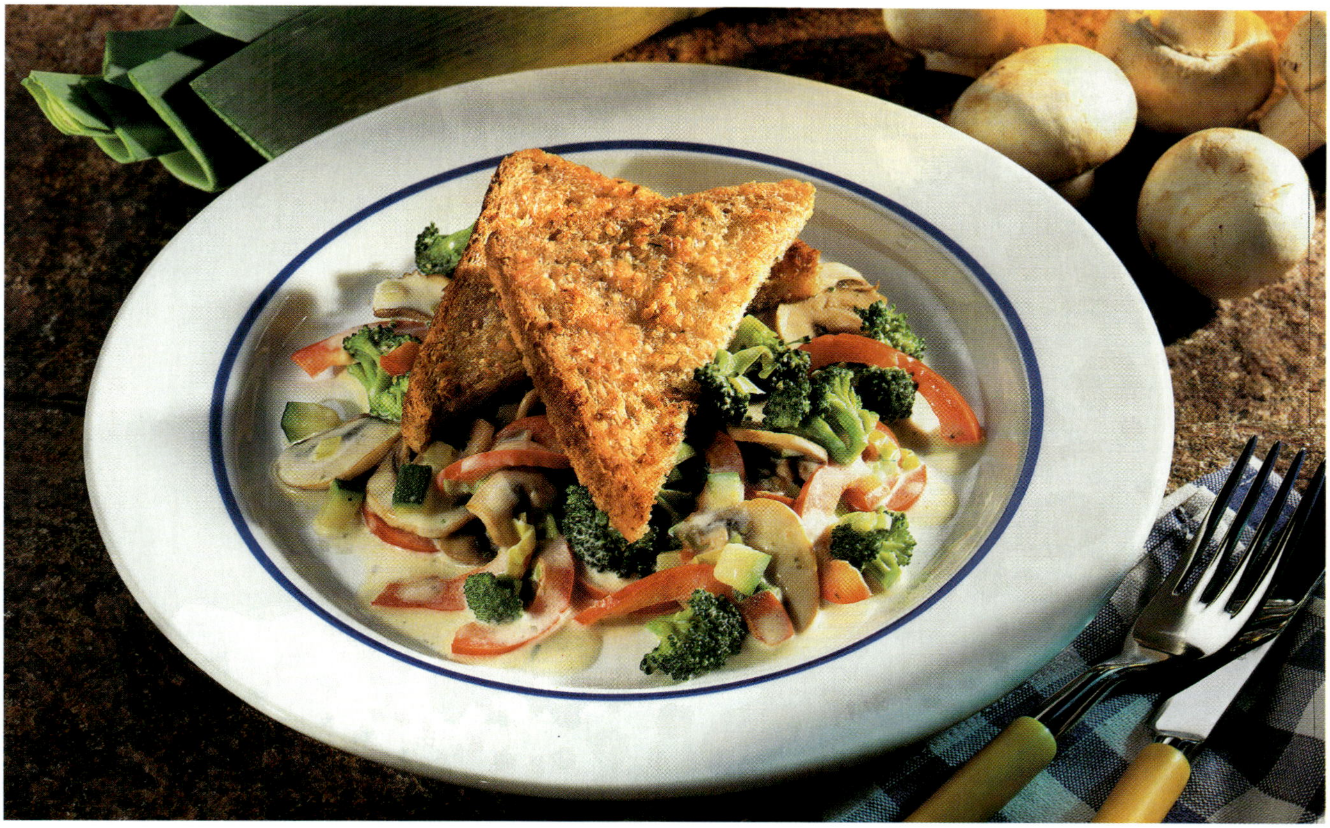

Gemüsepfanne mit Knoblauch-toasts

Zubereitungszeit:
ca. 30 Minuten

Für 2 Portionen:

Für das Gemüse:
250 g Champignons
150 g Brokkoli
1 Stange Lauch
1 Zucchini (ca. 200 g)
1 rote Paprikaschote
1½ TL kaltgepresstes Olivenöl
1 EL vegetarische Gemüsebrühe
1 TL gerebelter Oregano
4 EL süße Sahne

Für die Knoblauchtoasts:
2 Knoblauchzehen
2 EL weiche Butter
3 Scheiben Vollkorntoastbrot

1. Die Champignons putzen, kurz waschen oder vorsichtig abreiben und in Scheiben schneiden. Den Brokkoli putzen, waschen und in kleine Röschen zerteilen. Die Stiele abschneiden, schälen und in Stücke schneiden.
2. Den Lauch der Länge nach halbieren, gründlich waschen, putzen und in dünne Ringe schneiden. Die Zucchini waschen, putzen und in feine Würfel schneiden.
3. Die Paprikaschote waschen, halbieren, entkernen und den Stielansatz herausschneiden. Die Paprikahälften in feine Streifen schneiden.
4. Das Öl in einer Pfanne leicht erhitzen und das Gemüse unter Rühren darin andünsten. Es anschließend mit etwa ¼ Liter Wasser ablöschen.
5. Das Gemüse mit der Brühe sowie mit dem Oregano würzen und alles zugedeckt etwa 8 Minuten leicht köcheln lassen.
6. In der Zwischenzeit den Knoblauch schälen und durch die Presse drücken. Die Butter mit der Gabel zerdrücken und mit dem Knoblauch mischen.
7. Die Toastbrotscheiben diagonal halbieren und mit der Knoblauchbutter bestreichen. Die Toastbrotecken mit der Butterseite nach unten knusprig rösten.
8. Das heiße, nicht mehr kochende Gemüse mit der süßen Sahne verfeinern. Die Knoblauchtoasts darauf anrichten und sofort servieren.

ca. 460 kcal je Portion

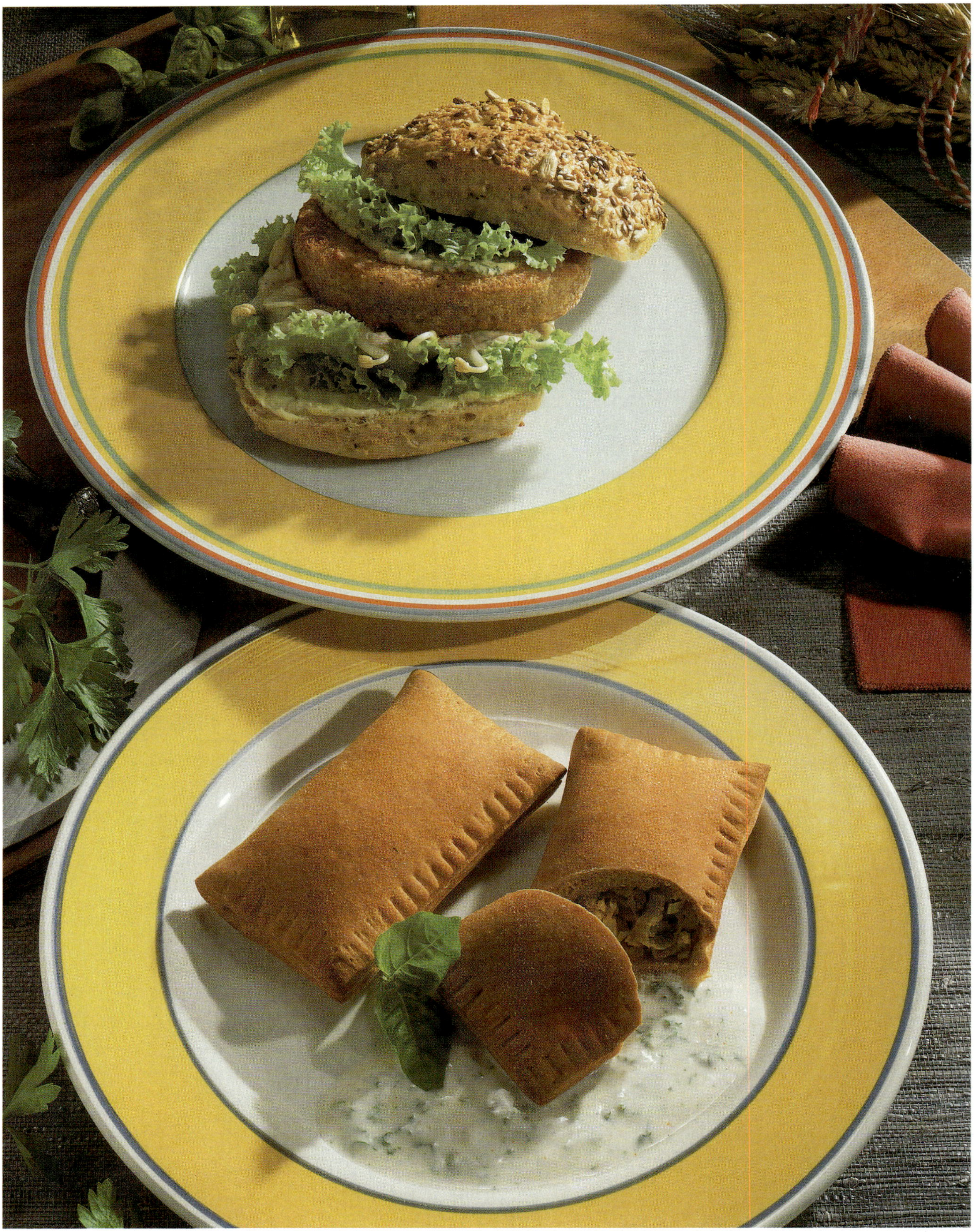

Getreideburger

Zubereitungszeit:
ca. 10 Minuten

Für 1 Person

1 1/2 EL Speisequark (20% Fett i.Tr.)
1 EL gehackte Kräuter nach Belieben (z. B. Schnittlauch und Petersilie)
etwas Kräutersalz
etwas edelsüßes Paprikapulver
2 Salatblätter
1 EL frische Sprossen (z. B. Sojasprossen)
1 Vollkornbrötchen
etwas Butter
1 dünner Getreidebratling (z. B. Dinkelbratling, siehe Seite 113, hierfür besser ohne Käse)

1. Den Quark mit den Kräutern verrühren und mit Kräutersalz sowie Paprikapulver abschmecken. Die Salatblätter waschen und trockentupfen. Die Sprossen mit heißem Wasser abspülen und abtropfen lassen.
2. Das Brötchen aufschneiden und beide Hälften dünn mit Butter bestreichen. 1 Brötchenhälfte mit 1 Salatblatt belegen und den Kräuterquark bis auf 1 Teelöffel darauf geben. Die Sprossen auf dem Quark verteilen und den Getreidebratling darauf legen.
3. Den restlichen Quark auf den Bratling streichen und ihn mit dem zweiten Salatblatt und der anderen Brötchenhälfte bzw. der anderen Brotscheibe abdecken.
(auf dem Foto: oben)

ca. 610 kcal je Portion

Gefüllte Teigtaschen mit Kräuterjoghurt

Zubereitungszeit:
ca. 50 Minuten

Ergibt ca. 8 Stück
(1 Portion = 2 Stück)

Für den Teig:
200 g feines Weizen- oder Dinkelvollkornmehl
1 P. Weinsteinbackpulver
100 g trockener Speisequark (20% Fett i. Tr.)
4 EL kaltgepresstes Olivenöl
1 EL Wasser
1/2 TL Meersalz

Für die Füllung:
1 Stange Lauch
80 g Butterkäse (mind. 60% Fett i.Tr.)
1/2 TL gehackter Thymian
etwas Cayennepfeffer
etwas Kräutersalz

Für den Kräuterjoghurt: (reicht für 8 Teigtaschen)
300 g Joghurt
4 EL gehackte, frische Kräuter nach Geschmack
etwas Kräutersalz
etwas Cayennepfeffer

außerdem:
Fett für das Blech oder Backpapier

1. Für den Teig das Mehl mit dem Backpulver mischen. Den Quark mit dem Öl, 1 Esslöffel Wasser und dem Salz verrühren. Das Mehl nach und nach unterrühren und am Schluss unterkneten.
2. Für die Füllung den Lauch gründlich waschen, putzen und in feine Ringe schneiden. Den Käse würfeln. Lauch, Käse, Thymian, Cayennepfeffer und Kräutersalz mischen. Den Backofen auf 225 °C vorheizen.
3. Den Teig auf einer bemehlten Arbeitsfläche rechteckig etwa 2 mm dick ausrollen und in 8 etwa 10 x 12 cm große Rechtecke schneiden. Die Füllung auf den Teigstücken verteilen und diese zusammenklappen. Die Ränder rundherum gut festdrücken.
4. Die Teigtaschen auf ein gefettetes oder mit Backpapier ausgelegtes Blech setzen und im Backofen auf der mittleren Schiene etwa 20 Minuten backen.
5. Den Joghurt mit den Kräutern verrühren und mit Kräutersalz sowie Cayennepfeffer pikant abschmecken.

ca. 400 kcal je Portion

Beilagentipp

Zu den Teigtaschen passt sehr gut ein neutraler Salat.

Tipps

- Die Teigtaschen können Sie warm oder kalt essen. Sie lassen sich im Backofen in etwa 10 Minuten bei 175°C schnell wieder aufwärmen.
- Die Teigtaschen lassen sich auch sehr gut einfrieren und im Backofen bei 175°C in etwa 20 Minuten wieder auftauen.

Variation

Als Füllung können Sie auch eine Mischung aus insgesamt 150 g Zucchini- und Paprikawürfeln mit 80 g Blauschimmelkäse (mind. 60% Fett i. Tr.) verwenden oder eine Mischung aus 150 g Schafskäse (Feta) und 3 Esslöffeln Joghurt.

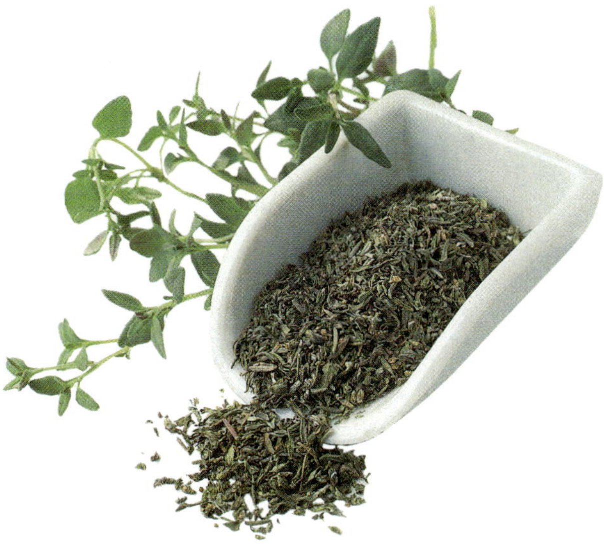

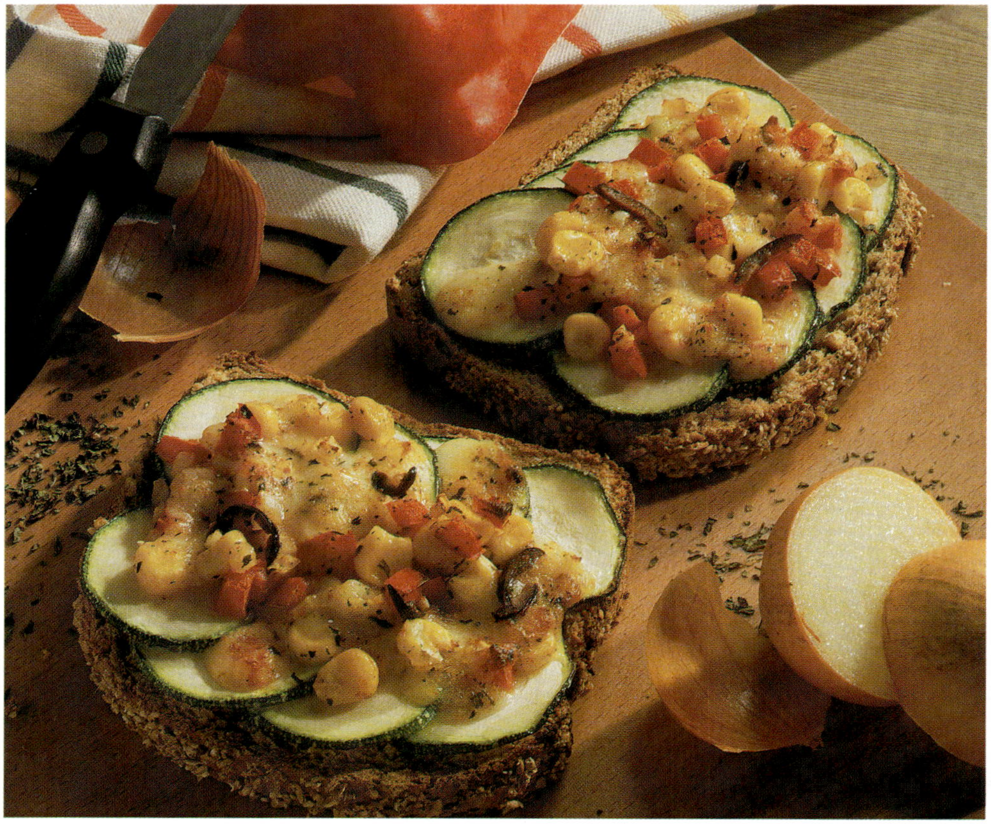

Überbackener Gemüsetoast

Zubereitungszeit:
ca. 20 Minuten

Für 2 Personen

1/2 kleine Zucchini
1/2 kleine rote Paprikaschote
1/2 kleine Zwiebel
8 schwarze Oliven
125 g Mozzarella
4 kleine oder 2 große Scheiben Weizenvollkornbrot
1 EL Butter
3 EL TK-Maiskörner
1/2 TL Kräutersalz
1 TL gerebelter Oregano
1/4 TL scharfes Paprikapulver

1. Entweder den Backofen auf 225 °C oder den Grill vorheizen.
2. Den Zucchini waschen, putzen und in dünne Scheiben schneiden. Die Paprikahälfte waschen, entkernen und in kleine Würfel schneiden. Die Zwiebel schälen und fein würfeln. Die Oliven entkernen und in Streifen schneiden. Den Mozzarella würfeln.
3. Das Brot mit der Butter bestreichen und mit den Zucchinischeiben belegen. Mais, Paprika- und Mozzarellawürfel, Zwiebelwürfel und Olivenstreifen in einer Schüssel mischen und mit Kräutersalz, Oregano und Paprikapulver würzen.
4. Die Gemüsemischung auf den Brotscheiben verteilen und die Brote im Backofen auf der obersten Schiene oder unter dem Grill 7 bis 8 Minuten überbacken, bis der Käse gut verlaufen ist.
(auf dem Foto oben)

ca. 400 kcal je Portion

Tipp

Wenn Sie rohes Gemüse nicht mögen, dann dünsten Sie es kurz in wenig Öl an, bevor Sie es auf die Brotscheiben geben.

Apfelnudeln mit Backpflaumen

Zubereitungszeit:
ca. 20 Minuten

Für 2 Personen

100 g kleine Vollkornnudeln
2 süße Äpfel
1 EL Butter
5 Backpflaumen
3 EL süße Sahne
2 EL Frutilose (Obstdicksaft aus dem Reformhaus)
1/2 TL abgeriebene Schale einer unbehandelten Zitrone
1/2 TL Zimtpulver
2 EL Haselnusskerne, gehackt oder in Blättchen

1. Die Nudeln in reichlich Wasser bissfest kochen.
2. Inzwischen die Äpfel schälen, vierteln, das Kerngehäuse herausschneiden und die Viertel quer in dünne Scheiben schneiden. Die Butter in einem Topf erhitzen und die Apfelscheiben darin etwa 10 Minuten dünsten, bis sie weich sind.
3. Die Pflaumen klein schneiden, zu den Äpfeln geben und erwärmen. Dann die Sahne, die Frutilose, die Zitronenschale und den Zimt hinzufügen.
4. Die Nudeln abgießen, etwas abtropfen lassen und auf zwei Teller verteilen. Das Apfelkompott darüber geben und alles mit den Nüssen bestreuen.
(auf dem Foto rechts: oben)

ca. 530 kcal je Portion

Tipp

Essen Sie vorher einen neutralen Salat (Seite 50).

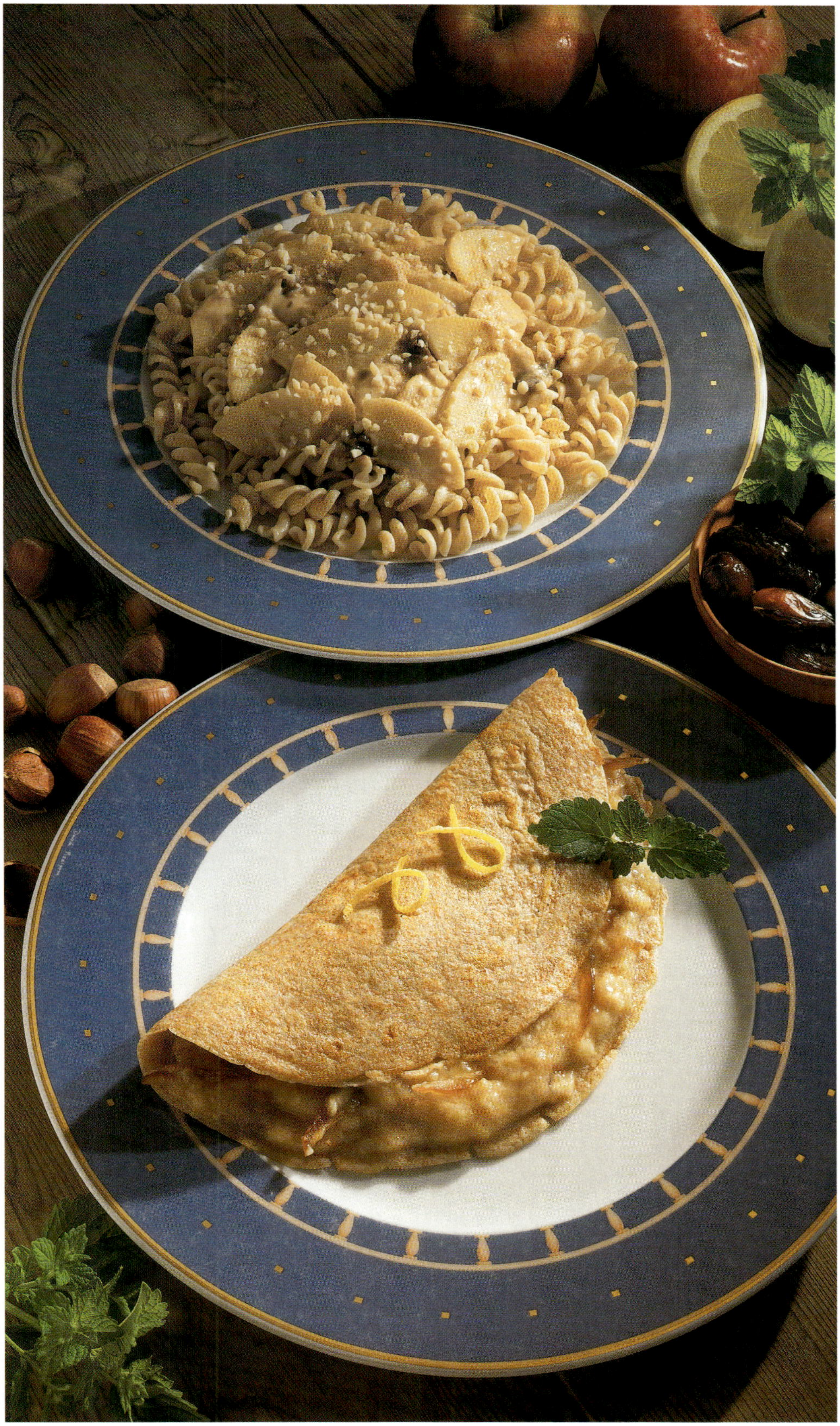

Pfannkuchen mit Bananen-Dattel-Mus

Zubereitungszeit:
ca. 15 Minuten

Für 2 Personen

Für die Pfannkuchen:
100 g feines Dinkel- oder Weizenvollkornmehl
1/2 TL Weinsteinbackpulver
2 frische Eigelbe
1 Prise Meersalz
2 EL kaltgepresstes Sonnenblumenöl

Für das Mus:
1 weiche Banane
5 frische Datteln (ersatzweise getrocknete)
1/2 TL abgeriebene Schale einer unbehandelten Zitrone
einige Blättchen Zitronenmelisse

1. Für die Pfannkuchen das Mehl mit dem Backpulver mischen und zusammen mit Wasser, den Eigelben und dem Salz schaumig rühren.
2. Das Öl in einer Pfanne erhitzen. Aus dem Teig darin nacheinander 2 goldbraune Pfannkuchen ausbacken.
3. Inzwischen die Banane schälen und mit einer Gabel zerdrücken. Die Datteln entsteinen und in feine Streifen schneiden. Die Banane mit der Zitronenschale und den Datteln mischen.
4. Die Pfannkuchen mit dem Mus bestreichen, zusammenklappen, mit Zitronenmelisse garnieren und sofort servieren.
(auf dem Foto: unten)

ca. 450 kcal je Portion

Gratinierte Kümmelkartoffeln

Zubereitungszeit:
ca. 40 Minuten

Für 2 Personen

400 g kleine Kartoffeln
80 g Brie
(mind. 60% Fett i. Tr.)
etwas Sonnenblumenöl
für die Form
1 TL Kümmel

1. Die Kartoffeln waschen und in Wasser garen. Entweder den Backofen auf 225 °C oder den Grill vorheizen. Den Käse in möglichst dünne Scheiben schneiden. Eine flache Auflaufform (20 cm Ø) mit Öl ausfetten.
2. Die gegarten Kartoffeln schälen und in Scheiben schneiden. Diese in die Form legen. Den Käse darauf verteilen und alles mit Kümmel bestreuen.
3. Die Kartoffeln im Backofen auf der oberen Schiene oder unter dem Grill überbacken, bis der Käse verlaufen ist.

ca. 300 kcal je Portion

Beilagentipp

Servieren Sie dazu einen Blattsalat mit klarem Kräuterdressing (Seite 51).

Tipp

Wenn es schnell gehen soll, dann kochen Sie die Kartoffeln im Schnellkochtopf. Oder Sie nehmen übriggebliebene gegarte Kartoffeln vom Vortag.

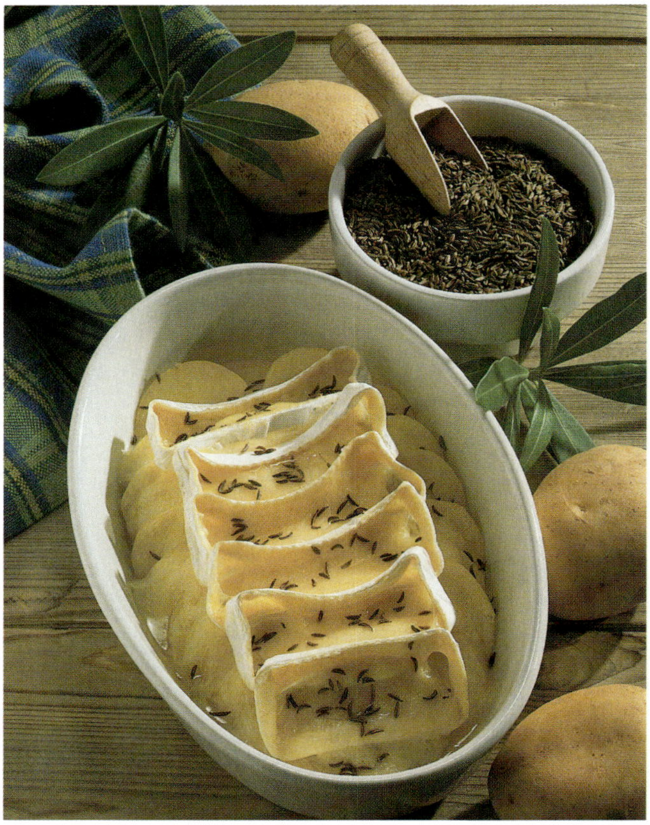

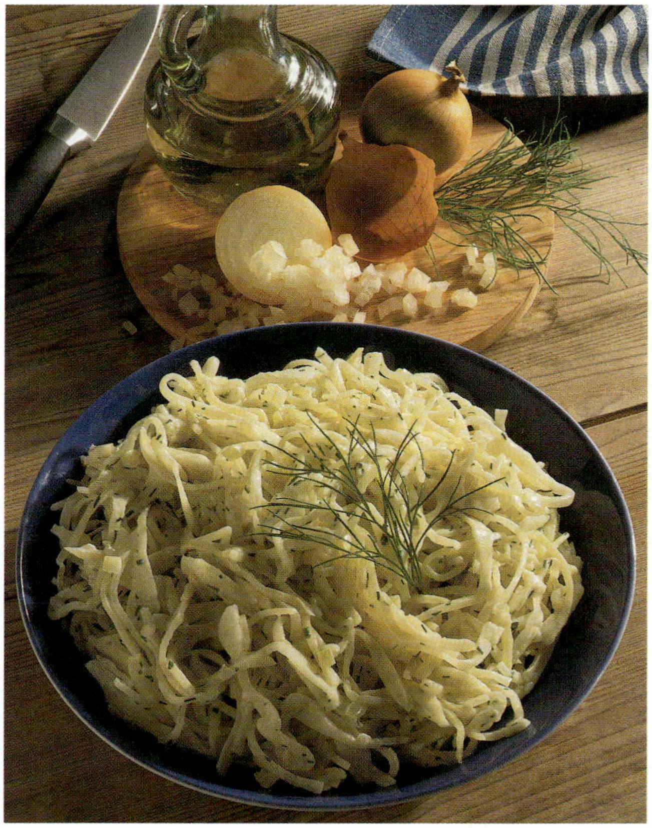

Weißkohl in Dillsahne

Zubereitungszeit:
ca. 30 Minuten

Für 2 Personen

600 g Weißkohl
2 Zwiebeln
2 EL kaltgepresstes Olivenöl
Meersalz
1 Bund Dill
100 g süße Sahne

1. Den Weißkohl waschen, putzen, vierteln und den Strunk herausschneiden. Den Kohl in feine Streifen schneiden oder mit einem Schnitzelwerk grob raspeln. Die Zwiebeln schälen und würfeln.
2. Das Öl in einem weiten Topf erhitzen und die Zwiebeln und den Kohl darin andünsten. Beides salzen und bei kleiner Hitze zugedeckt etwa 15 Minuten dünsten.
3. Den Dill waschen, von den Stielen zupfen und fein schneiden. Sahne und Dill zum gegarten Kohl geben und unterrühren.

ca. 320 kcal je Portion

Beilagentipp

Wenn Sie Pellkartoffeln zu diesem neutralen Gericht servieren, wird daraus ein Hauptgericht aus der Kohlenhydratgruppe.

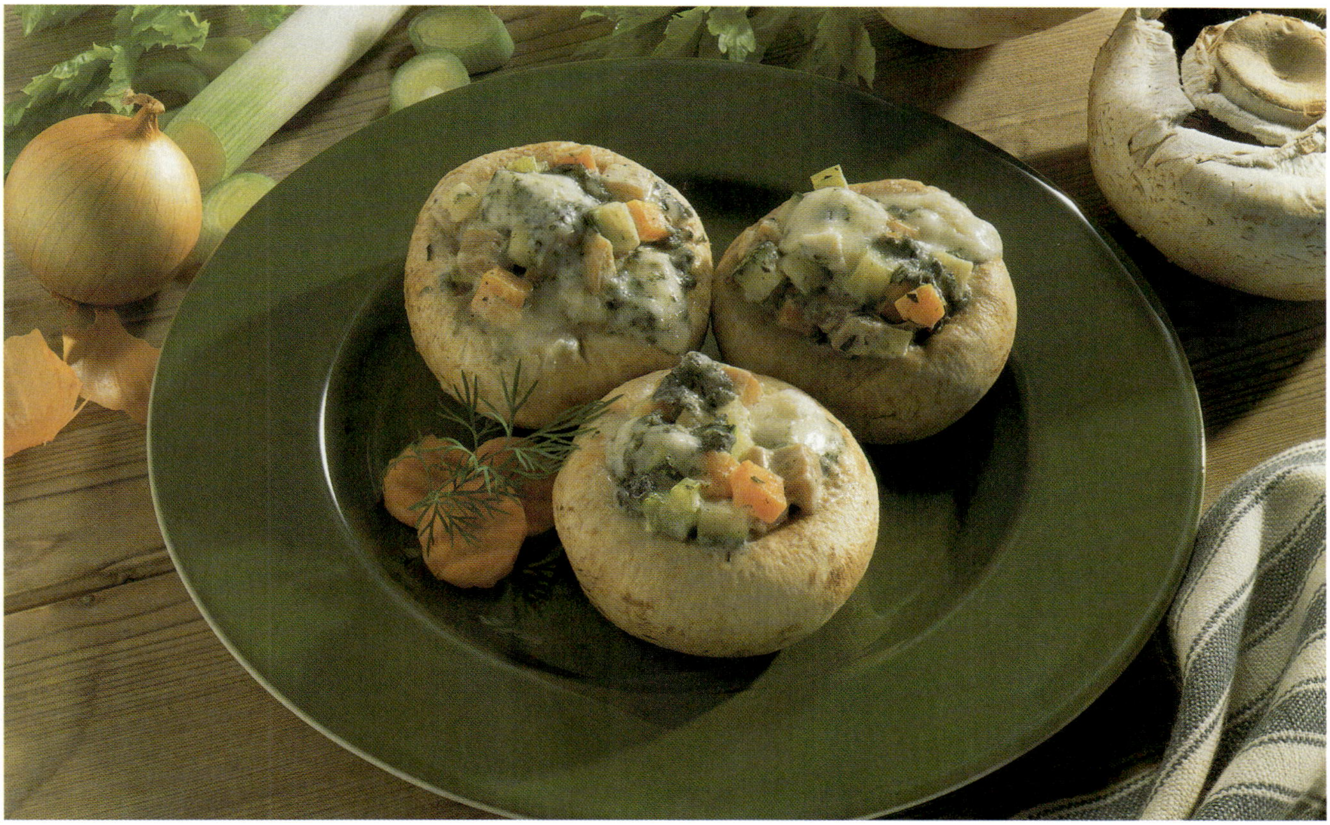

Gefüllte Riesenchampignons

Zubereitungszeit:
ca. 35 Minuten

Für 2 Personen

6–8 Riesenchampignons (je nach Größe)
1/2 Bund Suppengrün
1 EL kaltgepresstes Olivenöl
1/2 TL Kräutersalz
1 EL gehackter Estragon
2 EL Schmand (saure Sahne extra)
3 EL fein geschnittener Dill
60 g Blauschimmelkäse (mind. 60% Fett i. Tr.)

1. Die Champignons kurz waschen, putzen und die Stiele herausbrechen. Die Stiele fein hacken. Das Suppengrün waschen, putzen und in kleine Würfel schneiden.

2. Die Champignons in einem großen flachen Topf in etwas Wasser zugedeckt 7 bis 8 Minuten dünsten. Gleichzeitig das Öl in einer Pfanne erhitzen und Champignonstiele sowie Suppengrün bissfest dünsten.

3. Das Suppengrün mit Kräutersalz und Estragon würzen und den Schmand sowie den Dill darunter rühren.

4. Das Wasser von den Champignonköpfen abgießen und diese mit dem Suppengemüse füllen. Die Champignons wieder in den Topf setzen.

5. Den Blauschimmelkäse würfeln und auf den Champignons verteilen. Den Topf zudecken und den Käse bei kleiner Hitze schmelzen lassen.

ca. 270 kcal je Portion

Beilagentipp

Das Gericht eignet sich auch als Beilage zu Pellkartoffeln (dann gehört es in die Kohlenhydratgruppe) oder zu gedünstetem Fischfilet (dann gehört es in die Eiweißgruppe).

Variation

Falls Sie keinen Blauschimmelkäse mögen, können Sie die Champignons auch mit Schafskäse (Feta) überbacken.

Gemüsespieße mit Sesam-Kokos-Sauce

Zubereitungszeit:
ca. 35 Minuten

Für 2 Personen

Für die Spieße:
1 kleine gelbe Paprikaschote
1 große Zwiebel
1 kleiner Zucchini (ca. 80 g)
1 große Tomate
1 EL kaltgepresstes Olivenöl
1/2 TL Kräutersalz

Für die Sauce:
2 EL Sesamsamen
2 EL Kokosraspel
4 EL Limettensaft
6 EL Joghurt (3,5% Fett)
2 TL Ahornsirup
etwas Meersalz
1/2 TL Cayennepfeffer
1/2 TL Kurkumapulver (Gelbwurz)
1/2 TL gemahlener Koriander
evtl. einige Korianderblättchen

1. Die Paprikaschote waschen, vierteln, entkernen und die Viertel quer halbieren. Die Zwiebel schälen und in Achtel schneiden. Den Zucchini waschen, putzen und quer in 8 Stücke schneiden. Die Tomate waschen, vierteln, entkernen und den Stielansatz herausschneiden. Die Viertel quer halbieren.

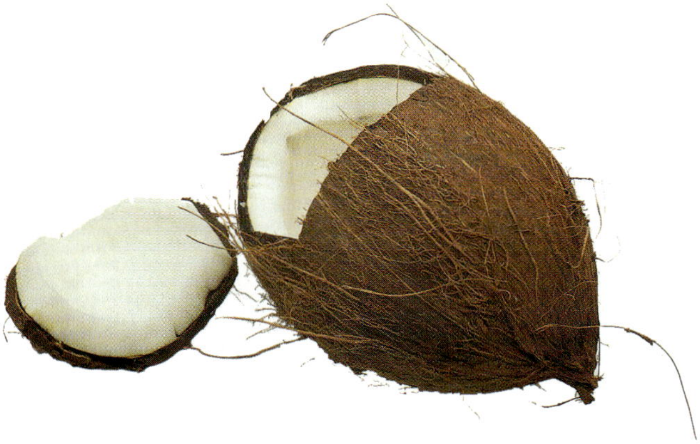

2. Das Gemüse in bunter Reihe auf 4 Schaschlikspieße stecken. Mit dem Öl einpinseln und mit Kräutersalz bestreuen. Die Spieße in einer beschichteten Pfanne rundherum braun braten oder im Elektrogrill grillen.
3. Inzwischen für die Sauce den Sesam und die Kokosraspel in einer Pfanne ohne Fett anrösten. Anschließend beides mit Limettensaft, Joghurt, Ahornsirup, Meersalz, Cayennepfeffer, Kurkuma und Koriander verrühren.
4. Die Sauce eventuell mit zerpflückten Korianderblättchen bestreuen und zu den Spießen servieren.
(auf dem Foto: oben links)

ca. 280 kcal je Portion

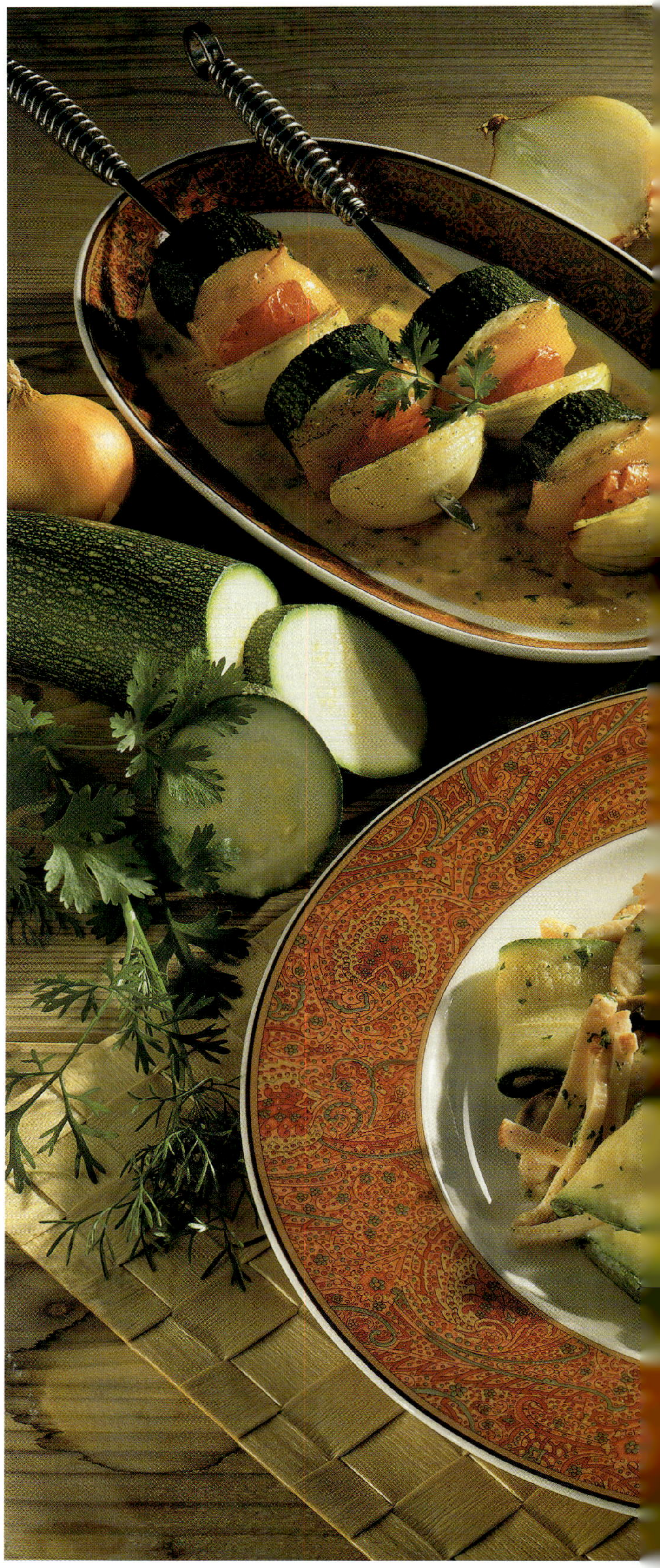

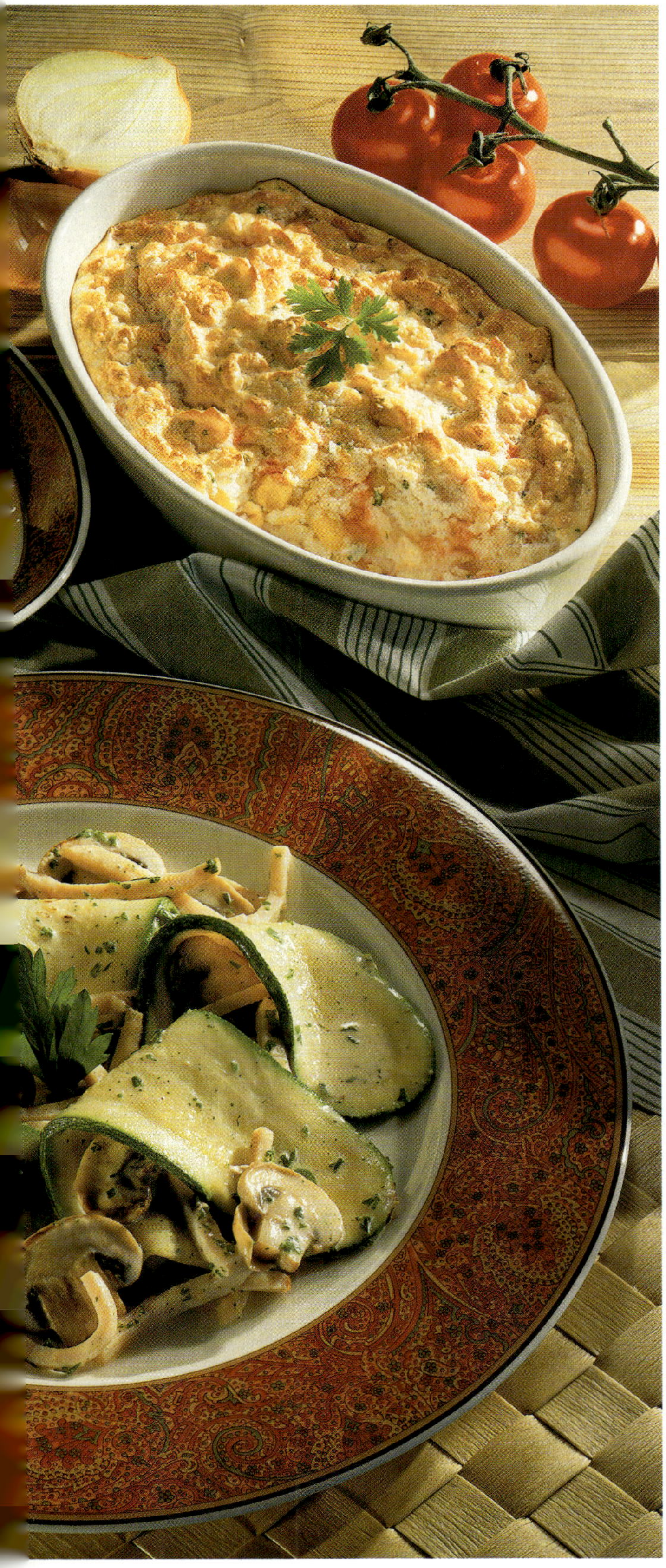

Tomaten-Mais-Soufflé

Zubereitungszeit:
ca. 45 Minuten

Für 2 Personen

3 Tomaten
1 Zwiebel
2 frische Eier
1 Knoblauchzehe
200 g TK-Gemüsemais
1/2 TL Kräutersalz
1/2 TL Cayennepfeffer
1/2 TL Kurkumapulver (Gelbwurz)
1/2 TL gemahlener Koriander
1/2 TL gehackter Rosmarin
2 TL Butter

1. Den Backofen auf 200 °C vorheizen. Die Tomaten über Kreuz einritzen, kurz überbrühen, abschrecken und enthäuten. Sie dann halbieren, entkernen und die Stielansätze herausschneiden. Das Fruchtfleisch in Würfel schneiden. Die Zwiebel schälen und fein hacken. Die Eier trennen. Den Knoblauch schälen und durch die Presse drücken.
2. Die Tomatenwürfel mit den Zwiebelwürfeln, Mais, Eigelb, Knoblauch und den Gewürzen verrühren. Das Eiweiß zu Schnee schlagen und darunter heben.
3. Die Mischung in eine Auflaufform (20 cm Ø) geben und die Butter in Flöckchen darauf verteilen. Das Soufflé im Backofen auf der mittleren Schiene etwa 30 Minuten backen.
(auf dem Foto: oben rechts)

ca. 210 kcal je Portion

Schnelles Pfannengemüse mit Putenbraten

Zubereitungszeit:
ca. 20 Minuten

Für 2 Personen

2 mittelgroße Zucchini (ca. 500 g)
150 g Champignons
1 EL kaltgepresstes Olivenöl
100 g Putenbraten, in Scheiben geschnitten
4 EL süße Sahne
3 EL gehackte, frische Kräuter (z. B. Petersilie)
1/2 TL Kräutersalz
etwas Cayennepfeffer

1. Die Zucchini waschen, putzen, der Länge nach in Scheiben schneiden. Die Champignons waschen, putzen und in Scheiben schneiden.
2. Das Öl in einer Pfanne erhitzen und das Gemüse unter Rühren darin andünsten. Es zugedeckt in etwa 10 Minuten bissfest garen.
3. Inzwischen den Putenbraten in Streifen schneiden. Diese kurz vor Ende der Garzeit zusammen mit Sahne, Kräutern, Kräutersalz und Cayennepfeffer zum Gemüse geben. Das Ganze umrühren und noch etwa 2 Minuten weitergaren.
(auf dem Foto: unten)

ca. 280 kcal je Portion

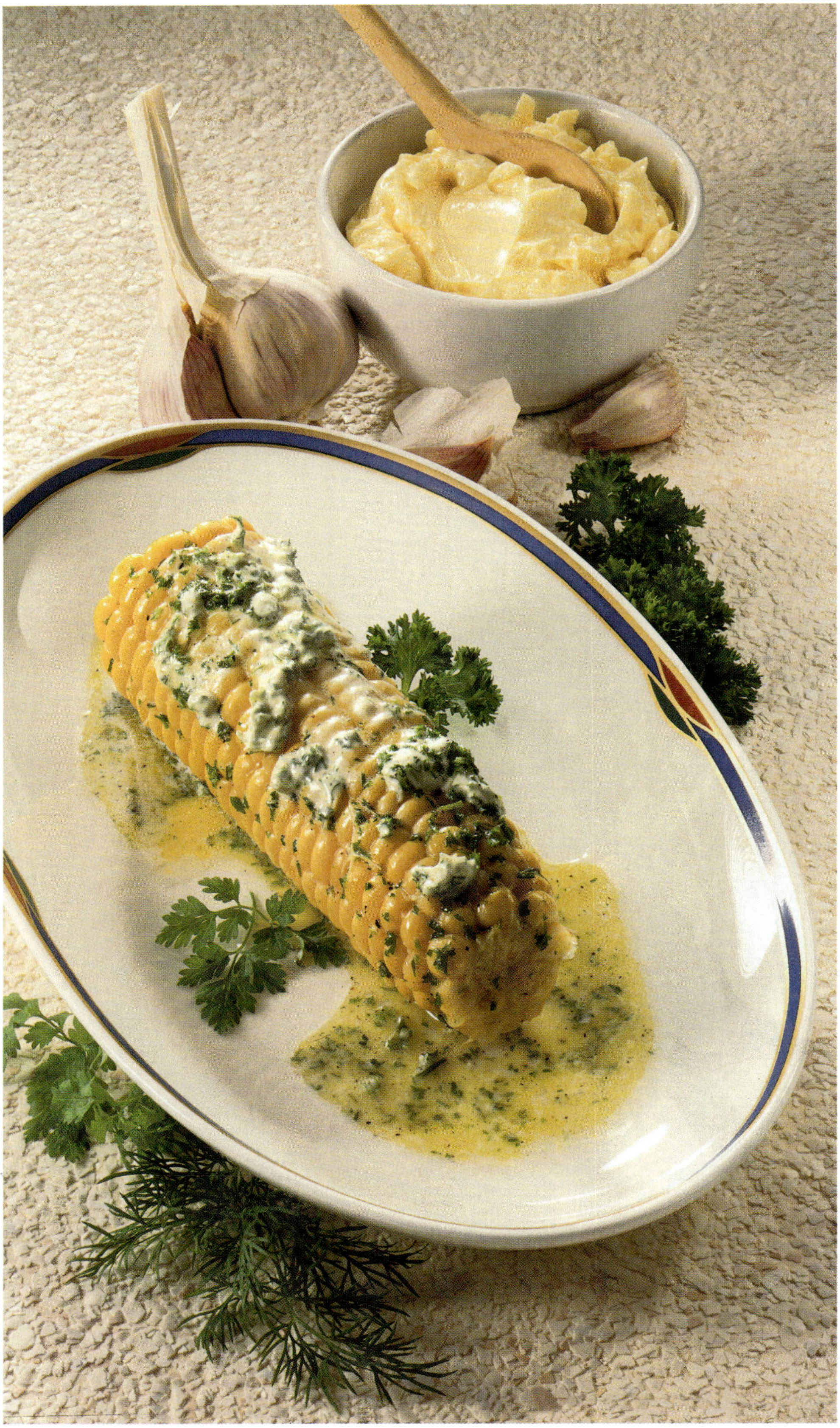

Maiskolben mit Knoblauchbutter

Zubereitungszeit:
ca. 35 Minuten

Für 2 Personen

Für den Mais:
2 frische Maiskolben
etwas Jodsalz

Für die Butter:
65 g sehr weiche Butter
1 durchgepresste Knoblauchzehe
3 EL fein gehackte Kräuter (z. B. Petersilie, Dill, Kerbel, Majoran und Zitronenmelisse)
etwas Jodsalz

1. Den Maiskolben putzen, waschen, in eine Kasserolle legen, mit kochendem Salzwasser bedecken und zugedeckt etwa ¼ Stunde köcheln lassen.
2. In der Zwischenzeit die Butter cremig rühren. Knoblauch und Kräuter darunter ziehen. Das Ganze mit etwas Salz abschmecken.
3. Die Kolben abtropfen lassen, auf einer Platte anrichten und mit der Knoblauchbutter gut bestreichen.

ca. 460 kcal je Portion

Tipps

- Die neutrale Knoblauchbutter passt zu vielen gekochten oder gedämpften Gemüsen sowie zu Kurzgebratenem oder Gegrilltem. Sie eignet sich auch als Brotaufstrich.
- Wenn Sie den Knoblauch in der Knoblauchbutter weglassen, erhalten Sie eine feine Kräuterbutter.

Carpaccio vom Lachs

Gefrierzeit: 45 Minuten
Zubereitungszeit:
ca. 15 Minuten
Zeit zum Durchziehen:
ca. 1 Stunde

Für 2 Personen

Für das Carpaccio:
200 g frisches Lachsfilet
2 EL Aquavit
1 EL Balsamessig
2 EL kaltgepresstes Olivenöl

Außerdem:
8 Kirschtomaten
2 EL fein gehackte Dillspitzen

1. Den Lachs etwa ¾ Stunden im Gefrierfach leicht anfrieren lassen.
2. Danach den Fisch mit einem Lachsmesser (oder einem sehr dünnen, scharfen Messer) schräg zur Faser in hauchdünne Scheiben schneiden. Die Scheiben auf 2 flachen Tellern anrichten.
3. Den Aquavit mit dem Essig, dem Öl und 2 Esslöffeln Wasser verrühren. Diese Marinade auf den Lachsscheiben verteilen und alles etwa 1 Stunde im Kühlschrank durchziehen lassen.
4. Die Kirschtomaten waschen und halbieren. Den Lachs mit den Tomaten und den Dillspitzen garnieren.

ca. 260 kcal je Portion

Tipp

Wenn die Lachsscheiben zu dick sind, können Sie sie zwischen Frischhaltefolie legen und mit dem Nudelholz flachrollen.

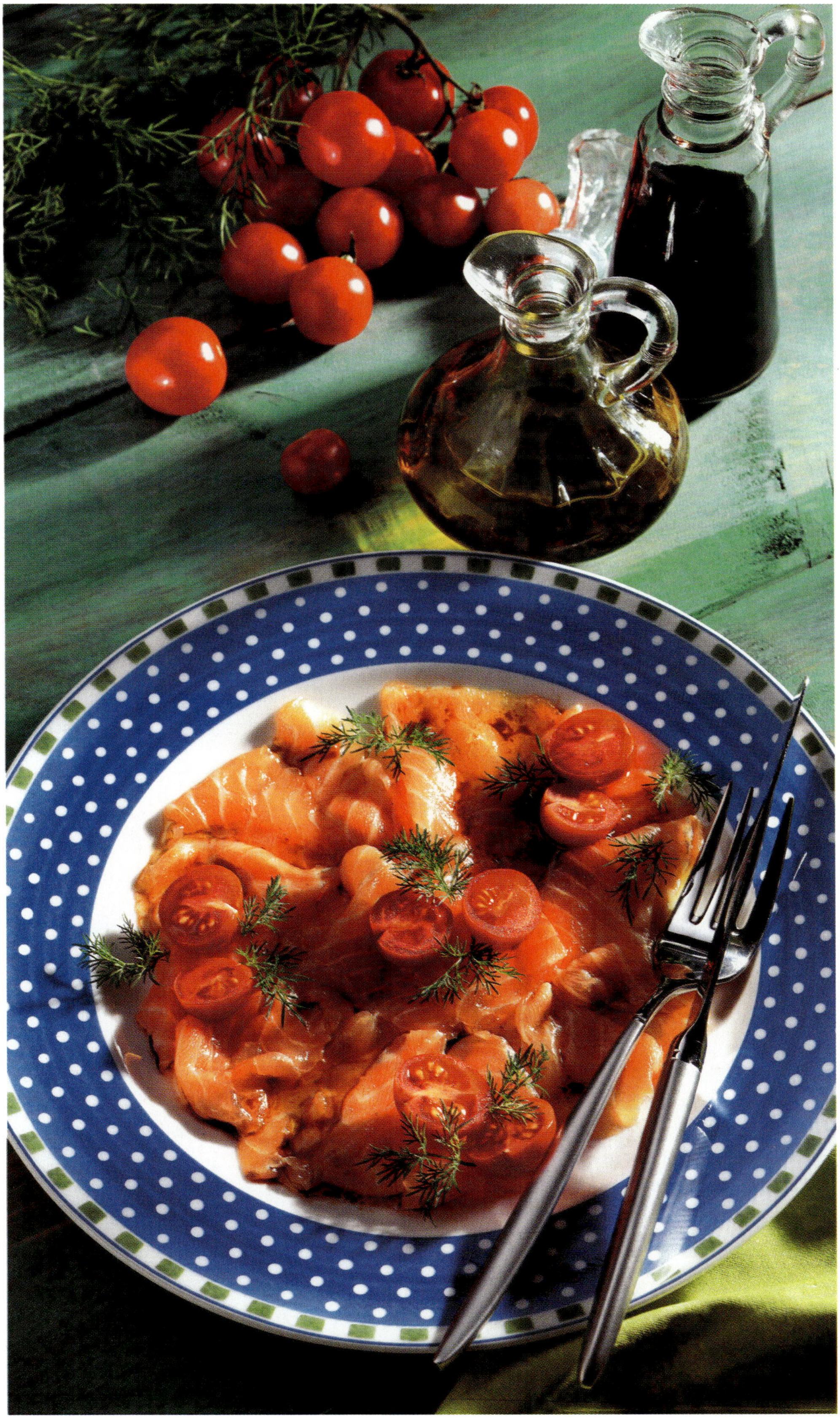

Knoblauchshrimps

Zubereitungszeit:
ca. 15 Minuten

Für 2 Personen

1 unbehandelte Zitrone
200 g gekochte, geschälte Shrimps
2 Knoblauchzehen
$^1/_2$ Bund glatte Petersilie
2 EL kaltgepresstes Olivenöl

1. Die Zitrone mit heißem Wasser abspülen und eine Hälfte auspressen. Die Shrimps mit dem Saft beträufeln. Die andere Zitronenhälfte in Scheiben schneiden.
2. Die Knoblauchzehen schälen und zuerst in dünne Scheiben, dann in feine Streifen schneiden. Die Petersilie waschen, trockenschütteln und die Stiele abschneiden. Das Grün grob hacken.
3. Das Öl in einer Pfanne erhitzen und den Knoblauch darin andünsten. Die Petersilie und die Shrimps dazugeben und 1 bis 2 Minuten unter Rühren erwärmen. Die Shrimps mit den Zitronenscheiben hübsch garnieren.

ca. 190 kcal je Portion

Beilagentipp

Zu diesem pikanten Gericht passt ein neutraler Blattsalat oder ein gemischter Salat mit klarem Kräuterdressing (Seite 51) am besten.

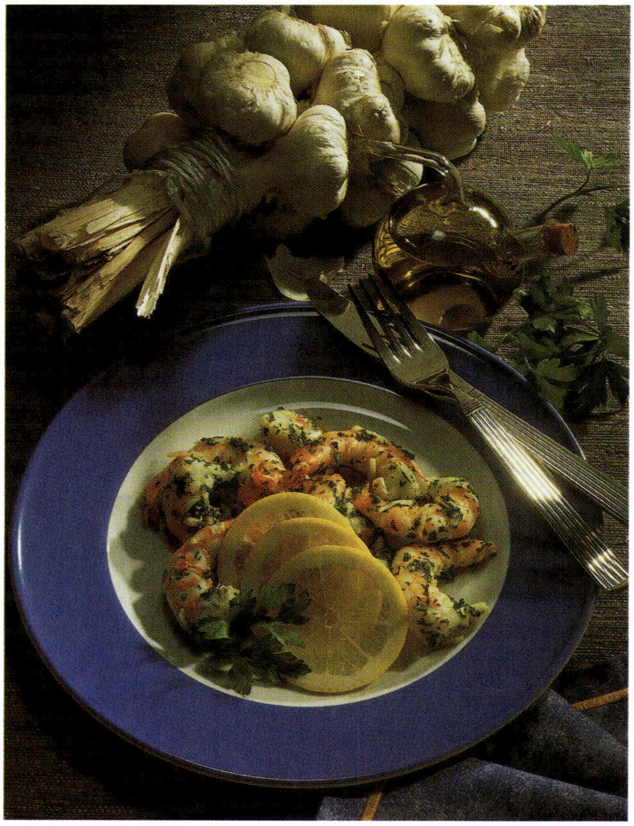

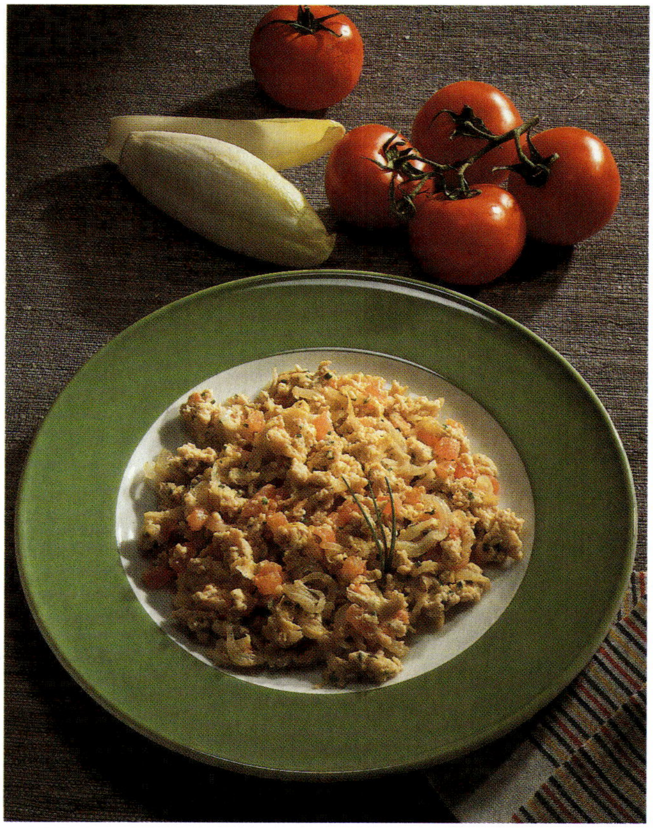

Chicoréerührei

Zubereitungszeit:
ca. 20 Minuten

Für 2 Personen

2 Chicoréestauden
1 große Tomate
50 g Emmentaler
3 frische Eier
1 EL süße Sahne
2 EL Schnittlauchröllchen
$^1/_2$ TL Kräutersalz
$^1/_2$ TL edelsüßes Paprikapulver
1 EL kaltgepresstes Olivenöl

1. Den Chicorée waschen, putzen, der Länge nach halbieren und den Strunk herausschneiden. Die Stauden dann in feine Streifen schneiden.
2. Die Tomate über Kreuz einritzen, kurz überbrühen, abschrecken und enthäuten. Sie dann halbieren, entkernen und den Stielansatz herausschneiden. Das Fruchtfleisch in Würfel schneiden. Den Käse fein reiben.
3. Die Eier mit der Sahne und 2 Esslöffeln Wasser verquirlen. Den Schnittlauch hinzufügen und alles mit Kräutersalz und Paprikapulver würzen.
4. Das Öl in einer beschichteten Pfanne erhitzen und den Chicorée darin in 3 bis 4 Minuten bissfest dünsten. Dann die Tomatenwürfel dazugeben und die Eier darüber gießen. Alles einige Minuten stocken lassen, dann vorsichtig umrühren.
5. Den Käse darüber streuen und alles noch einige Minuten garen, bis das Ei fest und der Käse geschmolzen ist.

ca. 310 kcal je Portion

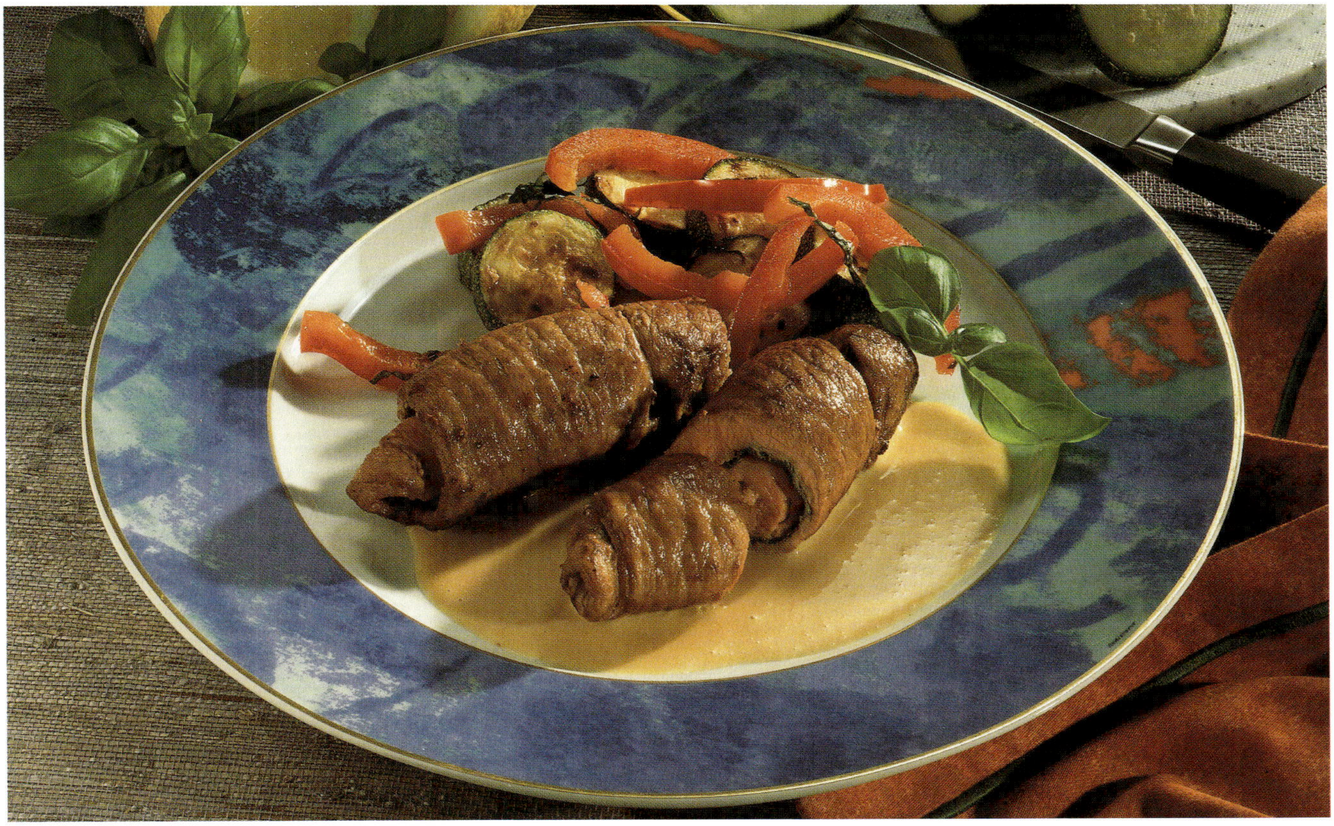

Kalbfleischröllchen auf italienische Art

Zubereitungszeit:
ca. 40 Minuten

Für 2 Personen

3 mittelgroße Zucchini (ca. 600 g)
Saft von 1 Zitrone
1 rote Paprikaschote
einige Basilikumblättchen
4 dünn geschnittene Kalbsschnitzel (ca. 300 g)
einige frische Salbeiblättchen
2 EL kaltgepresstes Olivenöl
etwas Kräutersalz
3 EL süße Sahne
3 EL Wasser
etwas Meersalz

1. Die Zucchini waschen, putzen und in Scheiben von etwa 1 cm Dicke schneiden. Diese mit dem Zitronensaft beträufeln und etwa 20 Minuten durchziehen lassen.
2. Die Paprikaschote waschen, vierteln, entkernen und quer in feine Streifen schneiden. Die Basilikumblättchen waschen, gut trockentupfen und in dünne Streifen schneiden.
3. Die Kalbsschnitzel halbieren. Jeweils 1 bis 2 Salbeiblättchen auf die Fleischstücke legen, das Fleisch aufrollen und mit kurzen Holzspießchen zusammenstecken.
4. In einer Pfanne einen Esslöffel Öl erhitzen. Die Zucchinischeiben darin auf jeder Seite etwa 2 Minuten goldbraun braten. Sie anschließend auf Küchenkrepp abtropfen lassen. Die Zucchinischeiben mit den Paprikastreifen mischen und alles mit Kräutersalz würzen.
5. Das restliche Öl in derselben Pfanne erhitzen. Die Kalbsröllchen darin rundherum zunächst 3 Minuten bei starker Hitze bräunen, dann noch 2 bis 4 Minuten zugedeckt bei reduzierter Hitze garen. Sie anschließend im Backofen warm stellen.
6. Den Bratfond mit 3 Esslöffeln Wasser und der Sahne ablöschen, leicht salzen und über die Kalbsröllchen geben. Das Fleisch zusammen mit dem Gemüse servieren.

ca. 350 kcal je Portion

Hauptgerichte

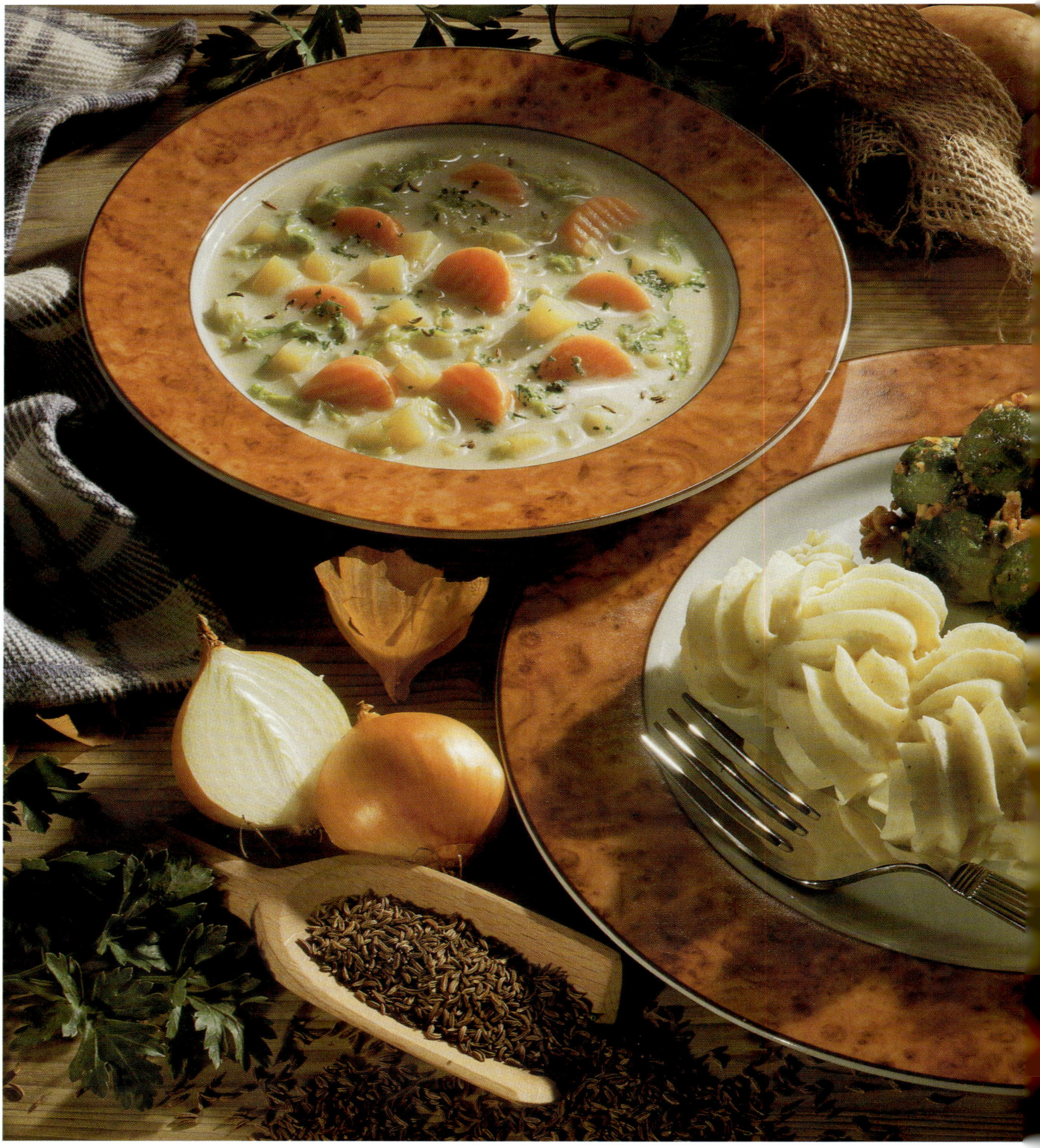

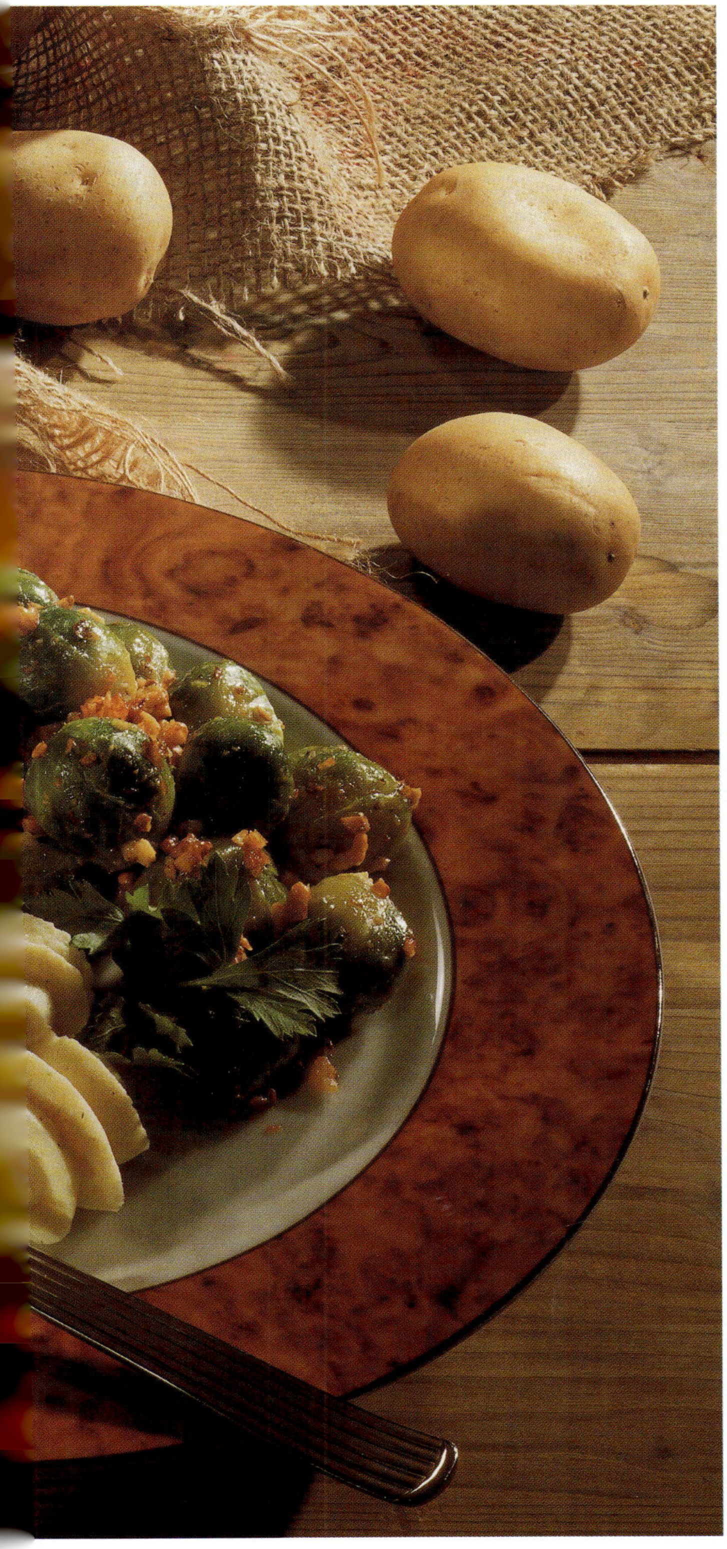

Kartoffel-Wirsing-Eintopf

Zubereitungszeit:
ca. 35 Minuten

Für 2 Personen

400 g Kartoffeln
400 g Wirsing
2 große Möhren, 1 Zwiebel
2 EL kaltgepresstes Olivenöl
1/2 l vegetarische Gemüsebrühe, 1 TL Kümmel
3 EL süße Sahne
2 EL gehackte Petersilie
2 EL Schnittlauchröllchen
etwas Kräutersalz
1/2 TL geriebene Muskatnuss
1/2 TL Cayennepfeffer

1. Die Kartoffeln schälen, waschen und in Würfel schneiden. Den Wirsing putzen, waschen und den Strunk herausschneiden. Den Wirsing in Streifen schneiden. Die Möhren waschen, putzen, schaben und in dünne Scheiben schneiden. Die Zwiebel schälen und würfeln.
2. Das Öl in einem Topf erhitzen und die Zwiebelwürfel darin glasig dünsten. Kartoffeln, Möhren und Wirsing einige Minuten mitdünsten.
3. Die Brühe dazugießen, den Kümmel hinzufügen, alles umrühren und die Suppe aufkochen lassen. Sie dann zugedeckt etwa 20 Minuten köcheln.
4. Die Sahne und die Kräuter dazugeben und die Suppe mit Kräutersalz, Muskat sowie Cayennepfeffer abschmecken.
(auf dem Foto: oben)

ca. 400 kcal je Portion

Kartoffelbrei mit Walnussrosenkohl

Zubereitungszeit:
ca. 30 Minuten

Für 2 Personen

400 g Kartoffeln
500 g Rosenkohl
etwas Meersalz
3 EL Wasser
50 g Speisequark (20% Fett i. Tr.)
1/2 TL geriebene Muskatnuss
1/2 TL Kräutersalz
2 EL Schnittlauchröllchen
1 1/2 EL Butter
2 EL gehackte Walnusskerne

1. Die Kartoffeln schälen, waschen, vierteln und in etwas Wasser gar kochen. Den Rosenkohl waschen, putzen und in etwas leicht gesalzenem Wasser in etwa 10 Minuten bissfest garen.
2. Die Kartoffeln zusammen mit 3 Esslöffeln Wasser, dem Quark, dem Muskat und dem Kräutersalz pürieren. Den Schnittlauch darunter rühren.
3. Den Rosenkohl abgießen und abtropfen lassen. Die Butter in einem Topf schmelzen lassen und die Walnusskerne kurz darin rösten. Den Rosenkohl dazugeben und mit der Nußbutter mischen. Den Rosenkohl zum Kartoffelbrei servieren.
(auf dem Foto: unten)

ca. 400 kcal je Portion

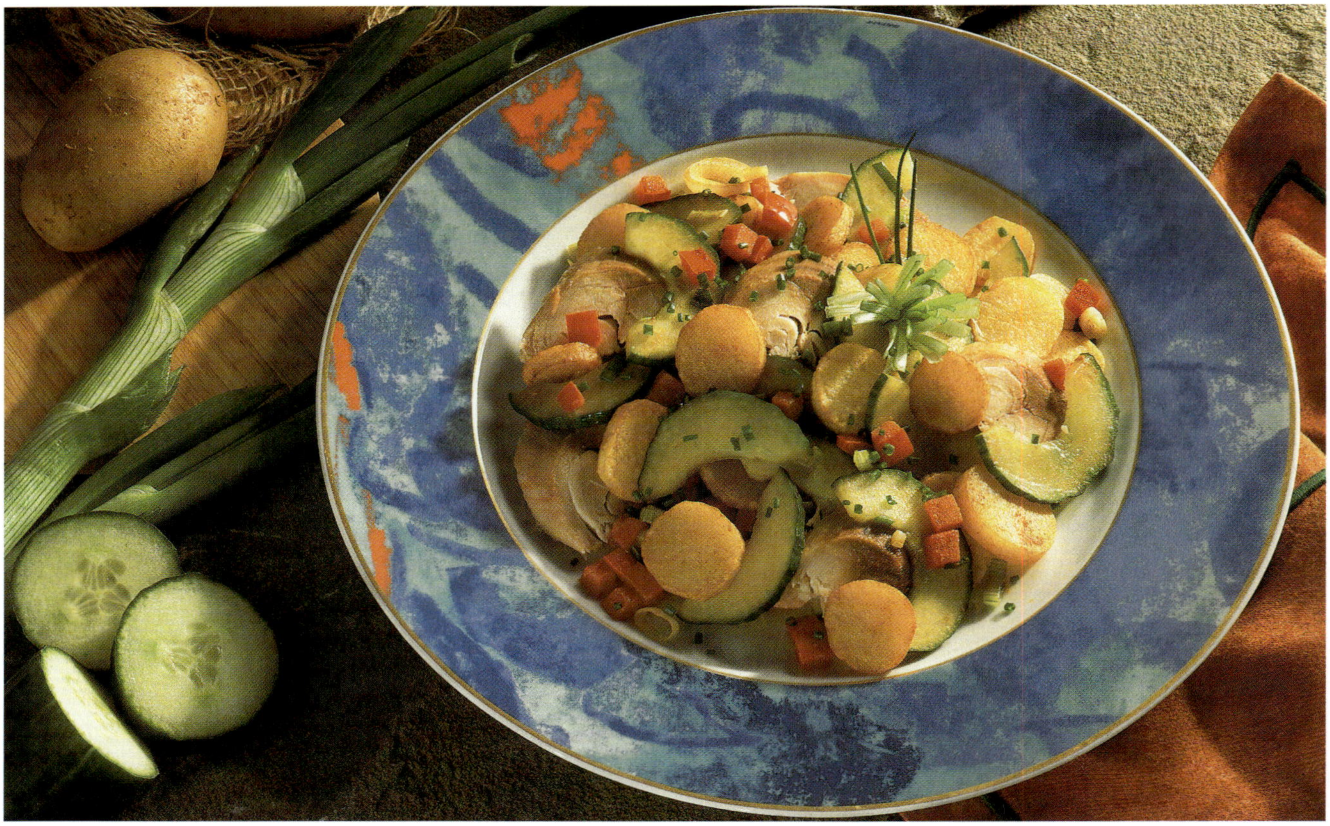

Kartoffel-Räucherfisch-Pfanne

Zubereitungszeit:
ca. 25 Minuten

Für 2 Personen

400 g gekochte Pellkartoffeln
2 Frühlingszwiebeln
1 Stück Salatgurke (ca. 10 cm lang)
1 kleine rote Paprikaschote
2 EL kaltgepresstes Olivenöl
1/2 TL Kräutersalz
1/2 TL edelsüßes Paprikapulver
1/4 TL Cayennepfeffer
1 geräuchertes Makrelenfilet
2 EL Schnittlauchröllchen

1. Die Kartoffeln schälen und in Scheiben schneiden. Die Frühlingszwiebeln waschen, putzen und in feine Ringe schneiden. Das Gurkenstück waschen, der Länge nach halbieren und die Kerne mit einem Löffel herauskratzen. Die Gurke in Scheiben schneiden. Die Paprikaschote waschen, vierteln, putzen, entkernen und würfeln.
2. Das Öl in einer Pfanne erhitzen und die Kartoffelscheiben darin anbraten. Zwiebelringe, Gurkenscheiben und Paprikawürfel sowie Kräutersalz, Paprikapulver und Cayennepfeffer dazugeben und alles unter ständigem Rühren bei mittlerer Hitze kurz braten, bis das Gemüse bissfest und die Kartoffelscheiben goldbraun gebraten sind.
3. Inzwischen das Makrelenfilet enthäuten und in mundgerechte Stücke schneiden. Die Fischstücke kurz vor Ende der Garzeit zu den Kartoffeln geben und einige Minuten im Gemüse erwärmen. Die Kartoffelpfanne mit dem Schnittlauch bestreuen.

ca. 390 kcal je Portion

Beilagentipp

Servieren Sie zur Kartoffel-Fisch-Pfanne einen Blattsalat mit klarem Kräuterdressing (Seite 51).

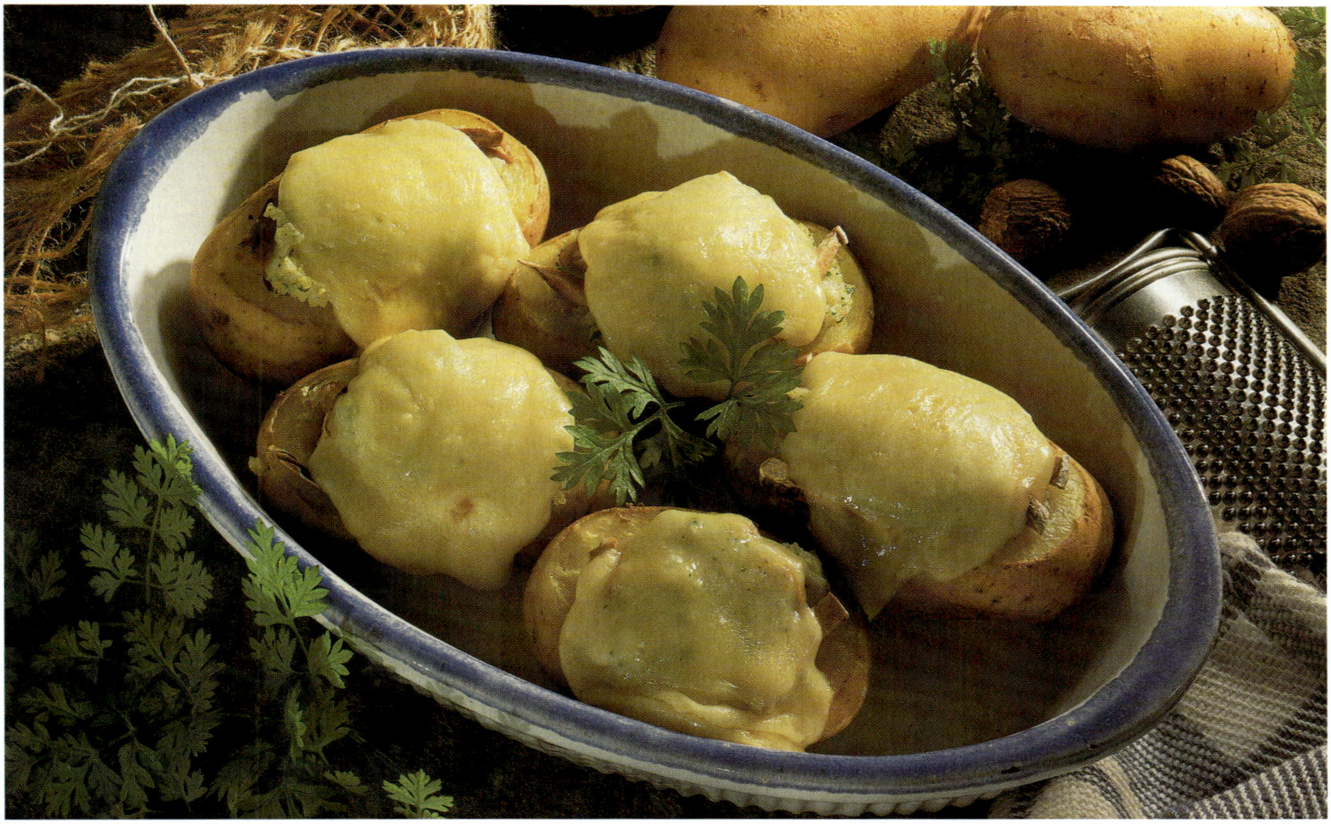

Gefüllte Kartoffeln

Zubereitungszeit:
ca. 35 Minuten

Für 2 Personen

4–6 mittelgroße Kartoffeln (ca. 400 g)
2 große Champignons
1 EL weiche Butter
2 EL frisch gehackter Kerbel
1/2 TL Kräutersalz
etwas geriebene Muskatnuss
4 Scheiben Butterkäse (mind. 60% Fett i. Tr.)
etwas Butter für die Form

1. Die Kartoffeln mit der Schale in etwa 20 Minuten weich kochen. Nach etwa 10 Minuten den Backofen auf 225 °C oder den Grill vorheizen.
2. Inzwischen die Champignons waschen, putzen und in Stifte schneiden.
3. Von den Kartoffeln jeweils einen Deckel abschneiden und sie bis auf einen etwa 1/2 cm breiten Rand aushöhlen.
4. Die Deckel schälen und zusammen mit der ausgehöhlten Kartoffelmasse mit einer Gabel zerdrücken. Das Püree mit der Butter, dem Kerbel, dem Kräutersalz und dem Muskat verrühren. Die Pilze darunter mischen.
5. Die Kartoffelmasse zurück in die Kartoffeln füllen und dabei einen „Berg" aufhäufen. Darauf je 1 Käsescheibe legen. Die Kartoffeln in eine gefettete Auflaufform setzen und auf der obersten Schiene im Backofen oder unter dem Grill etwa 10 Minuten überbacken.

ca. 290 kcal je Portion

Beilagentipp

Servieren Sie zu den Kartoffeln gedünstetes Gemüse oder einen neutralen Salat.

Aus 1 mach 2

Wenn Sie mehr Kartoffeln kochen, können Sie den Rest für einen Kartoffelsalat verwenden (Seite 65).

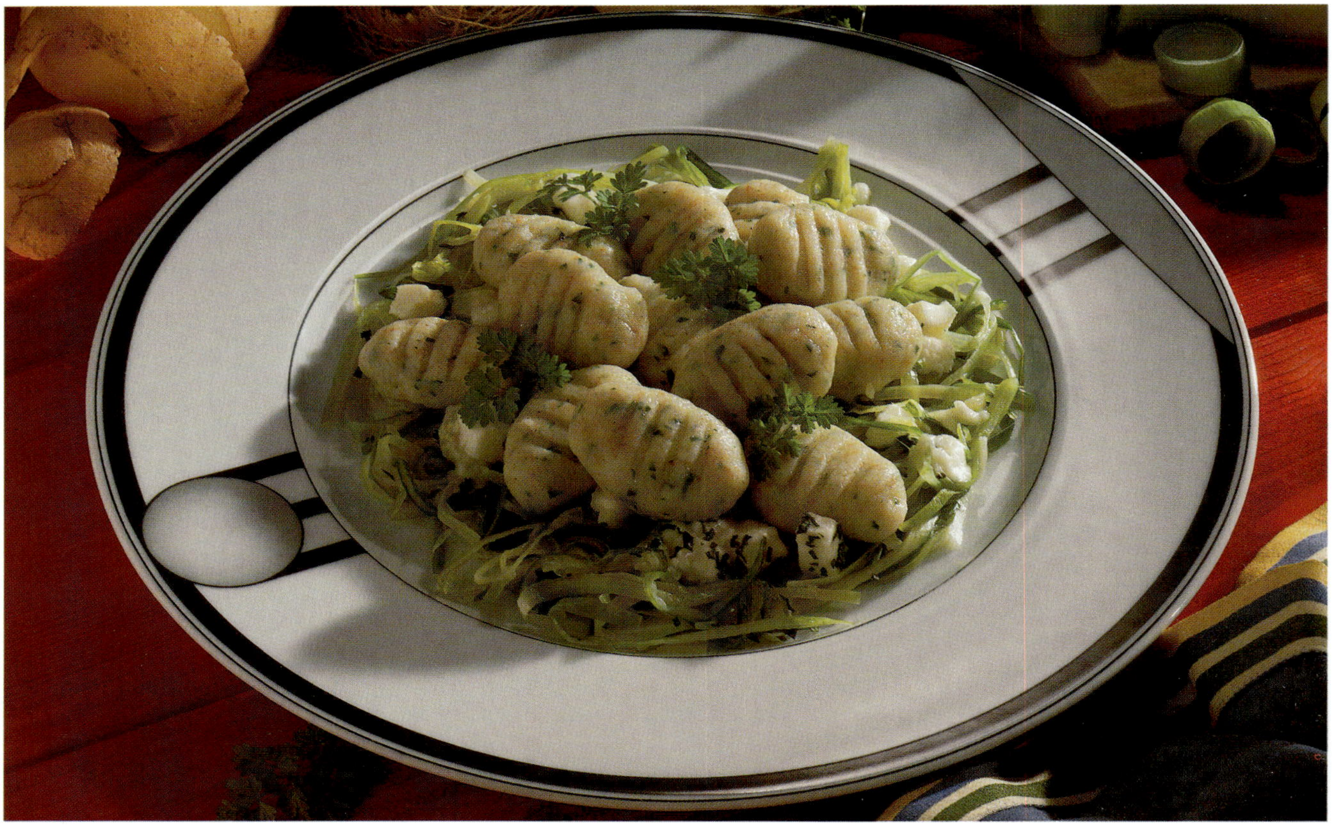

Petersiliengnocchi mit Lauchgemüse

Zubereitungszeit:
ca. 1 Stunde
Abkühlzeit:
ca. 1 Stunde

Für 2 Personen

Für die Gnocchi:
400 g mehligkochende Kartoffeln,1 Eigelb
2 EL Weizenvollkornmehl
2 EL gehackte glatte oder krause Petersilie
1/4 TL geriebene Muskatnuss
1/2 TL Kräutersalz
1/2 TL Meersalz

Für das Gemüse:
500 g Lauch
1 Knoblauchzehe
1 EL gehackter Estragon
1 EL gehackter Kerbel
75 g Schafskäse, in Lake eingelegt (Feta)

1. Die Kartoffeln waschen, in etwas Wasser gar kochen, schälen und abkühlen lassen. Den Lauch gründlich waschen, putzen und in feine Streifen schneiden. Den Knoblauch schälen und durch die Presse drücken.
2. Die Kartoffeln durch ein feinmaschiges Sieb passieren oder durch die Kartoffelpresse drücken. Die Masse mit Eigelb, Mehl, Petersilie, Muskat und Kräutersalz verkneten.
3. In einem zweiten Topf sehr wenig Wasser aufkochen und den Lauch sowie den Knoblauch hineingeben. Beides kurz andünsten und dann bei kleiner Hitze zugedeckt 6 bis 8 Minuten garen. Die Kräuter und den zerbröckelten Schafskäse dazugeben und den Käse leicht schmelzen lassen.
4. Inzwischen für die Gnocchi etwa 2 l leicht gesalzenes Wasser in einem Topf zum Kochen bringen. Aus dem Kartoffelteig kleine ovale Bällchen formen und diese mit einer Gabel flachdrücken.
5. Nun die Gnocchi in das kochende Wasser geben. Die Hitze reduzieren und die Gnocchi in leicht siedendem Wasser etwa 3 Minuten gar ziehen lassen, bis sie oben schwimmen. Die Gnocchi mit dem Gemüse servieren.

ca. 360 kcal je Portion

Tipp

Die Gnocchi können Sie vorbereiten und erst am nächsten Tag kochen.

Nudeln mit Zucchinisauce und Kürbiskernen

Zubereitungszeit:
ca. 25 Minuten

Für 2 Personen

2 kleine Zucchini (ca. 300 g)
200 g Lauch
1 Knoblauchzehe
140 g Vollkornnudeln (z. B. Hörnchen oder Penne)
1/2 TL Meersalz
1 EL kaltgepresstes Olivenöl
50 ml vegetarische Gemüsebrühe (aus Instantpulver zubereitet)
2 TL gehackter Thymian
3 EL süße Sahne
1–2 TL feines Vollkornmehl
3 EL geschälte Kürbiskerne

1. Die Zucchini waschen, putzen, der Länge nach vierteln und quer in dünne Scheiben schneiden. Den Lauch gründlich waschen, putzen und in dünne Ringe schneiden. Den Knoblauch schälen und durch die Presse drücken.
2. Die Nudeln in reichlich leicht gesalzenem Wasser in 8 bis 11 Minuten bissfest garen.
3. Inzwischen das Öl in einem Topf erhitzen und Zucchini, Lauch und Knoblauch darin andünsten. Die Brühe angießen, den Thymian dazugeben und das Gemüse etwa 8 Minuten bissfest dünsten.
4. Die Sahne unter das Gemüse rühren. Das Mehl mit etwas Wasser anrühren, in die Sauce einrühren und kurz aufkochen lassen.
5. Die Nudeln abgießen. Sie auf 2 Teller verteilen, die Sauce darüber geben und alles mit den Kürbiskernen bestreuen.

ca. 500 kcal je Portion

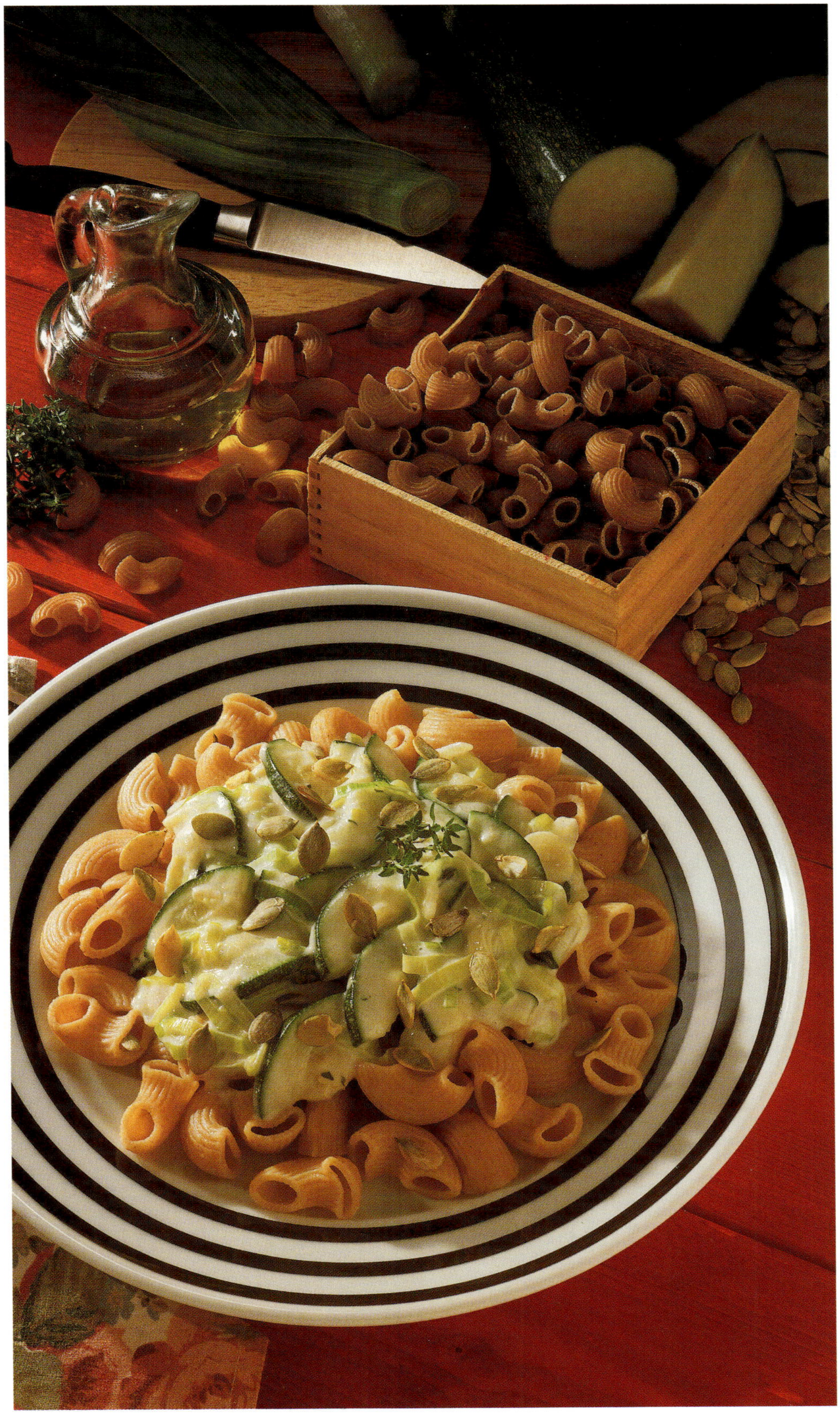

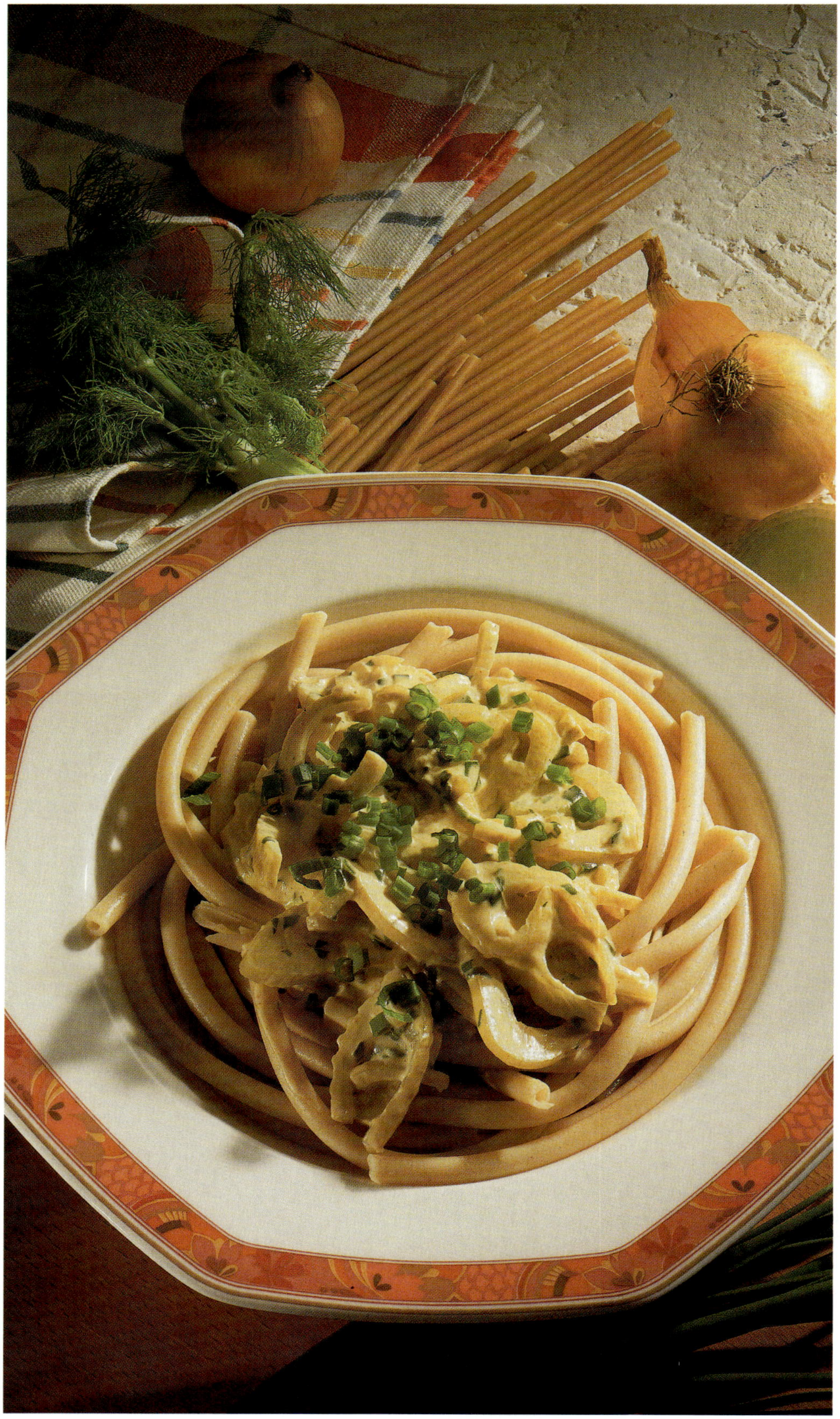

Makkaroni mit Fenchel-Zwiebel-Gemüse

Zubereitungszeit:
ca. 30 Minuten

Für 2 Personen

120 g Vollkornmakkaroni
1/2 TL Meersalz
2 Fenchelknollen
3 Zwiebeln
2 EL kaltgepresstes Olivenöl
2 EL fein gehackte Petersilie
1/4 TL Cayennepfeffer
1/2 TL edelsüßes Paprikapulver
6 EL Doppelrahmfrischkäse mit Kräutern
etwas Kräutersalz
2 EL Schnittlauchröllchen

1. Die Makkaroni in reichlich leicht gesalzenem Wasser nach Packungsbeschreibung bissfest garen.
2. Inzwischen den Fenchel waschen, putzen, der Länge nach halbieren und in Streifen schneiden. Die Zwiebeln schälen und achteln.
3. Das Öl in einem Topf erhitzen und die Zwiebeln darin andünsten. Fenchel, Petersilie, Cayennepfeffer und Paprikapulver dazugeben und unterrühren.
4. Das Gemüse zugedeckt etwa 10 Minuten garen. Den Frischkäse unter Rühren in dem Gemüse schmelzen lassen. Dann das Ganze mit Kräutersalz abschmecken.
5. Das Fenchelgemüse auf die abgetropften Nudeln geben und alles mit Schnittlauch bestreuen.

ca. 500 kcal je Portion

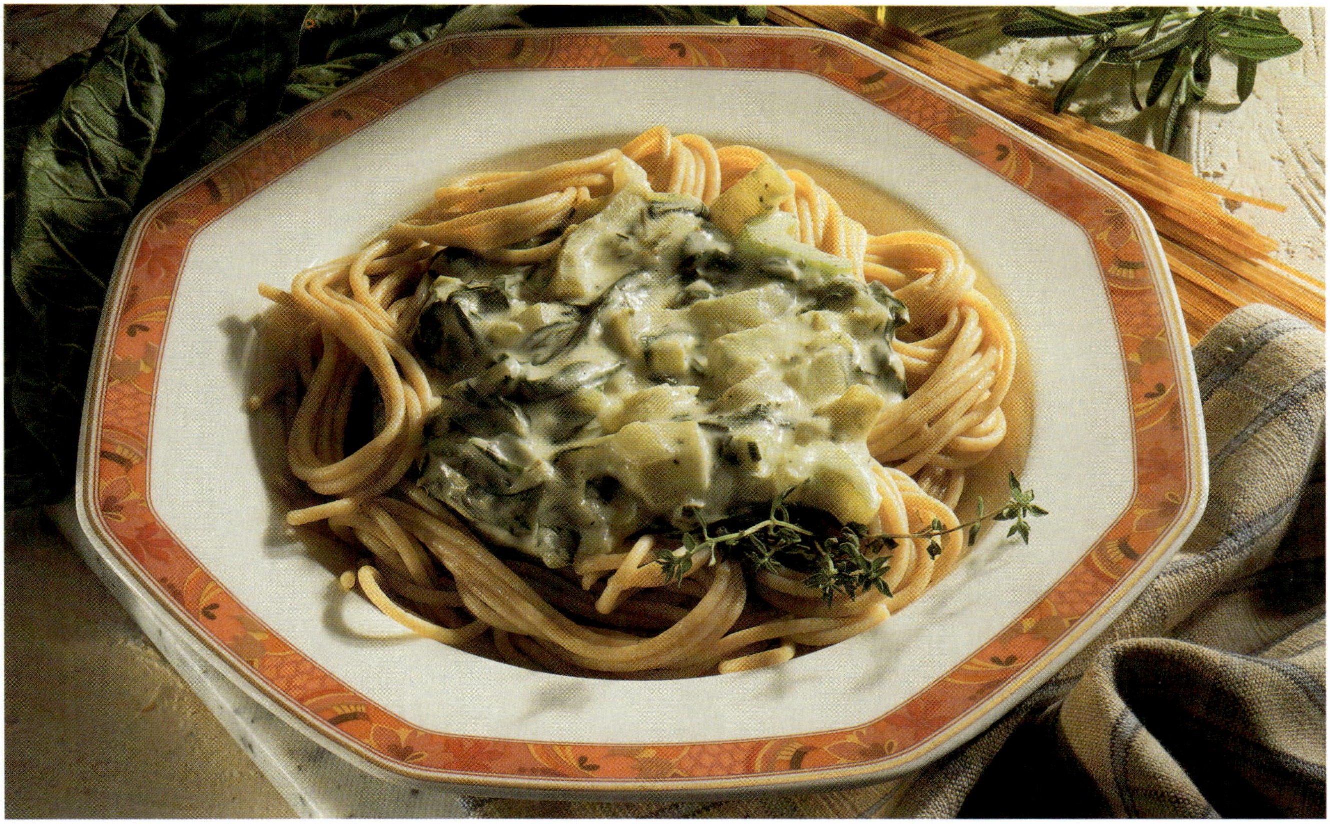

Spaghetti mit Mangoldgemüse

Zubereitungszeit:
ca. 25 Minuten

Für 2 Personen

1 Zwiebel
1 Knoblauchzehe
2 Stangen Bleichsellerie
400 g Mangold
120 g Vollkornspaghetti
1/2 TL Meersalz
1 EL kaltgepresstes Olivenöl
300 ml vegetarische Gemüsebrühe (aus Instantpulver zubereitet)
2 TL gehackter Thymian
2 TL gehackter Rosmarin
75 g Doppelrahmfrischkäse
1–2 TL feines Vollkornmehl

1. Die Zwiebel schälen und fein würfeln. Den Knoblauch schälen und durch die Presse drücken. Den Bleichsellerie waschen, putzen und in dünne Scheiben schneiden.
2. Den Mangold waschen, putzen und die Blätter von den Stielen schneiden. Beides in breite Streifen schneiden.
3. Für die Spaghetti reichlich leicht gesalzenes Wasser zum Kochen bringen und die Nudeln darin in 8 bis 11 Minuten bissfest garen.
4. Inzwischen das Öl erhitzen und die Zwiebel und den Knoblauch darin glasig dünsten. Den Sellerie, die Mangoldstiele und die Brühe dazugeben und alles aufkochen lassen. Dann die Kräuter hinzufügen und das Gemüse bei kleiner Hitze etwa 10 Minuten garen.
5. Die Mangoldblätter zum Gemüse geben und alles weitere 3 bis 4 Minuten garen. Dann den Frischkäse unter gelegentlichem Umrühren im Gemüse schmelzen lassen. Das Mehl mit etwas Wasser anrühren, in die Sauce einrühren und kurz aufkochen lassen. Das Gemüse zu den Spaghetti servieren.

ca. 490 kcal je Portion

Variation

Statt Mangold können Sie auch Blattspinat nehmen.

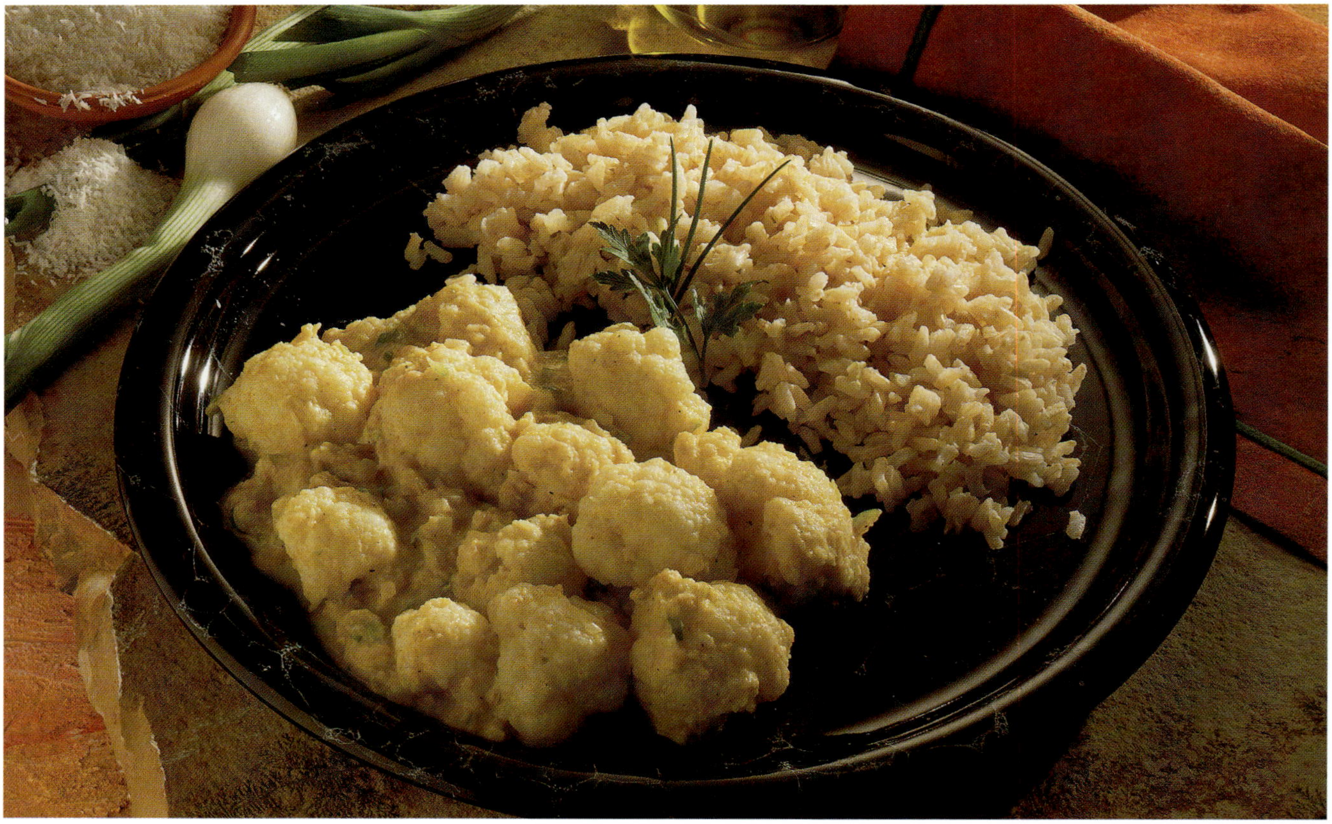

Blumenkohlcurry

Zubereitungszeit:
ca. 40 Minuten

Für 2 Personen

ca. 1/4 l vegetarische Gemüsebrühe (aus Instantpulver zubereitet)
120 g Naturreis
1 kleiner Blumenkohl
1/4 TL Meersalz
2 Frühlingszwiebeln
1 weiche Banane
1 EL kaltgepresstes Olivenöl
3 EL Kokosraspel
1 TL mildes Currypulver
1/2 TL Cayennepfeffer
1/4 TL Kräutersalz
50 ml Wasser
2 EL süße Sahne

1. Die Gemüsebrühe aufkochen, den Reis hineinstreuen und bei kleiner Hitze etwa 40 Minuten zugedeckt ausquellen lassen.
2. Inzwischen den Blumenkohl putzen, in Röschen zerteilen und diese waschen. Die Röschen in etwas leicht gesalzenem Wasser etwa 10 Minuten bißfest dünsten. Sie dann abschütteln und abtropfen lassen.
3. Gleichzeitig die Frühlingszwiebeln waschen, putzen und fein würfeln. Die Banane schälen und mit einer Gabel zerdrücken.
4. Das Öl in einer Pfanne erhitzen und die Zwiebelwürfel darin glasig dünsten. Bananenmus, Kokosraspel, Currypulver, Cayennepfeffer und Kräutersalz dazugeben und unter Rühren kurz mitdünsten. Nun 50 ml Wasser und die Sahne darunter rühren. Die Blumenkohlröschen dazugeben und unterheben. Das Curry zusammen mit dem Reis servieren.

ca. 490 kcal je Portion

Beilagentipp
Zu dem Blumenkohlcurry passt gut ein neutraler Salat.

Aus 1 mach 2
Wenn Sie mehr Reis kochen, können Sie diesen für einen Reissalat (Seite 64) oder als Einlage für eine neutrale Gemüsesuppe verwenden.

Variation
Reste dieses Gerichts schmecken auch kalt als Reissalat gut. Mischen Sie dafür den Reis mit dem Blumenkohlcurry, und fügen Sie dann noch Joghurt und, nach Geschmack, Paprika- oder Zucchiniwürfel hinzu.

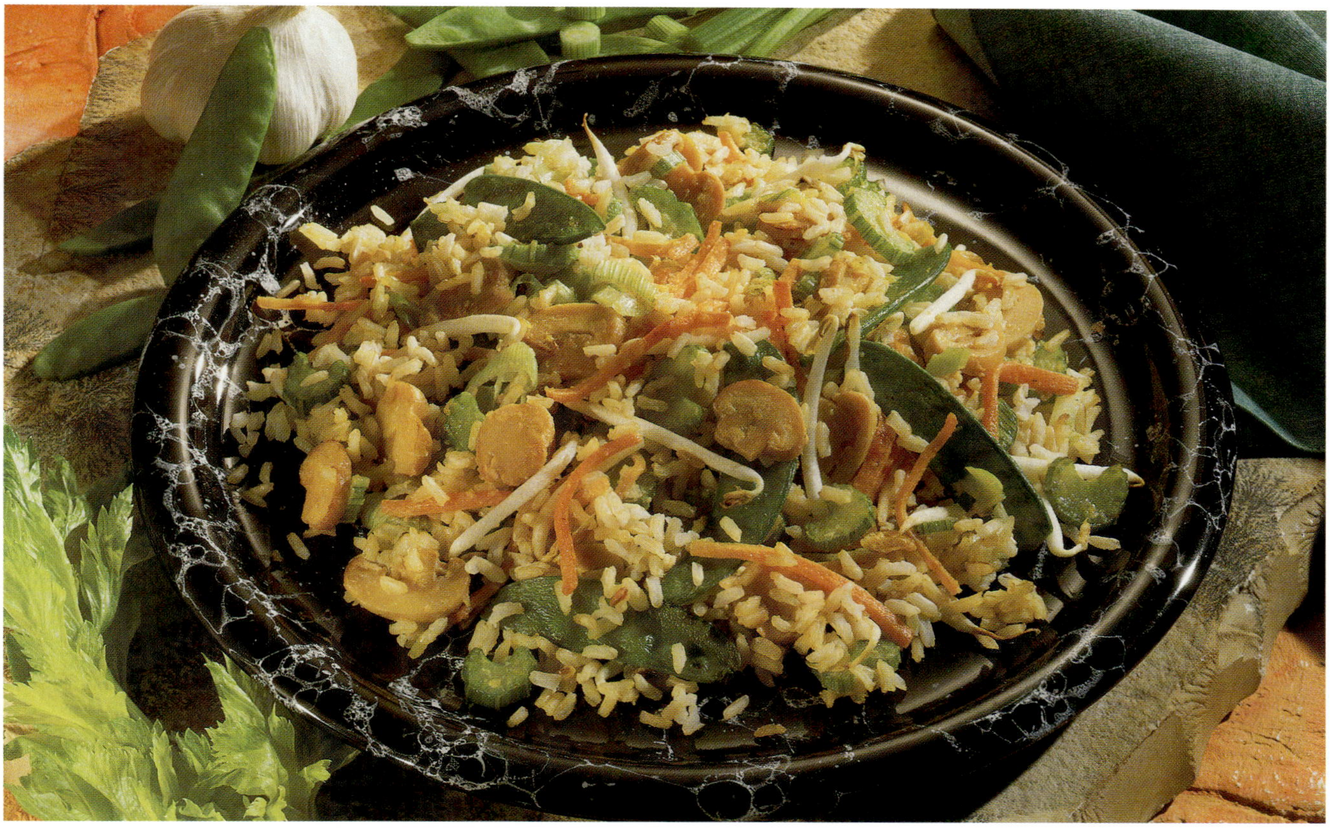

Gebratener Gemüsereis

Zubereitungszeit:
ca. 30 Minuten

Für 2 Personen

2 Stangen Staudensellerie
1 Möhre
100 g Champignons
100 g Zuckerschoten
2 Frühlingszwiebeln
1 Zwiebel
1 Knoblauchzehe
2 EL kaltgepresstes Olivenöl
1/2 TL Meersalz
2 frische Eigelbe
1 EL süße Sahne
250 g in Gemüsebrühe gekochter Naturreis (entspricht ca. 80 g Rohgewicht)
etwas Cayennepfeffer
50 g frische Soja- oder Mungobohnensprossen

1. Den Sellerie, die Möhren, die Champignons, die Zuckerschoten und die Frühlingszwiebeln waschen und putzen.
2. Den Sellerie in dünne Scheiben, die Frühlingszwiebeln in feine Ringe, die Möhre in feine Stifte schneiden. Die Champignons in dünne Scheiben schneiden. Die Zwiebel schälen und fein würfeln. Den Knoblauch schälen und durch die Presse drücken.
3. Das Öl in einer großen Pfanne erhitzen und die Zwiebeln sowie den Knoblauch unter Rühren darin anbraten.
4. Das vorbereitete Gemüse nach und nach dazugeben, salzen und unter Rühren einige Minuten bei starker Hitze braten.
5. Die Eigelbe mit der Sahne verquirlen und über das Gemüse gießen. Dann den Reis hinzufügen und alles miteinander mischen. Das Ganze noch 2 bis 3 Minuten braten und dann mit Cayennepfeffer abschmecken.
6. Die Sojasprossen mit heißem Wasser abspülen und kurz vor Ende der Bratzeit zum bunten Gemüse geben.

ca. 440 kcal je Portion

Zum Mitnehmen

Den Gemüsereis können Sie auch kalt essen. Er eignet sich somit prima fürs Büro.

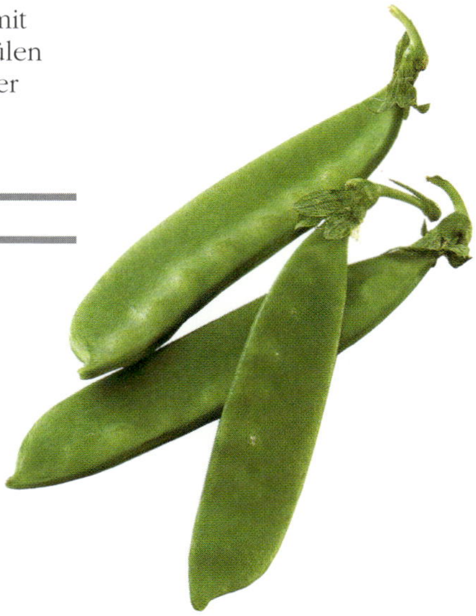

Käserisotto mit grünem Spargel

Zubereitungszeit:
ca. 50 Minuten

Für 2 Personen

1 Zwiebel
1 EL kaltgepresstes Olivenöl
120 g Naturreis
ca. 250 ml vegetarische Gemüsebrühe (aus Instantpulver zubereitet)
250 g grüner Spargel
1/2 TL Meersalz
50 g Butterkäse (mind. 60% Fett i. Tr.)
3 EL gehackter Kerbel

1. Die Zwiebel schälen und fein würfeln. Das Öl in einem Topf erhitzen und die Zwiebelwürfel darin andünsten. Den Reis hinzufügen und glasig werden lassen. Die Brühe dazugießen, alles aufkochen lassen und den Reis zugedeckt bei kleiner Hitze in etwa 40 Minuten ausquellen lassen.
2. Inzwischen den Spargel waschen und eventuell die Enden abschneiden. Den Spargel schräg in etwa 3 cm lange Stücke schneiden. Diese in reichlich leicht gesalzenem Wasser in etwa 15 Minuten bissfest kochen.
3. Den Käse in kleine Würfel schneiden und in dem fertig gegarten Reis schmelzen lassen. Den Spargel und den Kerbel unter den Reis heben.
(auf dem Foto: oben)

ca. 410 kcal je Portion

Beilagentipp

Servieren Sie zu dem Risotto einen Blattsalat mit klarem Kräuterdressing (Seite 51).

Aus 1 mach 2

Kochen Sie die doppelte Menge Reis, und verwenden Sie den Rest für einen Reissalat (Seite 64).

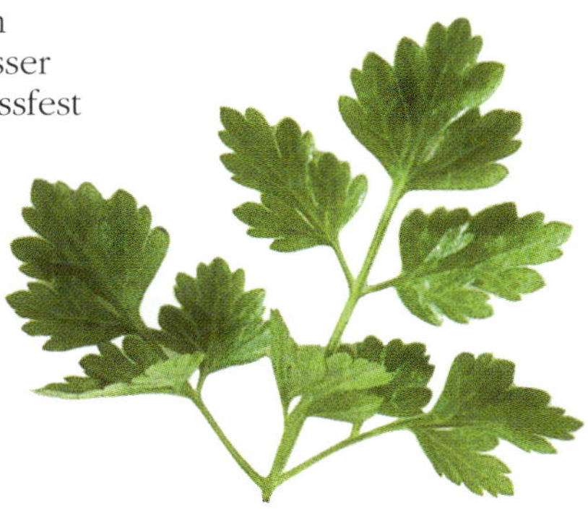

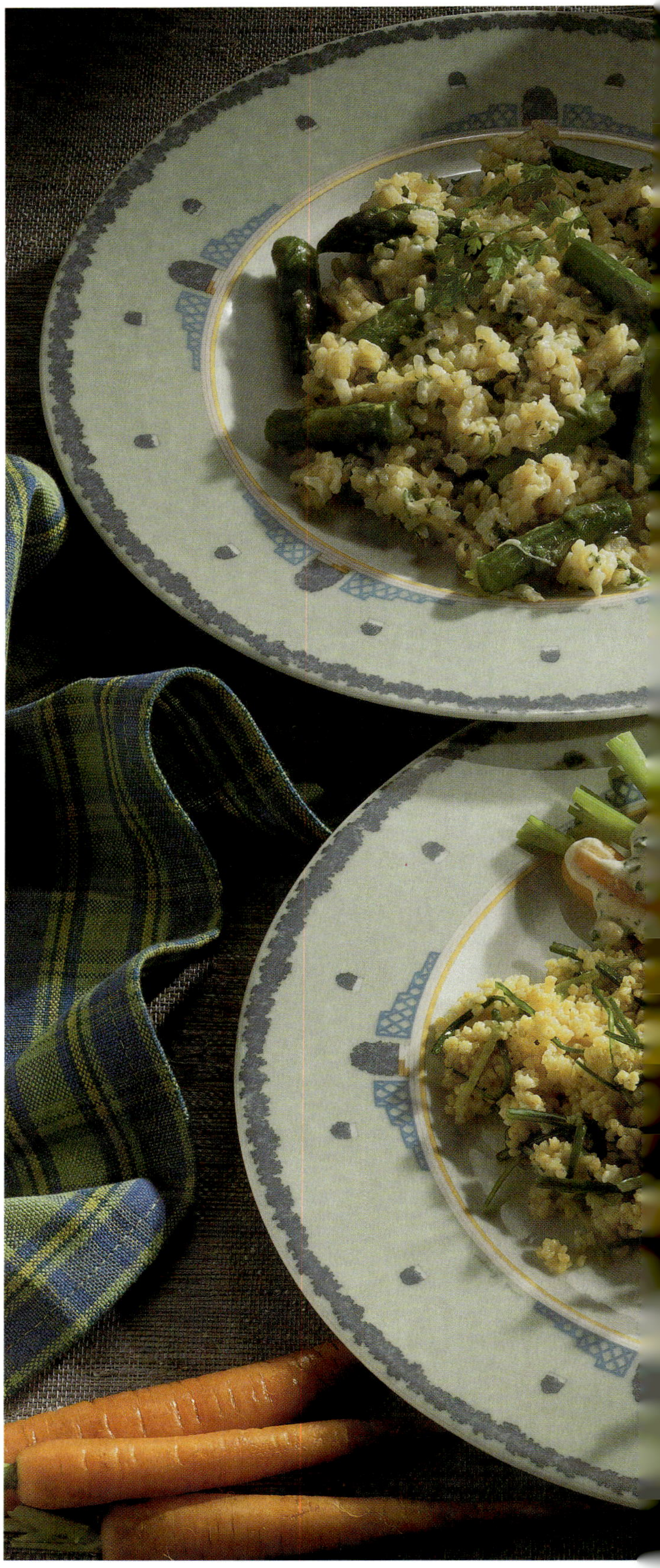

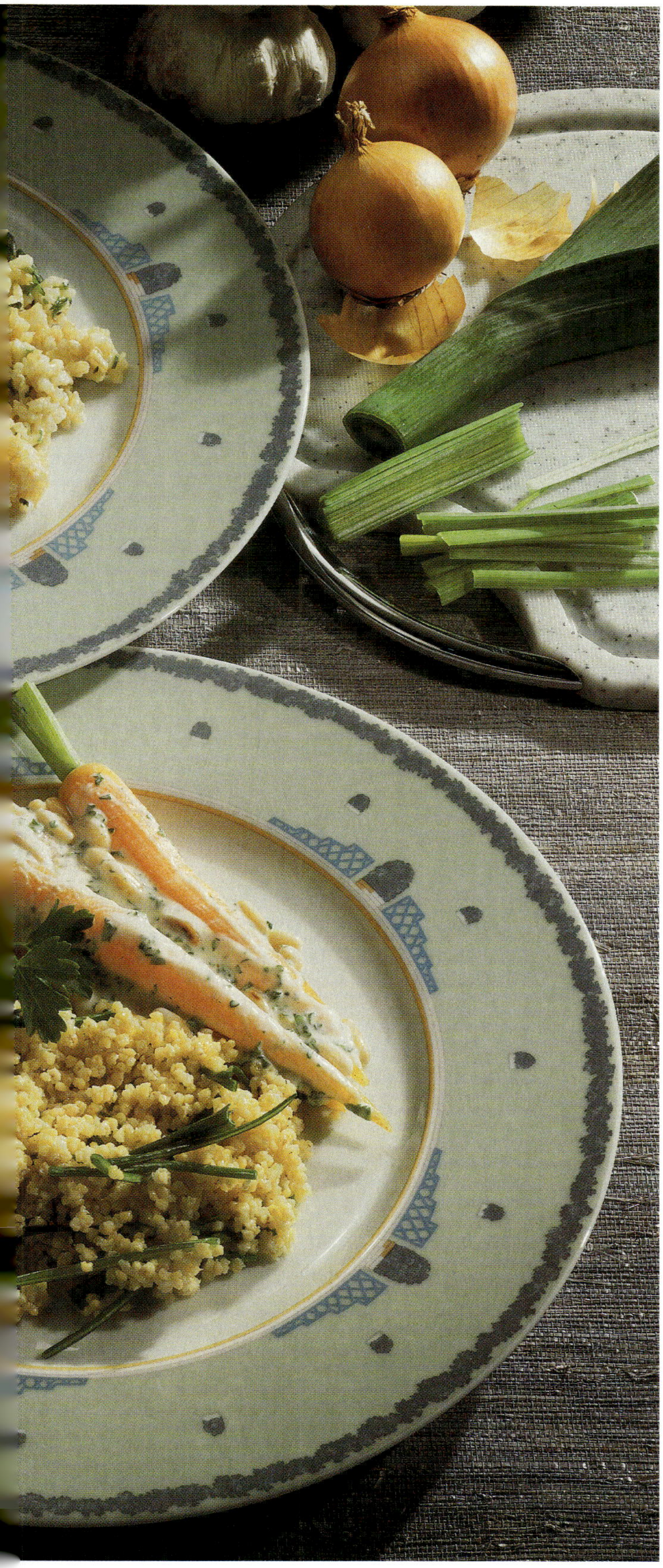

Hirserisotto mit Pinienmöhren

Zubereitungszeit:
ca. 45 Minuten

Für 2 Personen

Für das Risotto:
1 Stange Lauch
1 Knoblauchzehe
1 EL kaltgepresstes Olivenöl
100 g Hirse
400 ml vegetarische Gemüsebrühe (aus Instantpulver zubereitet)

Für die Pinienmöhren:
2 EL Schmand (saure Sahne extra)
1 TL Honig
3 EL gehackte Petersilie
2 EL Pinienkerne
1–2 Bund junge Möhren (je nach Größe)
1/2 TL Meersalz

1. Den Lauch gründlich waschen, putzen, und in feine Streifen schneiden. Den Knoblauch schälen und durch die Presse drücken.
2. Das Öl in einem mittelgroßen Topf erhitzen und die Hirse unter Rühren darin andünsten. Die Gemüsebrühe dazugeben, aufkochen lassen und die Hirse bei kleiner Hitze zugedeckt in etwa 15 Minuten ausquellen lassen.
3. Den Schmand mit Honig und Petersilie verrühren. Die Pinienkerne in einer Pfanne ohne Fett unter Rühren goldbraun rösten.
4. Nun den Lauch und den Knoblauch zur Hirse geben und alles noch 5 Minuten weitergaren.
5. Inzwischen die Möhren waschen, putzen und schaben. Dabei etwa 1 cm vom Blattansatz stehen lassen. Wenn die Möhren relativ dick sind, sie der Länge nach halbieren oder aber vierteln.
6. Die Möhren in etwas leicht gesalzenem Wasser in etwa 5 Minuten bissfest dünsten. Dann das Wasser abgießen, den vorbereiteten Schmand unter die Möhren heben und die Pinienkerne darüber streuen. Die Möhren zum Hirserisotto servieren.
(auf dem Foto: unten)

ca. 420 kcal je Portion

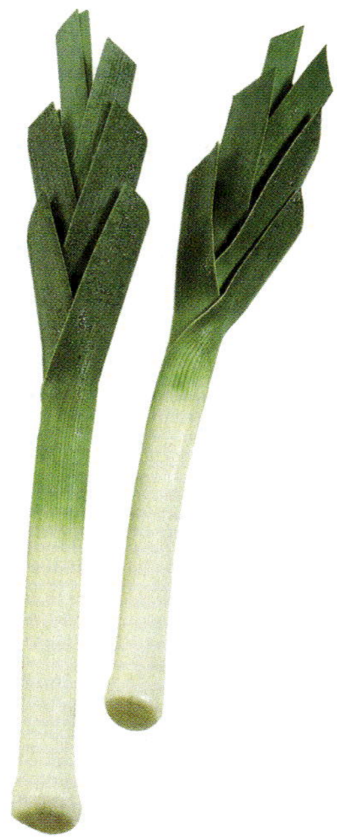

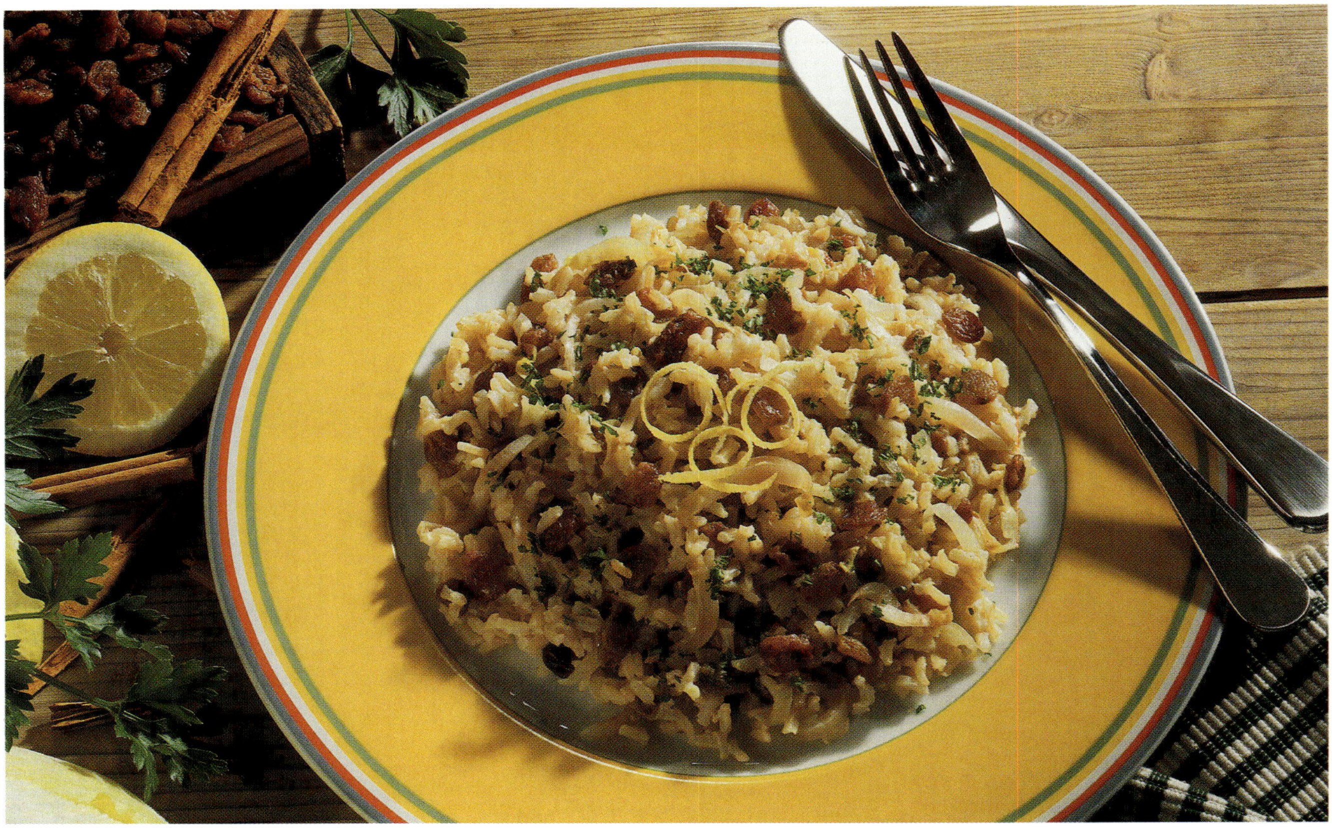

Rosinenreis mit Chicorée

Zubereitungszeit:
ca. 45 Minuten

Für 2 Personen

ca. 200 ml vegetarische Gemüsebrühe (aus Instantpulver zubereitet)
100 g Naturreis
2 EL Rosinen
1 Chicoréestaude
1 TL abgeriebene Schale einer unbehandelten Zitrone
2 EL Joghurt (3,5% Fett)
$^{1}/_{2}$ TL Zimtpulver
1 EL gehackte Petersilie

1. Die Gemüsebrühe zum Kochen bringen, den Reis hineinstreuen, umrühren und zugedeckt bei kleiner Hitze in etwa 40 Minuten ausquellen lassen.

2. Inzwischen die Rosinen waschen und abtropfen lassen. Den Chicorée waschen, putzen, der Länge nach halbieren und den Strunk herausschneiden. Den Chicorée in Streifen schneiden.

3. Etwa 3 Minuten bevor der Reis fertig gegart ist, den Chricorée, die Rosinen und die Zitronenschale hinzufügen. Das Ganze umrühren und zugedeckt zu Ende garen.

4. Danach den Joghurt und den Zimt unter den Reis rühren und ihn mit Petersilie bestreut servieren.

ca. 270 kcal je Portion

Tipp

Wenn etwas übrig bleibt, fügen Sie dem abgekühlten Reis noch etwas Joghurt und in Streifen geschnittenen Chicorée hinzu. So erhalten Sie einen Salat, den Sie gut mitnehmen können.

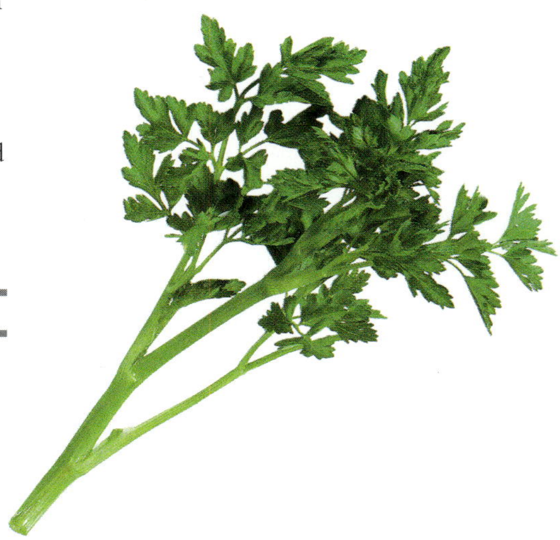

Dinkelbratlinge mit kalter Tomatensauce

Zubereitungszeit:
ca. 35 Minuten

Für 2 Personen

Für die Bratlinge:
1 Zwiebel
2 EL kaltgepresstes Olivenöl
250 ml vegetarische Gemüsebrühe (aus Instantpulver zubereitet)
80 g Dinkelschrot
1 frisches Eigelb
2 EL gemahlene Haselnüsse
2 EL feine Haferflocken
50 g Butterkäse (mind. 60% Fett i. Tr.)
1 EL Schnittlauchröllchen

Für die Sauce:
2–3 Zweige frisches Basilikum
6 mittelgroße Tomaten (ca. 400 g)
1 Knoblauchzehe
1 EL kaltgepresstes Olivenöl
1/2 TL Kräutersalz
1/4 TL scharfes Paprikapulver

1. Die Zwiebel schälen und fein würfeln. In einem Topf 1 Esslöffel Öl erhitzen und die Zwiebelwürfel darin glasig dünsten. Die Brühe dazugießen und das Schrot unter kräftigem Rühren einstreuen. Das Schrot auf der abgeschalteten Herdplatte in etwa 15 Minuten zugedeckt ausquellen lassen, dabei ab und zu umrühren.

2. Inzwischen für die Tomatensauce das Basilikum waschen und die Blättchen von den Stielen zupfen. Die Tomaten über Kreuz einritzen, kurz überbrühen, abschrecken, enthäuten und die Stielansätze herausschneiden. Die Tomaten halbieren, entkernen und das Fruchtfleisch in grobe Würfel schneiden. Den Knoblauch schälen und durch die Presse drücken.

3. Die Tomatenwürfel zusammen mit Knoblauch, Öl, Kräutersalz und Paprikapulver mit dem Schneidstab pürieren.

4. Das ausgequollene Schrot mit Eigelb, Haselnüssen und Haferflocken verrühren. Den restlichen Esslöffel Olivenöl in einer Pfanne erhitzen. Aus dem Teig 4 bis 5 flache Bratlinge formen und diese im Öl von jeder Seite etwa 5 Minuten knusprig braun braten.

5. Den Käse in kleine Würfel schneiden. Kurz vor Ende der Bratzeit den Käse auf den Bratlingen verteilen und schmelzen lassen. Die Bratlinge mit den Schnittlauchröllchen bestreuen und zu der Tomatensauce servieren.

ca. 550 kcal je Portion

Beilagentipp

Als Beilage zu diesem Gericht passen gedünstete Zucchinischeiben sehr gut.

Aus 1 mach 2

Die Bratlinge können Sie auch kalt für Getreideburger (Seite 89) verwenden. Braten Sie daher die doppelte Menge an Bratlingen, dann haben Sie gleich eine kleine Mahlzeit für den nächsten Tag.

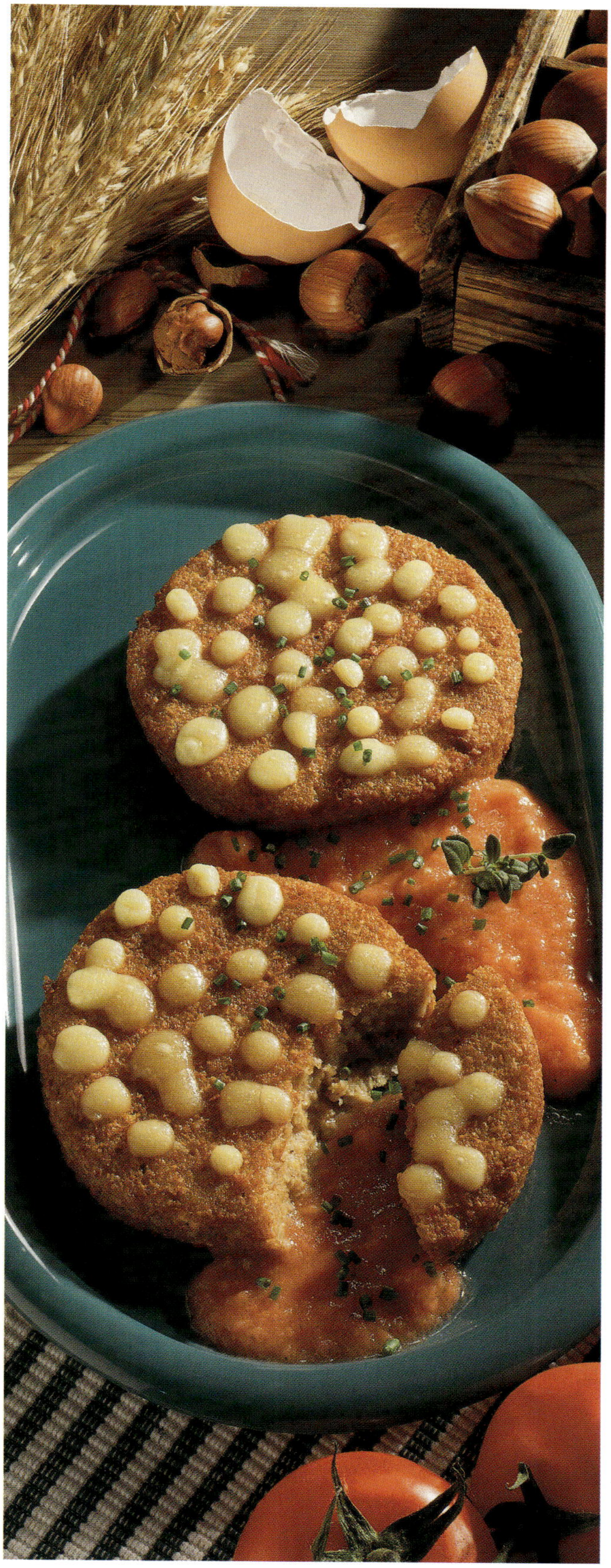

Überbackene Champignon-polenta

Zubereitungszeit:
ca. 40 Minuten

Für 2 Personen

300 ml vegetarische Gemüsebrühe (aus Instantpulver zubereitet)
100 g Maisgrieß
500 g Champignons
1 Bund Frühlingszwiebeln
1 Knoblauchzehe
1 EL kaltgepresstes Olivenöl
1/2 TL Kräutersalz
2 TL gehackter Thymian
etwas Butter für die Form
100 g Speisequark (20% Fett i.Tr.)
1/2 TL geriebene Muskatnuss
60 g Mozzarella

1. Die Gemüsebrühe in einem Topf zum Kochen bringen und den Maisgrieß hineinstreuen. Den Grieß etwa 20 Minuten bei kleiner Hitze zugedeckt quellen lassen. Nach 10 Minuten den Backofen auf 200 °C vorheizen.
2. Inzwischen die Champignons waschen, putzen und in dünne Scheiben schneiden. Die Frühlingszwiebeln waschen, putzen und in Ringe schneiden. Den Knoblauch schälen und durch die Presse drücken.
3. Das Öl in einer großen Pfanne erhitzen. Die Champignons zusammen mit den Zwiebeln und dem Knoblauch 7 bis 8 Minuten dünsten, bis die Flüssigkeit fast verdampft ist. Alles mit Kräutersalz und Thymian würzen.
4. Eine flache Auflaufform (20 cm Ø) dünn mit Butter ausfetten. Den Quark unter den gequollenen Maisgrieß rühren und die Masse mit Muskat abschmecken.
5. Die Polenta in die Form füllen und glatt streichen. Die gedünsteten Champignons darauf verteilen. Den Mozzarella in Würfelchen schneiden und ebenfalls darauf legen. Die Polenta etwa 15 Minuten im Backofen auf der mittleren Schiene backen, bis der Käse gut verlaufen ist. (auf dem Foto: oben)

ca. 450 kcal je Portion

Aus 1 mach 2

Kochen Sie die doppelte Menge Polenta, aber verarbeiten Sie nur die Hälfte davon, wie unter Punkt 4 beschrieben. Lassen Sie die andere Hälfte weitere 15 Minuten im Topf quellen. Würzen Sie sie mit Muskat, streichen Sie den Brei flach auf einen Teller, und lassen Sie ihn abkühlen. Schneiden Sie die Masse am nächsten Tag in Rechtecke, und wenden Sie diese zunächst in Eigelb und dann in geriebenen Haselnüssen. Braten Sie sie in einer Pfanne, und servieren Sie sie zusammen mit gedünstetem Gemüse.

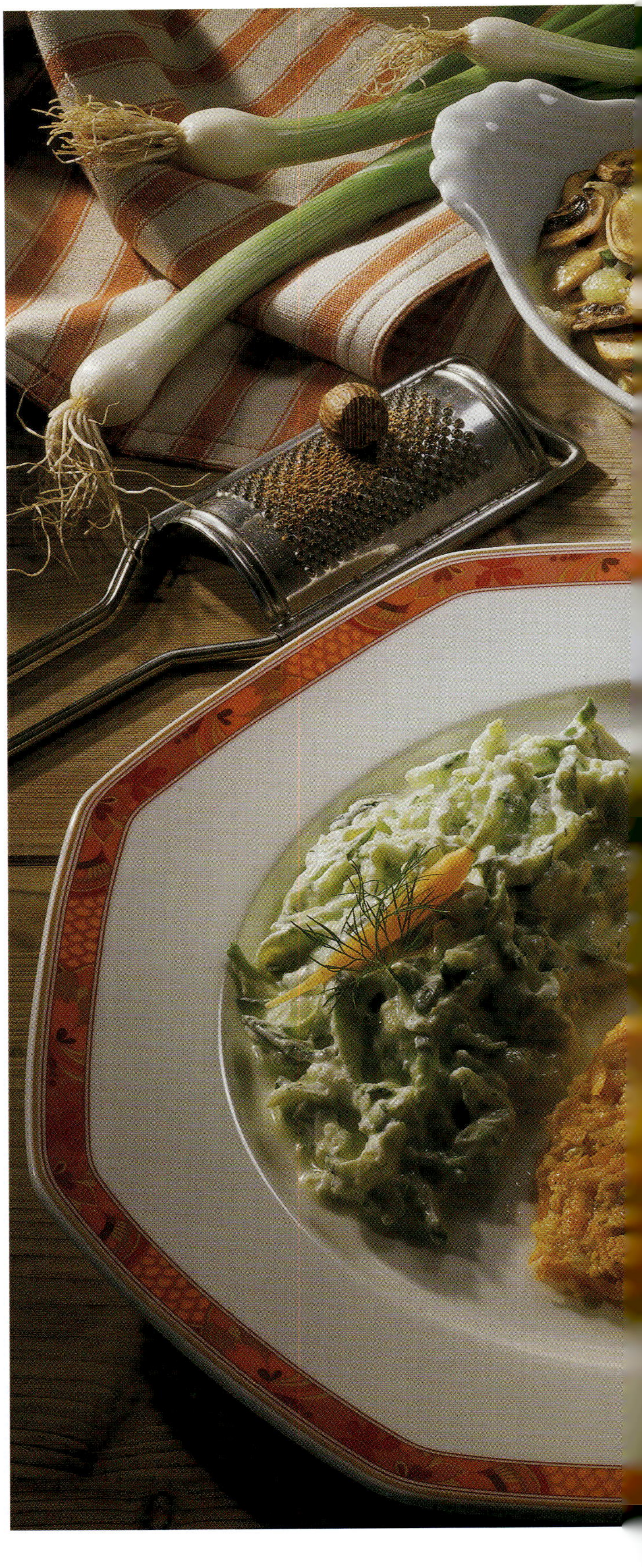

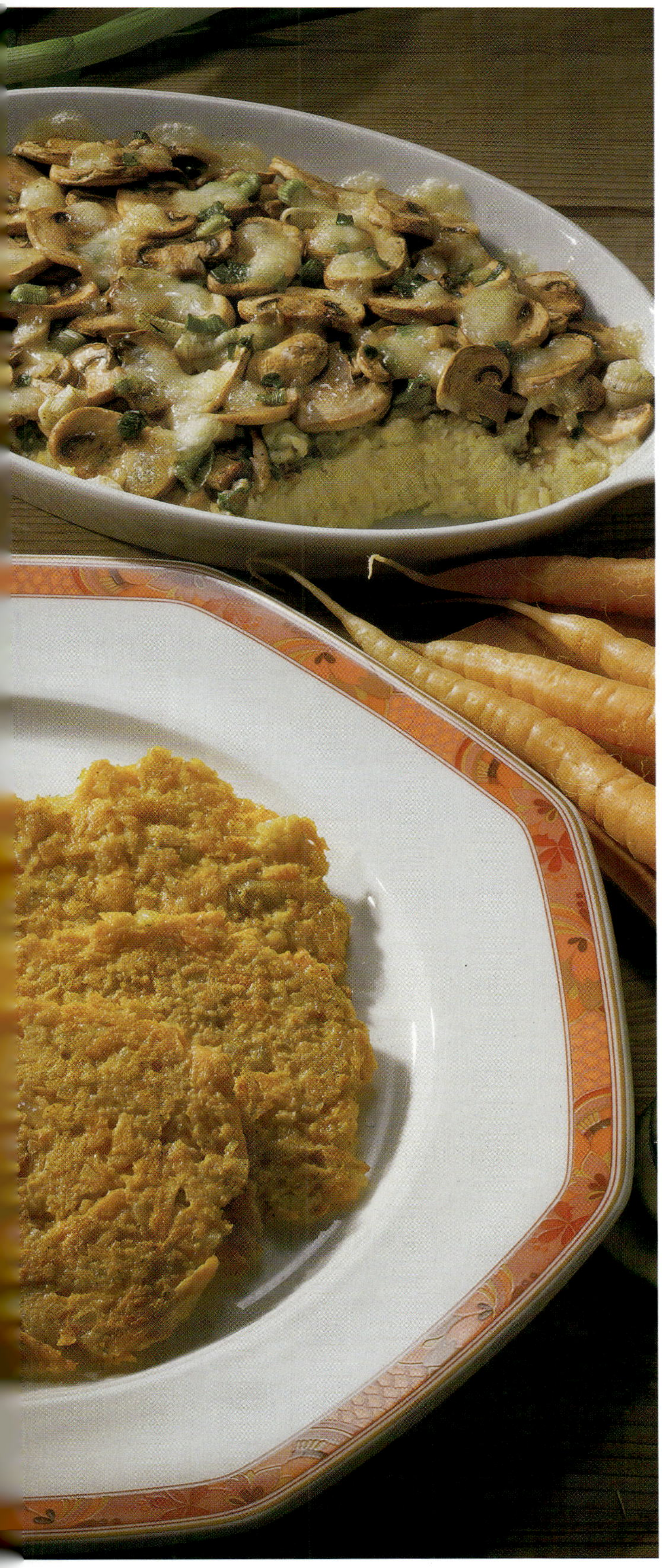

Möhrenpuffer mit Zucchini-Dill-Rohkost

Zubereitungszeit:
ca. 35 Minuten

Für 2 Personen

Für die Pfannkuchen:
70 g feine Haferflocken
150 ml vegetarische Gemüsebrühe (aus Instantpulver zubereitet)
2 mittelgroße Möhren (ca. 180 g)
1 Zwiebel
1 frisches Eigelb
1 EL Weizenvollkornmehl
1/2 TL Kräutersalz
2 EL kaltgepresstes Olivenöl

Für die Rohkost:
2 kleine Zucchini (ca. 300 g)
1 Bund Dill
50 g Doppelrahmfrischkäse
2 EL Joghurt (3,5% Fett)
abgeriebene Schale von 1/2 unbehandelten Zitrone
evtl. etwas Meersalz

1. Die Haferflocken in die kalte Brühe einrühren, diese kurz aufkochen lassen und den Topf anschließend vom Herd nehmen. Die Haferflocken 10 Minuten zugedeckt quellen lassen.
2. Inzwischen die Möhren waschen, putzen, schaben und fein reiben. Die Zwiebel schälen und ebenfalls reiben oder fein würfeln.
3. Für die Zucchinicreme die Zucchini waschen, putzen und grob raspeln. Den Dill waschen, von den Stielen zupfen und fein hacken.
4. Das gequollene Getreide mit dem Eigelb und den geriebenen Möhren, dem Mehl und den Zwiebeln verrühren. Mit Kräutersalz würzen.
5. Das Öl in einer beschichteten Pfanne erhitzen. Aus dem Teig darin flache, goldgelbe Pfannkuchen ausbacken.
6. Inzwischen die Zucchiniraspel mit dem Frischkäse, dem Joghurt, dem Dill und der Zitronenschale verrühren. Die Rohkost eventuell mit etwas Meersalz würzen.
7. Die Zucchini-Dill-Rohkost zu den Möhrenpuffern servieren.
(auf dem Foto: unten)

ca. 610 kcal je Portion

Zum Mitnehmen
Dieses Gericht schmeckt auch kalt sehr gut. Sie können es daher ausgezeichnet ins Büro mitnehmen.

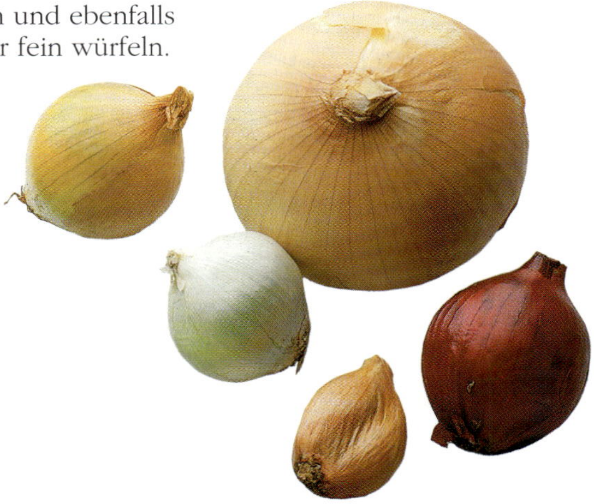

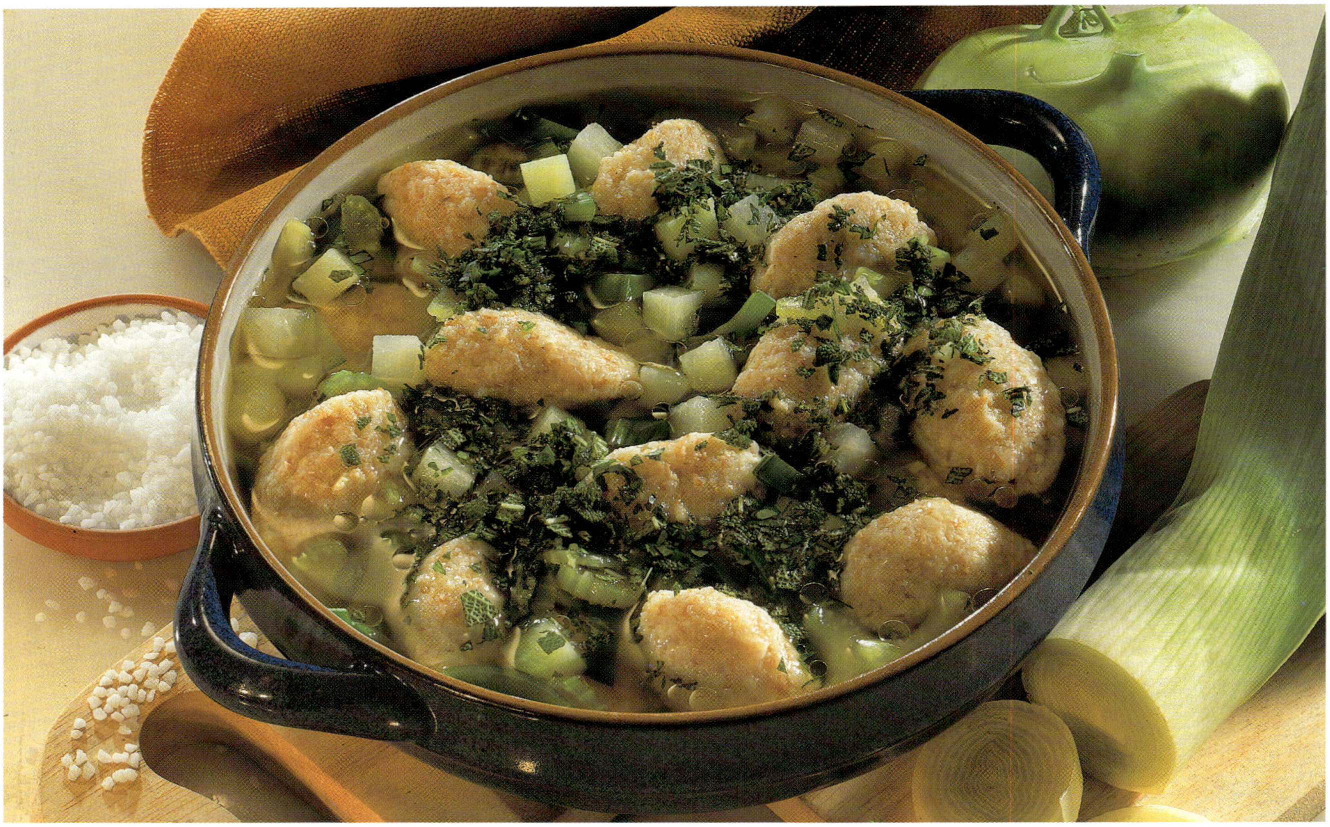

Gemüsetopf mit Käsenockerln

Zubereitungszeit:
ca. 30 Minuten

Für 2 Personen

Für den Gemüsetopf:
2 Bund Suppengrün
2 kleine Kohlrabi
2 EL Butter
750 ml vegetarische Gemüsebrühe (hergestellt aus Instantpulver)

Für die Käsenockerln:
¼ l vegetarische Gemüsebrühe (hergestellt aus Instantpulver)
150 g Vollkorngrieß
100 g kräftiger Camembert (60% Fett i. Tr.)
2 frische Eigelbe

Außerdem:
1 TL Meersalz
6 EL gehackte Blattpetersilie

1. Das Suppengrün und die Kohlrabi putzen, waschen, in kleine Würfel schneiden und in der Butter leicht anbraten. Die Brühe unter Rühren dazugießen, den Topf schließen und das Ganze etwa 15 Minuten köcheln lassen.
2. In der Zwischenzeit für die Nockerln die Brühe aufkochen lassen. Nun den Vollkorngrieß unter Rühren hineinrieseln lassen und ihn bei geringer Hitzezufuhr und unter ständigem Rühren so lange ausquellen lassen, bis die Grießmasse fest und formbar ist (etwa 5 Minuten).
3. Den Käse mit der Gabel zerdrücken und ihn zusammen mit dem Eigelb unter die Grießmasse geben.
4. Leicht gesalzenes Wasser zum Sieden bringen. Mit 2 Teelöffeln von der Grießmasse kleine Klößchen abstechen und sie im siedenden Wasser so lange gar ziehen lassen, bis sie an der Oberfläche schwimmen (etwa 10 Minuten).
5. Die Nockerln in den Gemüsetopf geben und das Gericht mit der Petersilie bestreut servieren.

ca. 880 kcal je Portion

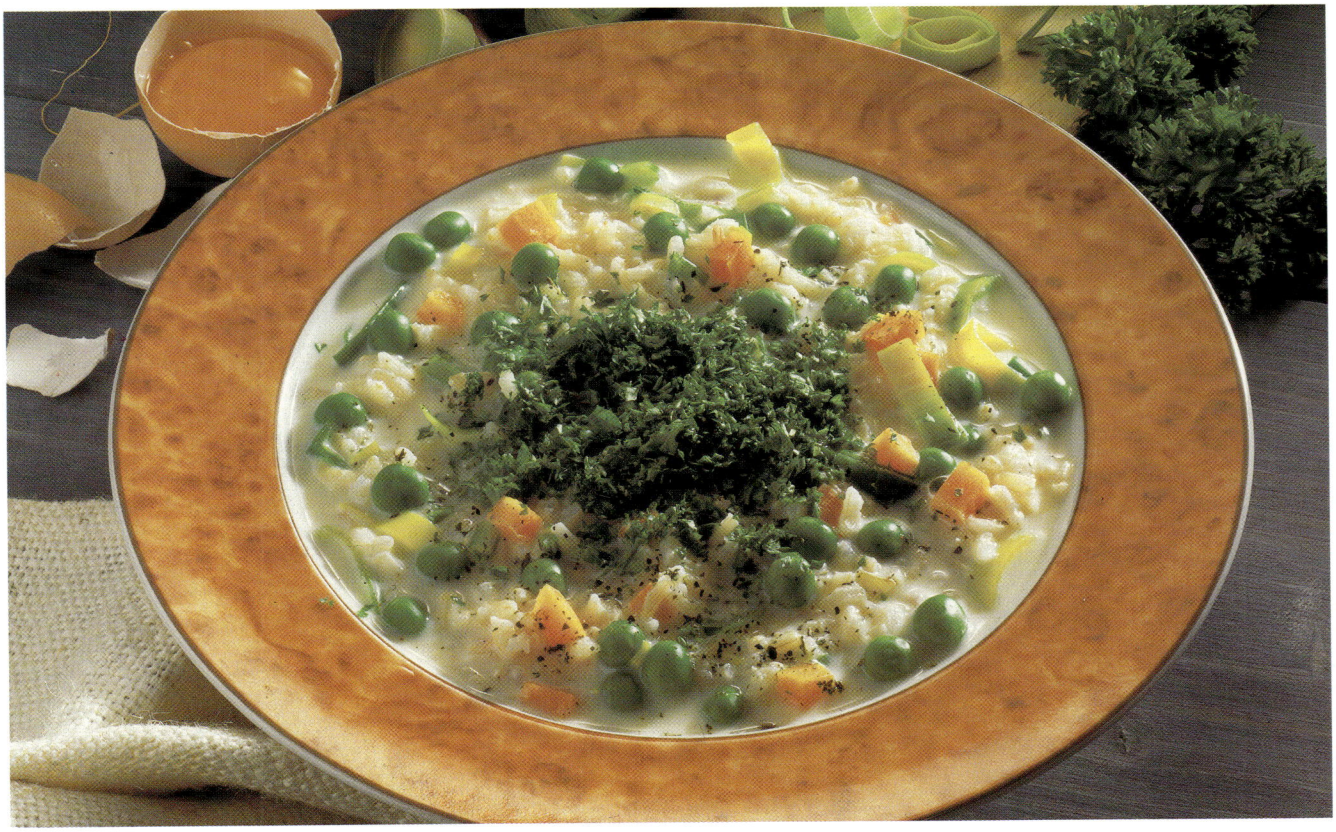

Bunter Reiseintopf

Zubereitungszeit:
ca. 30 Minuten
Quellzeit:
ca. 8 Stunden

Für 2 Personen

100 g Naturreis
1 Bund Suppengrün
1 EL Butter
100 g TK-Erbsen
600 ml vegetarische Gemüsebrühe (Instantpulver)
2 TL getrockneter Liebstöckel
4 EL süße Sahne
1 frisches Eigelb
3 EL gehackte Petersilie

1. Den Reis in einen Topf geben, mit etwa ½ l Wasser bedecken und etwa 8 Stunden quellen lassen.
2. Am nächsten Tag den Reis im geschlossenen Topf etwa 25 Minuten bei milder Hitze garen, anschließend abgießen.
3. In der Zwischenzeit das Suppengrün putzen, gründlich waschen, ggfs. schälen und in feine Ringe oder Würfel schneiden.
4. Die Butter in einem Topf schmelzen lassen und das Suppengrün darin einige Minuten andünsten. Dann die Erbsen hinzufügen und kurz mitdünsten.
5. Die Brühe unter Rühren dazugießen und das Ganze zugedeckt etwa ¼ Stunde köcheln lassen.
6. Den Reis hinzufügen, alles erwärmen und mit dem Liebstöckel würzen. Die Sahne mit dem Eigelb und etwas Suppenbrühe cremig verschlagen. Die Suppe vom Herd nehmen und die Eigelb-Sahne-Mischung unterrühren. Den Eintopf mit der Petersilie bestreut servieren.

ca. 615 kcal je Portion

Tipp

Reis in kleinen Mengen zu kochen lohnt sich nicht. Darum gleich die doppelte Portion zubereiten und für ein weiteres Gericht kühl aufbewahren oder den gegarten Reis einfrieren.

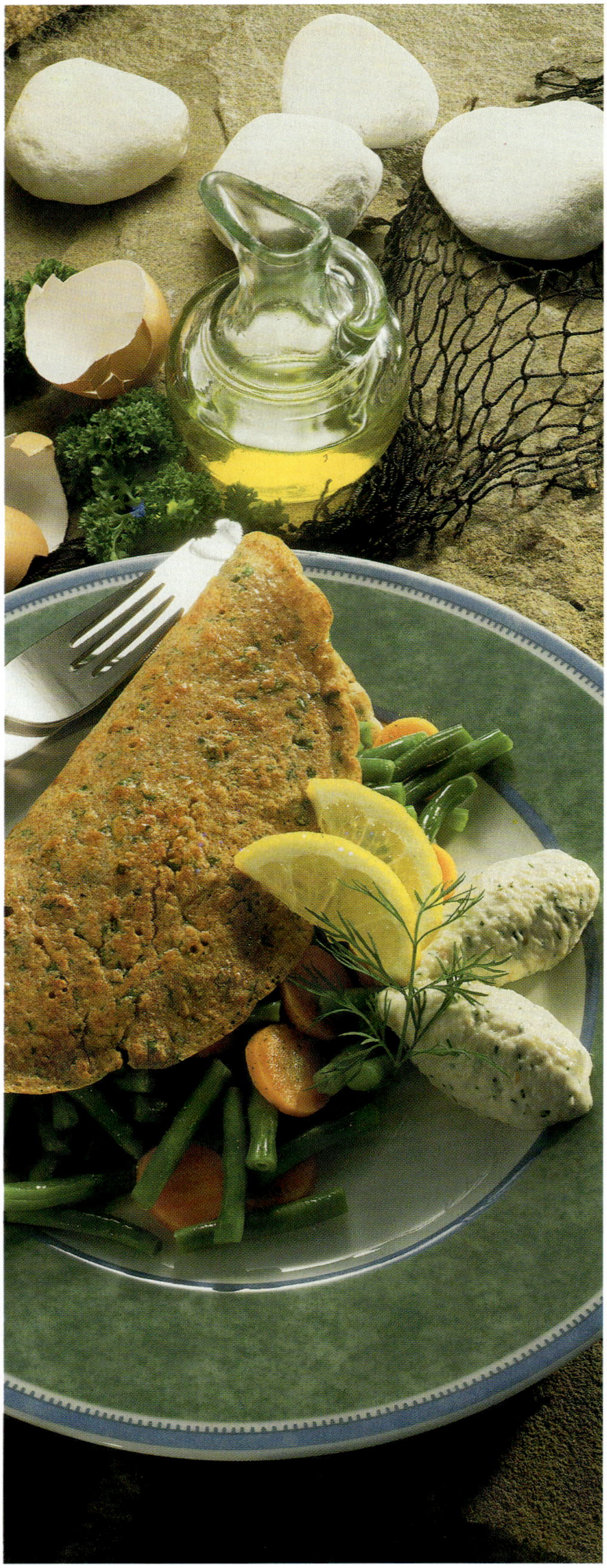

Kräuter-Gemüse-Pfannkuchen mit Forellencreme

Zubereitungszeit:
ca. 35 Minuten

Für 2 Personen

Für die Pfannkuchen:
100 g Vollkornweizenmehl
1 TL Weinsteinbackpulver
175 ml Wasser
1 frisches Eigelb
1/2 TL Kräutersalz
1 EL fein gehackte Petersilie
1 EL Schnittlauchröllchen
200 g grüne Bohnen
2 große Möhren
2 EL kaltgepresstes Olivenöl

Für die Forellencreme:
1 geräuchertes Forellenfilet ohne Haut
1 EL Speisequark (20% Fett i. Tr.)
1 EL süße Sahne
1 EL fein geschnittener Dill
1 TL abgeriebene Schale einer unbehandelten Zitrone

1. Das Mehl mit dem Backpulver mischen und mit 175 ml Wasser, dem Eigelb und etwas Kräutersalz glatt rühren. Die Petersilie und den Schnittlauch unterrühren.
2. Das Forellenfilet mit einer Gabel fein zerdrücken und mit Quark, Sahne, Dill und Zitronenschale verrühren.
3. Die Bohnen waschen und die Fäden abziehen. Die Bohnen dann in 3 cm lange Stücke schneiden. Die Möhren waschen, putzen, schaben und in Scheiben schneiden. Die Bohnen und die Möhren zusammen in etwas Wasser in etwa 10 Minuten bissfest dünsten.
4. Inzwischen das Öl in einer beschichteten Pfanne erhitzen. Aus dem Teig darin nacheinander zwei Pfannkuchen backen.
5. Das Gemüsewasser abgießen und das Gemüse mit dem restlichen Kräutersalz würzen. Die Pfannkuchen mit dem Gemüse belegen und zusammenklappen. Die Forellencreme dazu servieren.

ca. 440 kcal je Portion

Tipp

Essen Sie vorher einen neutralen Salat.

Aus 1 mach 2

Wenn Sie die abgekühlten, ungefüllten Kräuterpfannkuchen in Streifen schneiden, haben Sie eine hervorragende Beilage zu einem neutralen gemischten Salat.

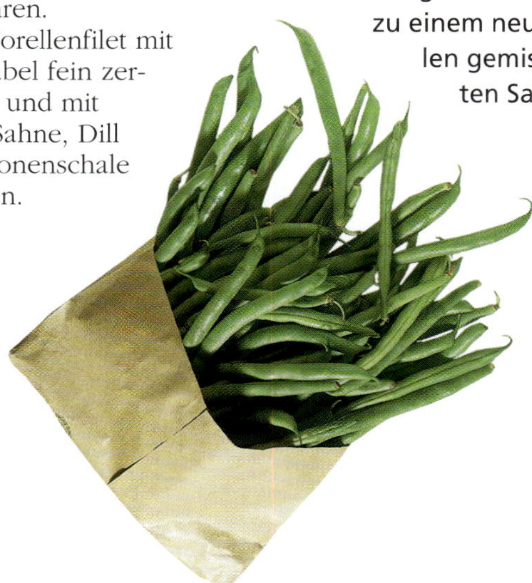

Grüne Gemüsepizza

Zubereitungszeit:
ca. 50 Minuten

Für 2 Personen

Für den Teig:
200 g feines Weizen- oder Dinkelvollkornmehl
1 P. Weinsteinbackpulver
150 g Speisequark (20% Fett i. Tr.)
4 EL kaltgepresstes Olivenöl
1/2 TL Meersalz

Für den Belag:
150 g Brokkoli
1 kleine Stange Lauch
1 kleiner Zucchini
1 Knoblauchzehe
1 EL Olivenöl
2 TL gerebelter Oregano
1/2 TL Kräutersalz
80 g Butterkäse (mind. 60% Fett i. Tr.) in Scheiben
2 EL Schmand (saure Sahne extra)
einige Basilikumblättchen

Außerdem:
etwas Butter für die Form

1. Den Backofen auf 225 °C vorheizen. Das Mehl mit dem Backpulver mischen. Den Quark mit Öl und Salz verrühren. Das Mehl nach und nach unterrühren und alles gut verkneten.
2. Eine Pizza- oder Springform (28 cm Ø) mit Butter ausfetten. Den Teig auf einer bemehlten Arbeitsfläche ausrollen und in die Form legen. Den Boden etwa 5 Minuten im Backofen auf der mittleren Schiene vorbacken.
3. Inzwischen den Brokkoli, den Lauch und die Zucchini waschen und putzen. Vom Brokkoli die Röschen abschneiden, die Stiele schälen und in Scheiben schneiden. Den Brokkoli in etwas Wasser etwa 3 Minuten dünsten und abtropfen lassen.
4. Den Lauch in dünne Ringe, die Zucchini in Würfelchen schneiden. Den Knoblauch schälen und durch die Presse drücken. Die Zucchiniwürfel in 1 Esslöffel Öl kurz andünsten.
5. Das Gemüse mit Oregano, Kräutersalz und Knoblauch mischen. Die Käsescheiben in Streifen schneiden.
6. Den vorgebackenen Boden mit dem Schmand bestreichen. Die Gemüsemischung darauf verteilen und mit dem Käse belegen. Die Pizza im Backofen etwa 25 Minuten auf der mittleren Schiene backen. Die Basilikumblättchen waschen, trockentupfen und die Pizza damit garnieren.

ca. 950 kcal je Portion

Beilagentipp

Zu der Pizza passt als Vorspeise oder als Beilage ein Tomatensalat mit einem Dressing aus Olivenöl, Kräutersalz und frischen Kräutern.

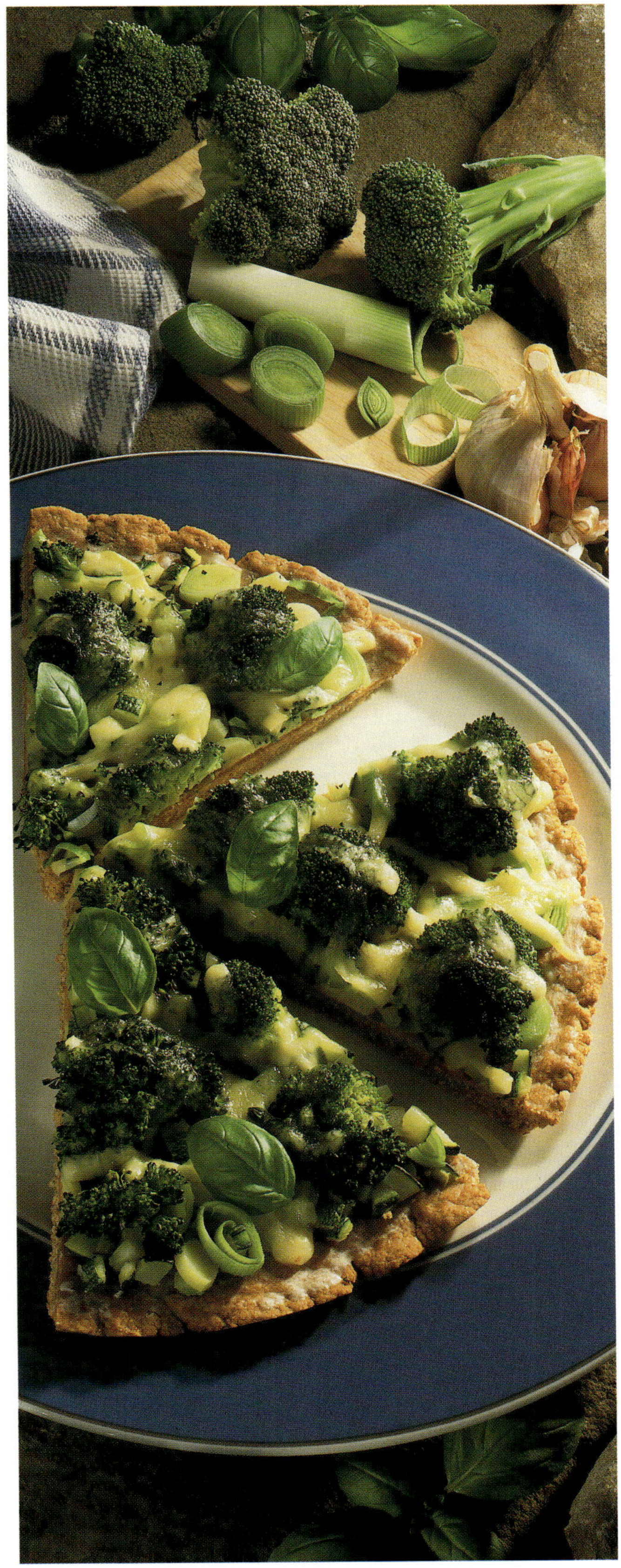

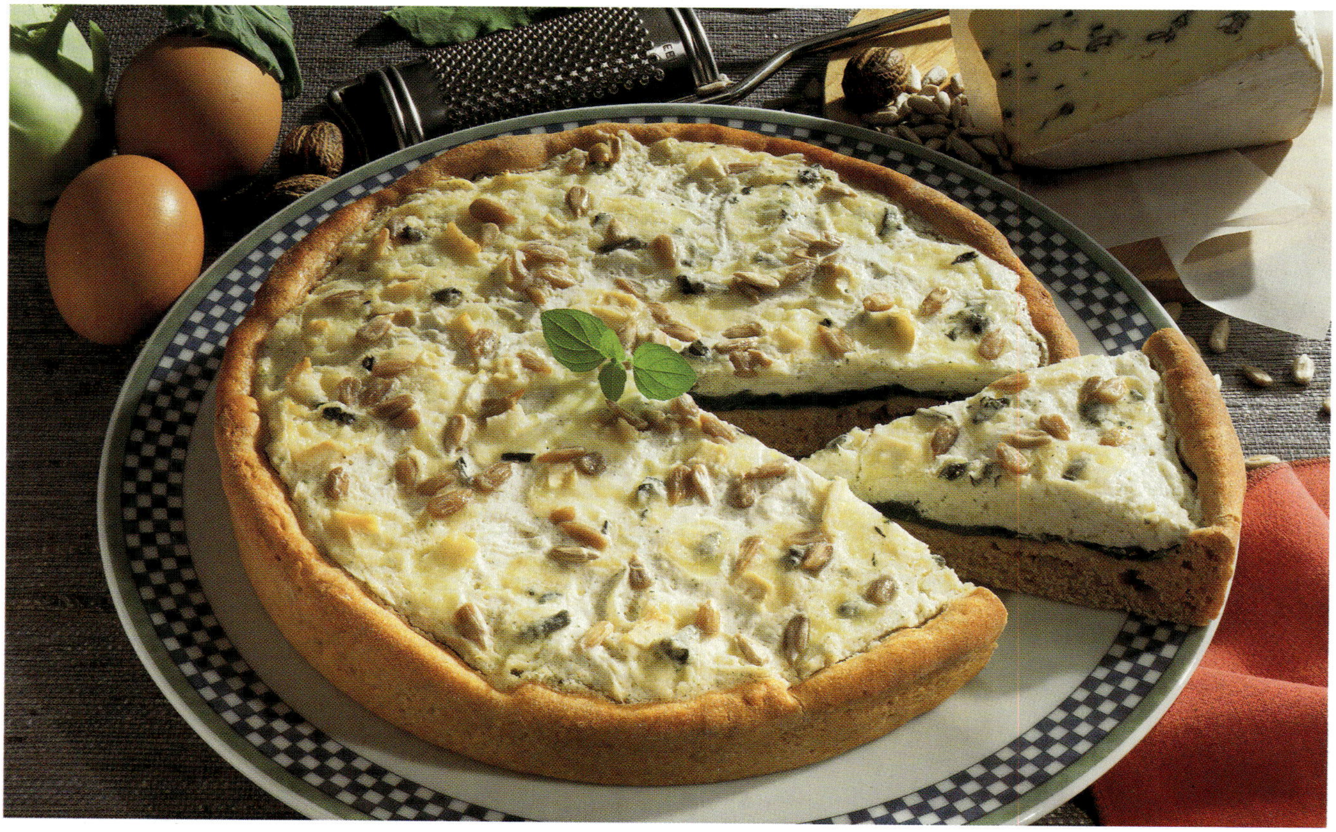

Kohlrabi-Spinat-Kuchen

Zubereitungszeit:
ca. 1 Stunde

Für 2 Personen

Für den Teig:
150 g Vollkornweizenmehl
1/2 TL Weinsteinbackpulver
1 frisches Eigelb
120 g Speisequark
(20% Fett i. Tr.)
1 EL kaltgepresstes Olivenöl
1 Prise Meersalz

Für den Belag:
150 g frischer Spinat,
(ersatzweise 100 g
TK-Blattspinat)
1 kleine Kohlrabiknolle
100 g Schmand
(saure Sahne extra)
1 EL Vollkornweizenmehl
1 EL Wasser
1/2 TL Kräutersalz
1/2 TL geriebene Muskatnuss
60 g Blauschimmelkäse
(mind. 60% Fett i. Tr.)
1 EL Sonnenblumenkerne

1. Das Mehl mit dem Backpulver mischen und mit Eigelb, Quark, Öl und Salz verkneten. Den Teig in eine ungefettete Quiche- oder Springform (24 cm Ø) legen. Dabei den Rand etwa 2 cm hochdrücken.

2. Den Backofen auf 200 °C vorheizen. Den Spinat waschen und verlesen. Ihn in etwas Wasser dünsten, bis er zusammenfällt. Den Spinat abschütten und abtropfen lassen. Den Kohlrabi schälen und grob raspeln.

3. Den Spinat auf dem Teig verteilen und die Kohlrabiraspel darüber geben. Den Schmand mit Mehl, 1 Esslöffel Wasser, Kräutersalz und Muskat mischen und auf das Gemüse streichen.

4. Den Käse in kleine Würfel schneiden und zusammen mit den Sonnenblumenkernen auf dem Kuchen verteilen. Den Kuchen im Backofen auf der mittleren Schiene etwa 30 Minuten backen.

ca. 730 kcal je Portion

Beilagentipp

Servieren Sie zu diesem Gemüsekuchen einen neutralen Salat, z. B. einen Tomatensalat.

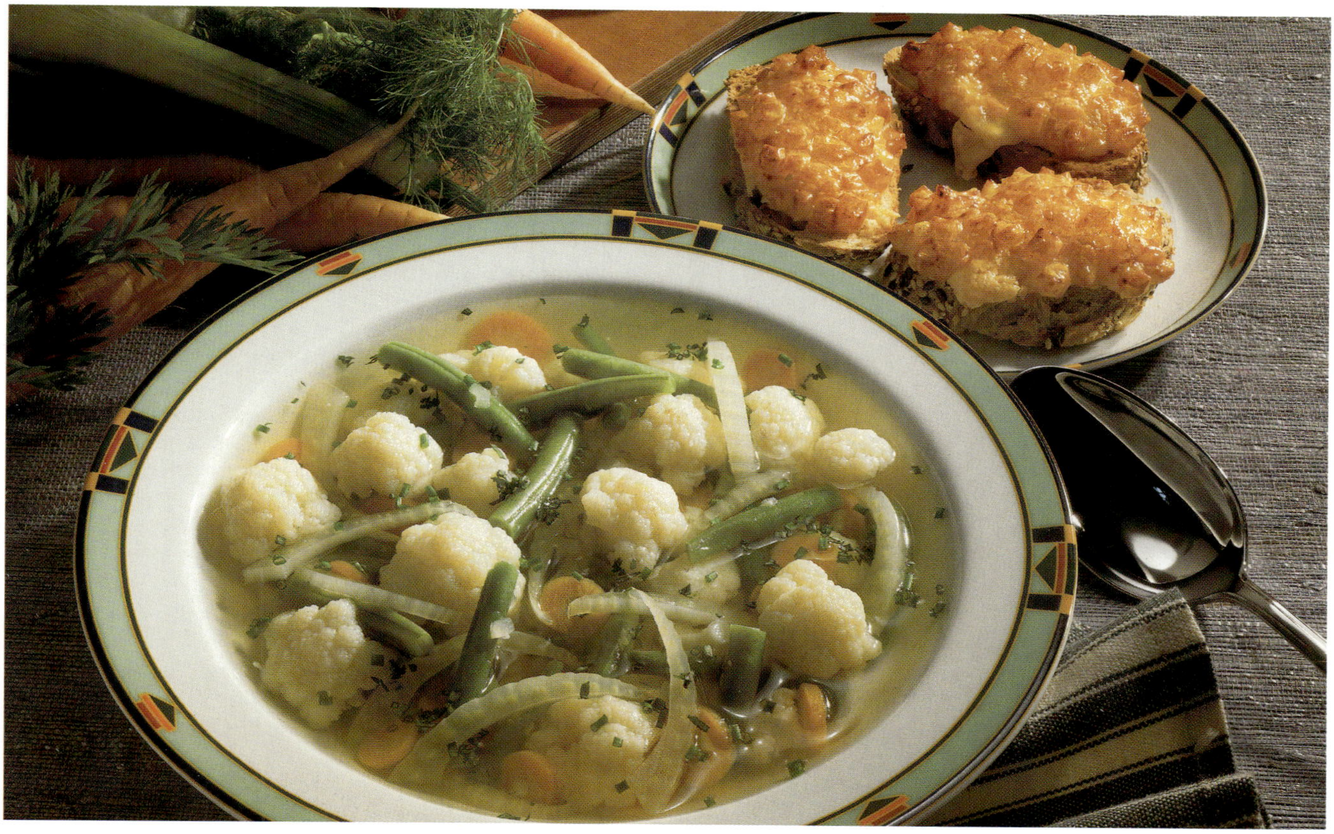

Gemüsesuppe mit krossen Käsetoasts

Zubereitungszeit:
ca. 35 Minuten

Für 2 Personen

½ Blumenkohl
100 g grüne Bohnen
1 Fenchelknolle
2 große Möhren
1 Zwiebel
1 EL kaltgepresstes Olivenöl
¾ l vegetarische Gemüsebrühe
80 g Butterkäse (mind. 60% Fett i. Tr.)
1 frisches Eigelb
edelsüßes Paprikapulver
6 Scheiben Vollkornbaguette
1 EL gehackter Estragon
2 EL Schnittlauchröllchen
etwas Kräutersalz
etwas Cayennepfeffer

1. Den Blumenkohl, die Bohnen, den Fenchel und die Möhren waschen und putzen. Den Blumenkohl in Röschen zerteilen. Von den Bohnen die Fäden abziehen. Die Bohnen in 3 cm lange Stücke schneiden. Den Fenchel der Länge nach halbieren und in dünne Scheiben schneiden.
2. Die Zwiebel schälen und würfeln. Das Öl in einem Topf erhitzen und die Zwiebel darin andünsten. Das vorbereitete Gemüse dazugeben und einige Minuten mitdünsten. Die Brühe dazugießen, aufkochen lassen und alles zugedeckt bei kleiner Flamme 10 bis 15 Minuten kochen, bis das Gemüse gar ist.
3. Inzwischen den Backofen auf 225 °C oder den Grill vorheizen. Den Käse in kleine Würfel schneiden und mit dem Eigelb und dem Paprikapulver mischen. Die Mischung auf den Baguettescheiben verteilen und im Backofen auf der obersten Schiene goldbraun überbacken.
4. Den Estragon und den Schnittlauch in die Suppe geben und diese mit Kräutersalz und Cayennepfeffer abschmecken. Die Käsetoasts zur Suppe servieren.

ca. 550 kcal je Portion

Tipp

Sie können auch die Suppe mit den Käsetoasts überbacken. Füllen Sie diese dazu in feuerfeste Suppentassen, geben Sie die Baguettescheiben mit der Käsemischung darauf und überbacken Sie alles im Backofen oder Grill.

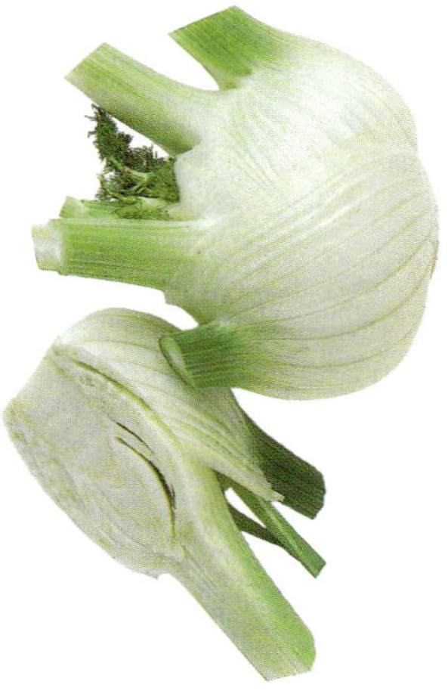

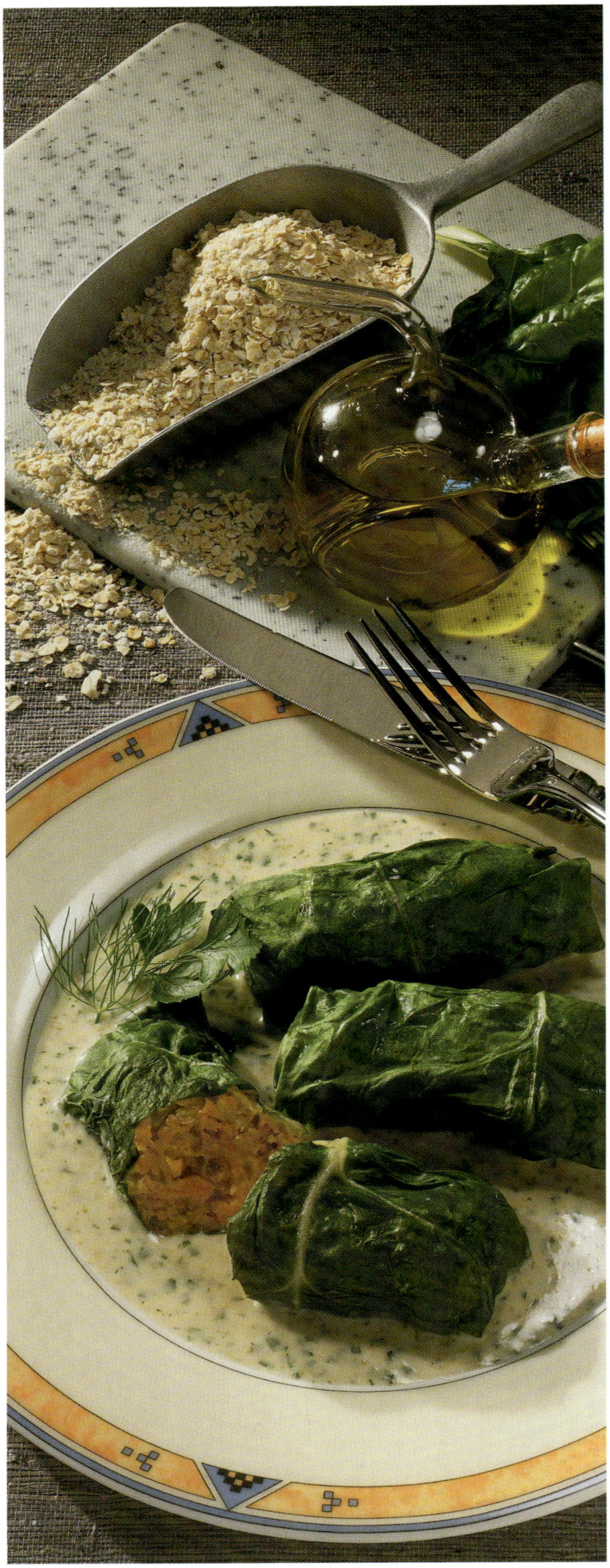

Mangoldröllchen mit Kräutersauce

Zubereitungszeit:
ca. 45 Minuten

Für 2 Personen

Für die Mangoldröllchen:
200 ml vegetarische Gemüsebrühe (aus Instantpulver zubereitet)
75 g grobes Weizenschrot
1 Zwiebel
1 große Möhre
1 Knoblauchzehe
60 g Butterkäse (mind. 60% Fett i. Tr.)
1 EL kaltgepresstes Olivenöl
2 EL feine Haferflocken
abgeriebene Schale von 1/2 unbehandelten Zitrone
etwa 5 große Blätter Mangold

Für die Sauce:
4 EL süße Sahne
ca. 2 TL feines Vollkornmehl
2 EL gehackte Petersilie
2 EL fein geschnittener Dill
2 EL Schnittlauchröllchen
etwas Kräutersalz

1. Die Brühe aufkochen und das Weizenschrot hineinstreuen. Das Schrot auf der abgeschalteten Herdplatte zugedeckt etwa 15 Minuten ausquellen lassen. Zwischendurch umrühren und eventuell noch 2 bis 3 Esslöffel hinzufügen.
2. Inzwischen die Zwiebel schälen und fein würfeln. Die Möhre waschen, putzen, schaben und grob raspeln. Den Knoblauch schälen und durch die Presse drücken. Den Käse in kleine Würfel schneiden.
3. Das Öl in einer Pfanne erhitzen. Die Zwiebel, den Knoblauch und die Möhrenraspel darin etwa 3 Minuten dünsten. Diese Mischung sowie die Haferflocken, die Zitronenschale und den Käse zum gequollenen Weizenschrot geben und alles gut mischen.
4. Die Mangoldblätter waschen, putzen und der Länge nach halbieren. Die weißen Strünke entfernen. Etwa 200 ml Wasser zum Kochen bringen. Jeweils 1 Esslöffel der Getreidemischung auf ein halbiertes Mangoldblatt geben. Die Blattseiten nach innen schlagen und das Mangoldblatt wie eine Roulade zusammenrollen. Die Füllung muss ganz von den Blättern umschlossen sein. Die Röllchen mit Nähgarn zusammenbinden. Im Wasser etwa 5 Minuten dünsten.
5. Die Mangoldröllchen aus dem Wasser nehmen und warm stellen. Die Sahne in das Kochwasser einrühren. Das Mehl mit etwas Wasser verrühren, in die Sauce einrühren und aufkochen lassen. Petersilie, Dill und Schnittlauch hinzufügen und die Sauce mit Kräutersalz abschmecken. Die Mangoldröllchen noch einige Minuten in der Sauce ziehen lassen.

ca. 460 kcal je Portion

Tipp

Die Stiele des Mangolds, die für dieses Gericht nicht benötigt werden, können Sie gut für das Rezept Mangold-Hackfleisch-Gratin (Seite 128) verwenden.

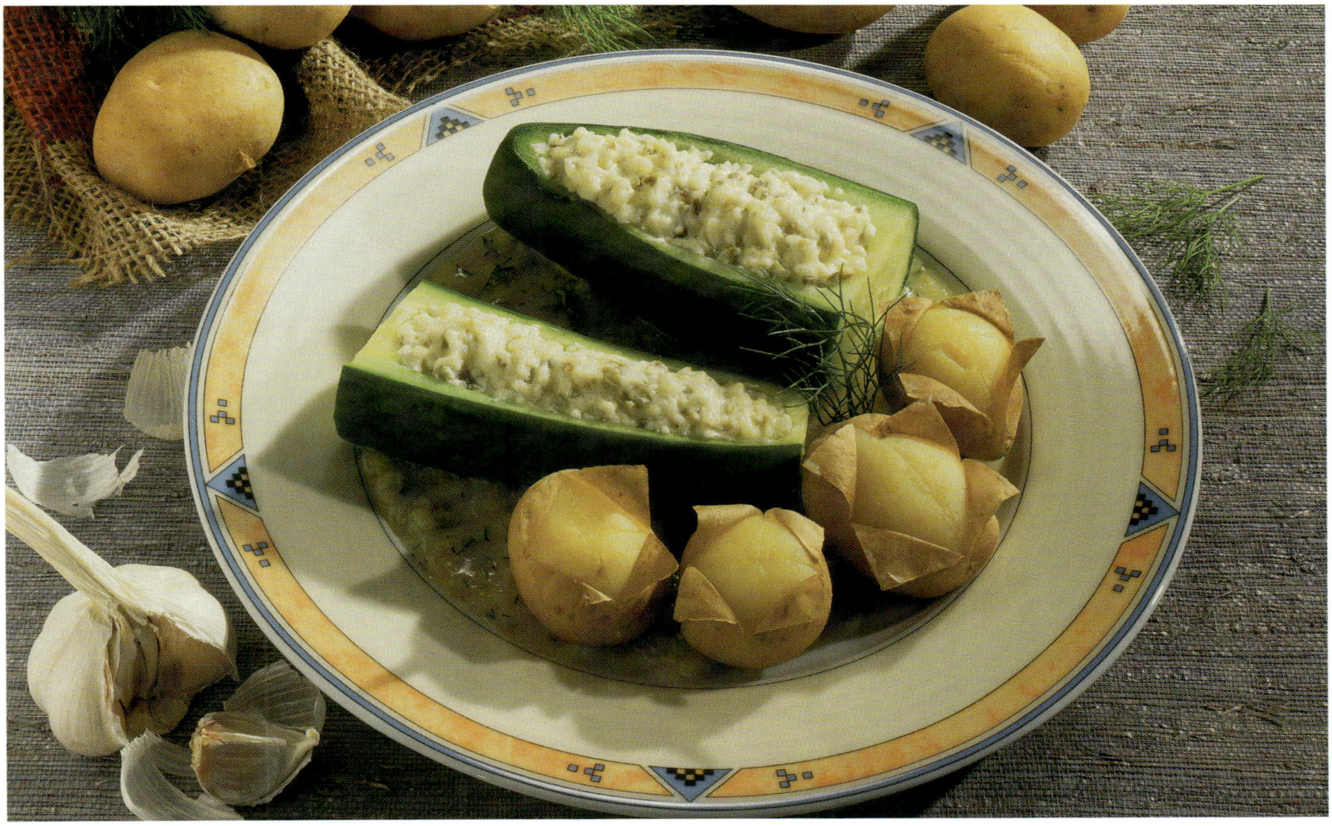

Gefüllte Salatgurke aus der Pfanne

Zubereitungszeit:
ca. 35 Minuten

Für 2 Personen

2 kleine Salatgurken
10 grüne Oliven ohne Stein
1 Knoblauchzehe
150 g Ziegenfrischkäse
400 g kleine Kartoffeln
1 Zwiebel
1 EL kaltgepresstes Olivenöl
1 EL feines Dinkelschrot
200 ml vegetarische Gemüsebrühe (aus Instantpulver zubereitet)
2 EL fein geschnittener Dill

1. Die Gurken waschen, quer halbieren und der Länge nach jeweils eine etwa 1 cm dicke Scheibe abschneiden. Die Gurken nun aushöhlen, d. h. die Kerne mit einem Löffel herauskratzen. Den abgeschnittenen Deckel schälen und in kleine Würfel schneiden.
2. Die Oliven fein hacken. Den Knoblauch schälen und durch die Presse drücken. Den Ziegenkäse mit den Oliven und dem Knoblauch verrühren. Die Gurken mit der Käsecreme füllen.
3. Nun die Kartoffeln in der Schale in wenig Wasser gar kochen.
4. Die Zwiebel schälen und fein würfeln. Das Öl in einer Pfanne erhitzen und die Zwiebel darin glasig dünsten. Das Schrot darunter rühren. Das ausgehöhlte Gurkenfruchtfleisch und die Gurkenstückchen dazugeben. Die Brühe unter Rühren angießen und alles aufkochen.
5. Die gefüllten Gurken in die Pfanne setzen und bei kleiner Hitze zugedeckt etwa 15 Minuten garen. Den Dill hinzufügen und die Gurken mit der Sauce zu den Pellkartoffeln servieren.

ca. 460 kcal je Portion

Aus 1 mach 2

Kochen Sie die doppelte Menge Pellkartoffeln, und verwenden Sie eine Hälfte für die Kartoffel-Räucherfisch-Pfanne (Seite 102).

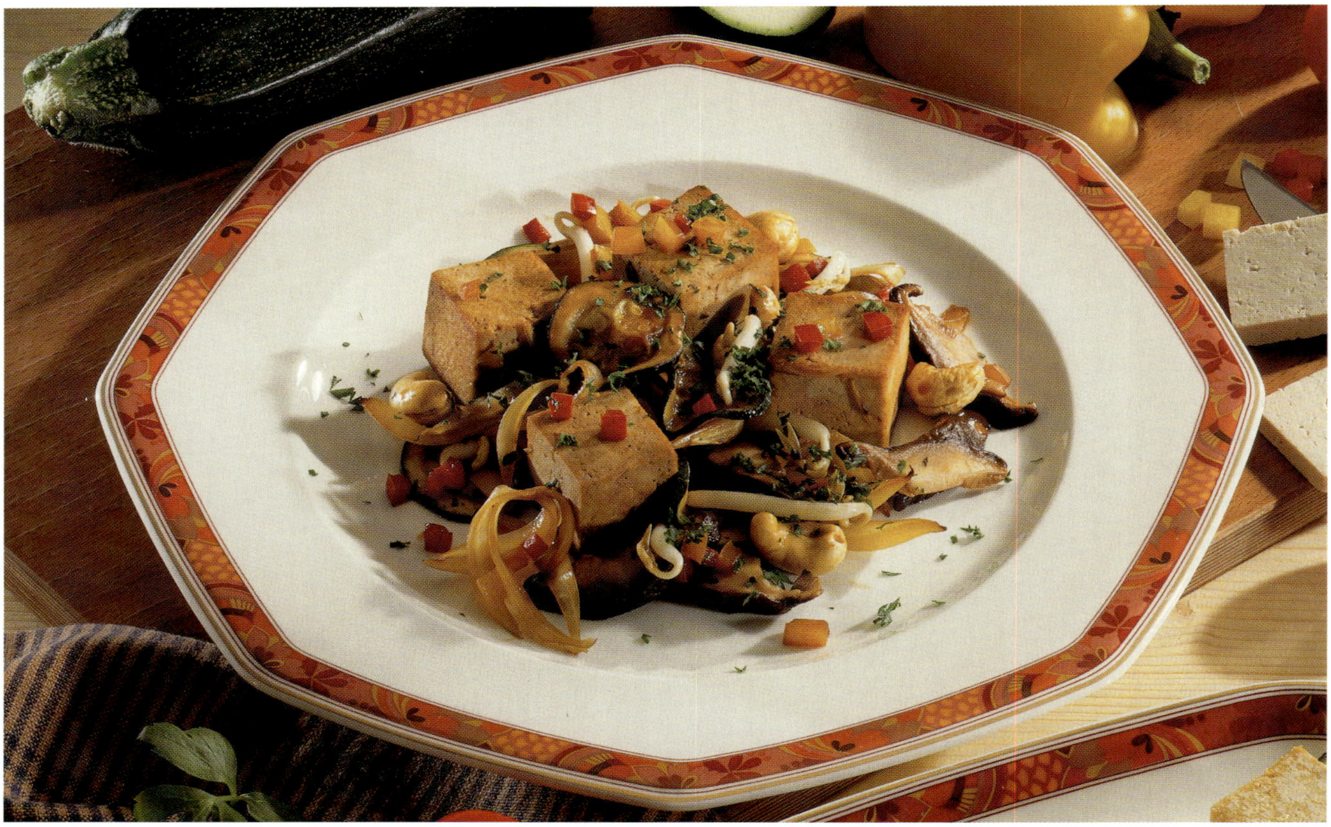

Asiatisches Tofugemüse

Zubereitungszeit:
ca. 45 Minuten

Für 2 Personen

1 Zucchini (300 g)
100 g frische Shiitake- oder Austernpilze
1 rote Paprikaschote
1 gelbe Paprikaschote
100 g Mungobohnenkeimlinge
1 Zwiebel
1 Knoblauchzehe
1 EL fein gehackte frische Ingwerwurzel
2 EL kaltgepresstes Sonnenblumenöl
40 g Cashewkerne
150 g fester Tofu
⅛ l vegetarische Gemüsebrühe (aus Instantpulver hergestellt)
2 EL salzarme Sojasauce
einige Spritzer Worcestershiresauce
1 EL fein gehackter Liebstöckel

1. Den Zucchini waschen, putzen und in dünne Scheiben schneiden. Die Pilze putzen, vorsichtig abreiben und in Streifen schneiden.
2. Die Paprikaschoten halbieren, putzen, entkernen, waschen und kleinwürfeln. Die Mungobohnenkeime gut verlesen und heiß abspülen.
3. Die Zwiebel schälen und in dünne Spalten schneiden. Den Knoblauch schälen und zerdrücken.
4. Zwiebel und Knoblauch zusammen mit dem Ingwer im heißen Öl glasig dünsten. Dann das Gemüse, die Pilze und die Cashewkerne hinzufügen. Alles gründlich durchrühren.
5. Den Tofu in etwa 2 cm große Würfel schneiden und zum Gemüse geben. Die Brühe angießen, alles mit Sojasauce würzen und zugedeckt etwa ¼ Stunde garen.
6. Das Gemüse nach Belieben mit einigen Spritzern Worcestershiresauce würzen und mit dem Liebstöckel bestreuen.

ca. 410 kcal je Portion

Tipp

Mungobohnen sind in China und Indien sehr beliebt. Die Keimlinge dieser grünen Sojabohne können Sie auch selbst ziehen. Die Bohnen und ihre Keimlinge sind sehr vitaminreich und aromatisch.

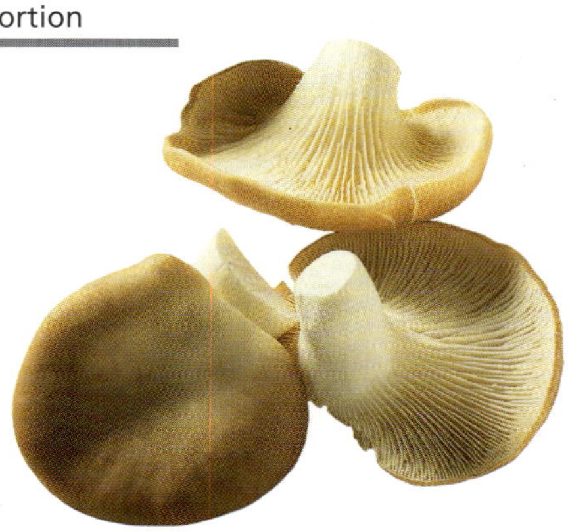

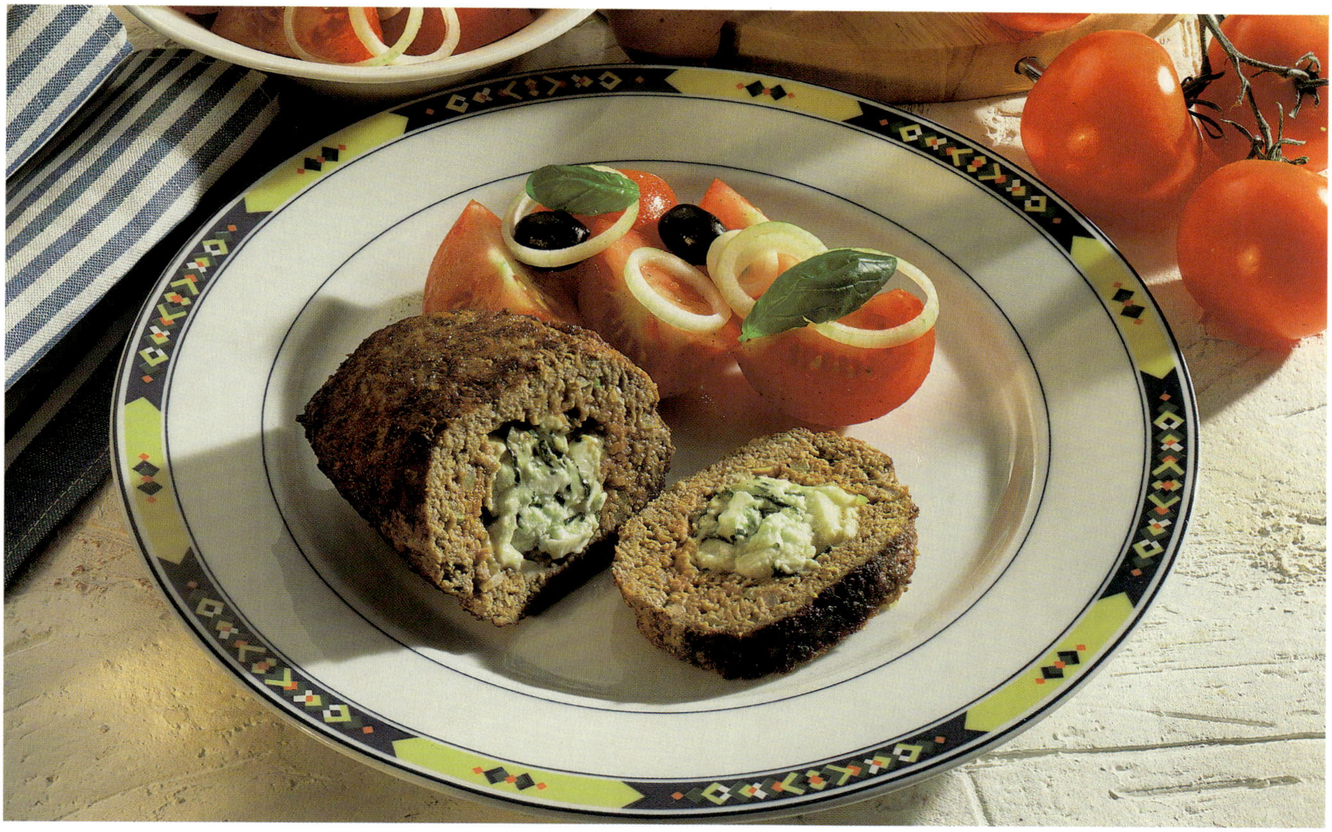

Gefüllte Frikadellen nach griechischer Art

Zubereitungszeit:
ca. 25 Minuten

Für 2 Personen

Für die Frikadellen:
8 Basilikumblättchen
75 g Schafskäse
1 Zwiebel
1 große Möhre
250 g Rinder- oder Lammhackfleisch
1 frisches Eigelb
1 TL Kräutersalz
1 TL Paprikapulver, edelsüß
1 EL kaltgepresstes Sonnenblumenöl

Für den Salat:
6 Tomaten
2 TL kaltgepresstes Olivenöl
½ TL Kräutersalz
1 Zwiebel
8 schwarze Oliven
10 Basilikumblättchen

1. Die Basilikumblättchen waschen und in Streifen schneiden. Den Schafskäse grob mit der Gabel zerdrücken und mit den Basilikumstreifen vermischen.
2. Die Zwiebel fein würfeln. Die Möhre schälen, waschen und fein raspeln.
3. Das Hackfleisch in eine Schüssel geben und mit Zwiebelwürfeln, Möhrenraspeln, Eigelb, Kräutersalz und Paprikapulver vermischen.
4. Aus dem Fleischteig eine Frikadelle formen, eine Mulde hineindrücken, den Schafskäse hineinfüllen und wieder zu einer Frikadelle formen.
5. Das Sonnenblumenöl in einer Pfanne erhitzen und die Frikadelle darin bei mittlerer Hitze etwa 8 Minuten von jeder Seite braten, bis sie knusprig braun ist.
6. Für den Salat die Tomaten waschen, vierteln und die Stielansätze herausschneiden.
7. Die Tomaten mit dem Olivenöl beträufeln und mit dem Kräutersalz würzen. Die Zwiebel schälen, in Ringe schneiden und zusammen mit den Oliven zum Salat geben. Den Salat zum Schluss mit den Basilikumblättchen hübsch garnieren.

ca. 745 kcal je Portion

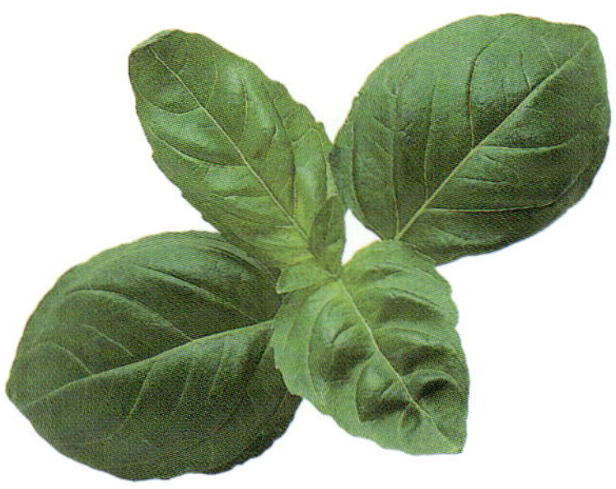

Gratinierte Champignon-schnitzel

Zubereitungszeit:
ca. 30 Minuten

Für 2 Personen

2 Kalbsschnitzel à ca. 100 g
250 g Champignons
2 Frühlingszwiebeln
50 g würziger Käse nach Geschmack (z. B. Roquefort, Emmentaler oder mittelalter Gouda)
1 EL kaltgepresstes Olivenöl
1/2 TL Kräutersalz
2 EL gehackte Petersilie
1 EL ungehärtetes Kokosfett (Reformhaus)
etwas Meersalz

1. Die Schnitzel waschen und trockentupfen. Die Pilze waschen, putzen und in dünne Streifen schneiden. Die Frühlingszwiebeln waschen, putzen und fein würfeln. Den Käse reiben oder in kleine Würfel schneiden.
2. Das Öl in einer Pfanne erhitzen. Die Schalottenwürfel und die Champignons darin 5 bis 6 Minuten dünsten. Beides mit Kräutersalz würzen und die Petersilie hinzufügen.
3. Gleichzeitig in einer anderen Pfanne das Kokosfett erhitzen. Die Schnitzel von jeder Seite etwa 3 Minuten darin braten. Sie anschließend leicht salzen.
4. Die Champignons auf die Schnitzel geben und den Käse darauf verteilen. Einen Deckel auf die Pfanne legen und die Schnitzel bei kleiner Hitze 3 bis 5 Minuten weitergaren, bis der Käse geschmolzen ist.

ca. 320 kcal je Portion

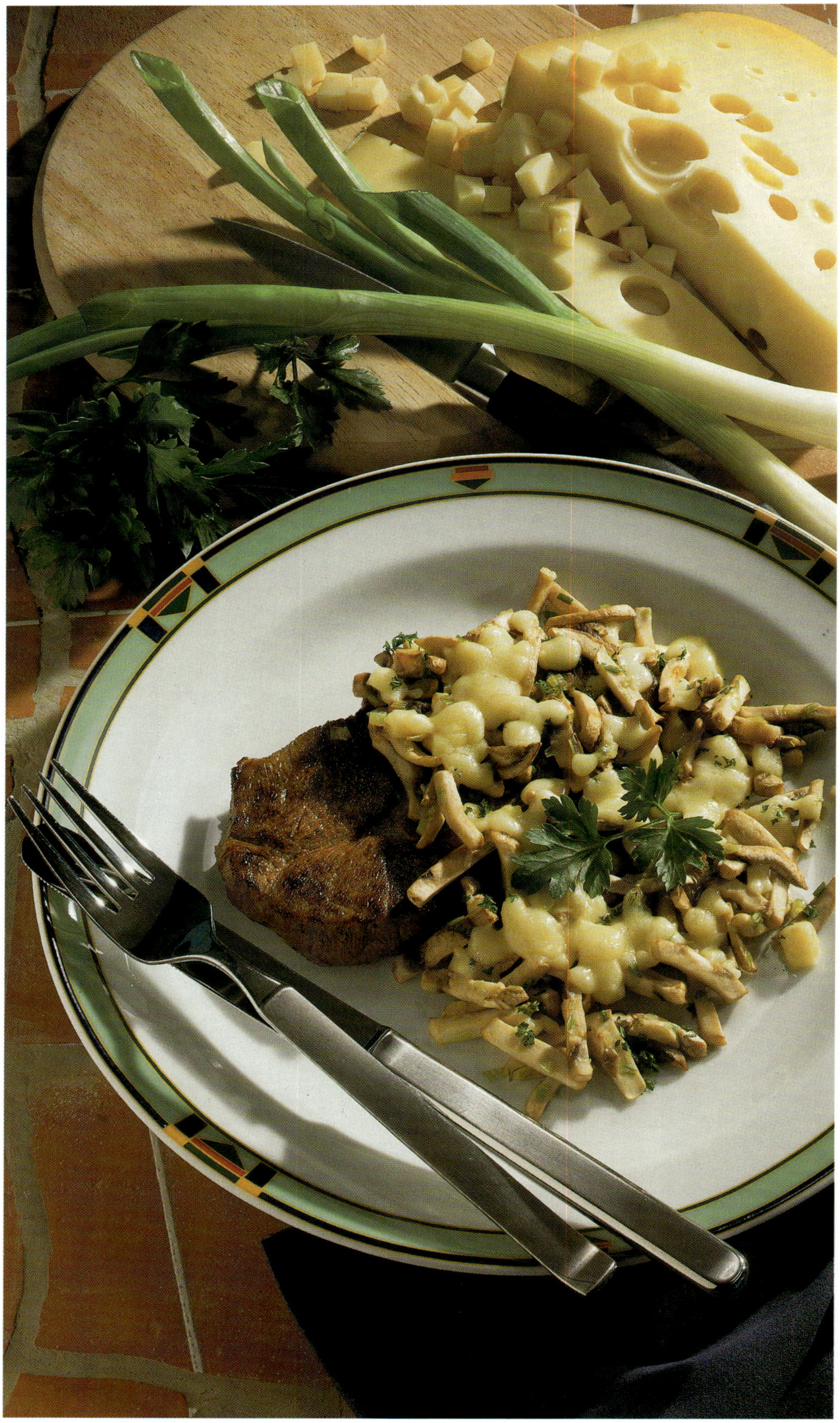

Lauch-Blumenkohl-Eintopf mit Thymianklößchen

Zubereitungszeit:
ca. 30 Minuten

Für 2 Personen

400 ml vegetarische Gemüsebrühe (aus Instantpulver zubereitet)
200 g Blumenkohl
2 Stangen Lauch
150 g Rinderhackfleisch
1/2 TL Kräutersalz
1/2 TL abgeriebene Schale einer unbehandelten Zitrone
1/2 TL gehackter Thymian
2 EL Rahmfrischkäse

1. Die Brühe in einem Topf aufkochen. Den Blumenkohl putzen, in kleine Röschen zerteilen und waschen. Die Röschen in der Brühe in etwa 10 Minuten weichkochen.
2. Inzwischen den Lauch waschen, putzen und in Ringe schneiden.
3. Den Blumenkohl in der Brühe mit dem Schneidstab pürieren. Die Suppe aufkochen lassen, den Lauch hineingeben und zugedeckt bei kleiner Hitze etwa 5 Minuten kochen.
4. Inzwischen das Hackfleisch mit dem Kräutersalz, der Zitronenschale und dem Thymian verkneten und zu kleinen Klößchen formen.
5. Den Frischkäse in den Eintopf geben und schmelzen lassen. Zum Schluss die Klößchen in die Suppe geben und etwa 3 Minuten darin ziehen lassen.

ca. 290 kcal je Portion

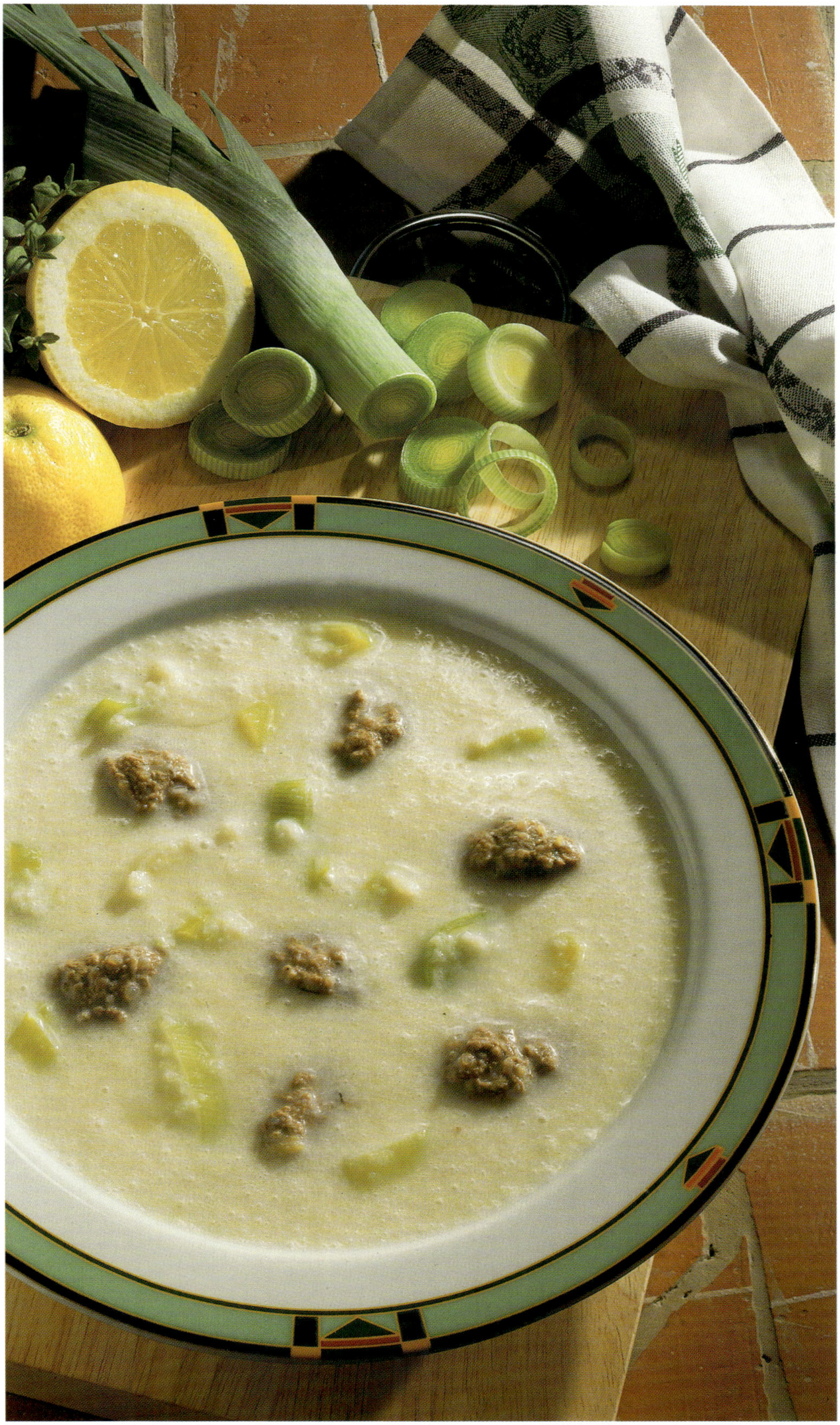

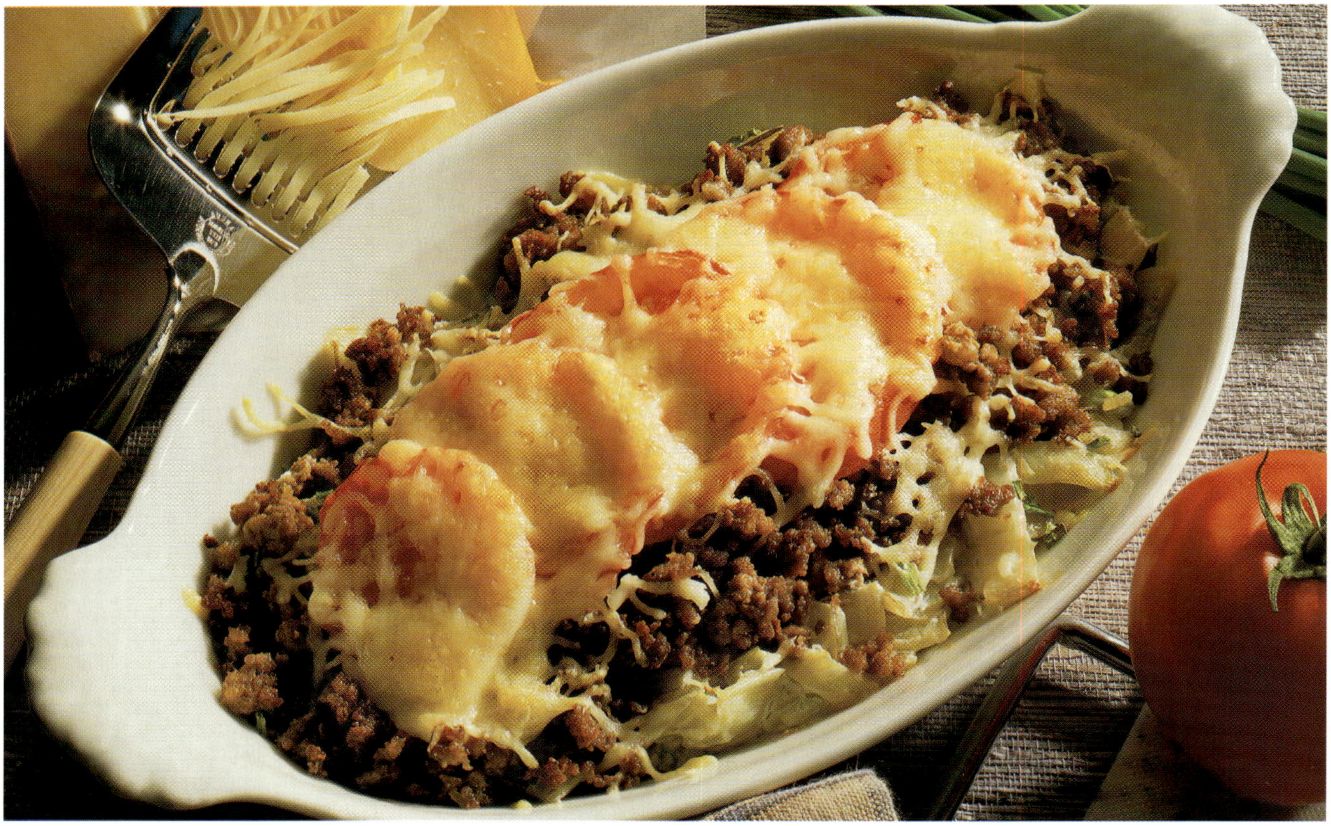

Mangold-Hackfleisch-Gratin

Zubereitungszeit:
ca. 45 Minuten

Für 2 Personen

1 Zwiebel
200 g Rinderhackfleisch
1 EL ungehärtetes Kokosfett (Reformhaus)
1/2 TL Kräutersalz
1/2 TL mildes Paprikapulver
500 g Mangoldstiele (ohne Blattgrün)
1 große Tomate
3 EL Schnittlauchröllchen
1 EL Schmand (saure Sahne extra)
50 g geriebener mittelalter Gouda (45% Fett i. Tr.)

1. Den Backofen auf 200 °C vorheizen. Die Zwiebel schälen und fein würfeln. Das Fett in einer Pfanne erhitzen und Hackfleisch sowie Zwiebelwürfel darin unter Rühren krümelig braun anbraten. Das Ganze mit etwas Kräutersalz und Paprikapulver würzen.
2. Die Mangoldstiele putzen, waschen und in feine Streifen schneiden. Sie in etwas Wasser 7 bis 8 Minuten dünsten.
3. Inzwischen die Tomate über Kreuz einritzen, kurz überbrühen, abschrecken, enthäuten und den Stielansatz herausschneiden. Die Tomate dann quer zum Stielansatz in Scheiben schneiden.
4. Schnittlauch und Schmand zum gegarten Mangold geben, umrühren und alles mit Kräutersalz würzen.
5. Den Mangold in eine flache Auflaufform (20 cm Ø) geben und das Hackfleisch darauf verteilen. Die Tomatenscheiben darauf legen. Das Gratin mit Käse bestreuen und im Backofen auf der mittleren Schiene etwa 20 Minuten überbacken.

ca. 450 kcal je Portion

Tipps

■ Die grünen Blätter des Mangolds, die für dieses Gericht nicht benötigt werden, können Sie für das Rezept Mangoldröllchen (Seite 122) verwenden.
■ Wenn von dem Gratin etwas übrig bleibt, können Sie es leicht wieder aufwärmen.

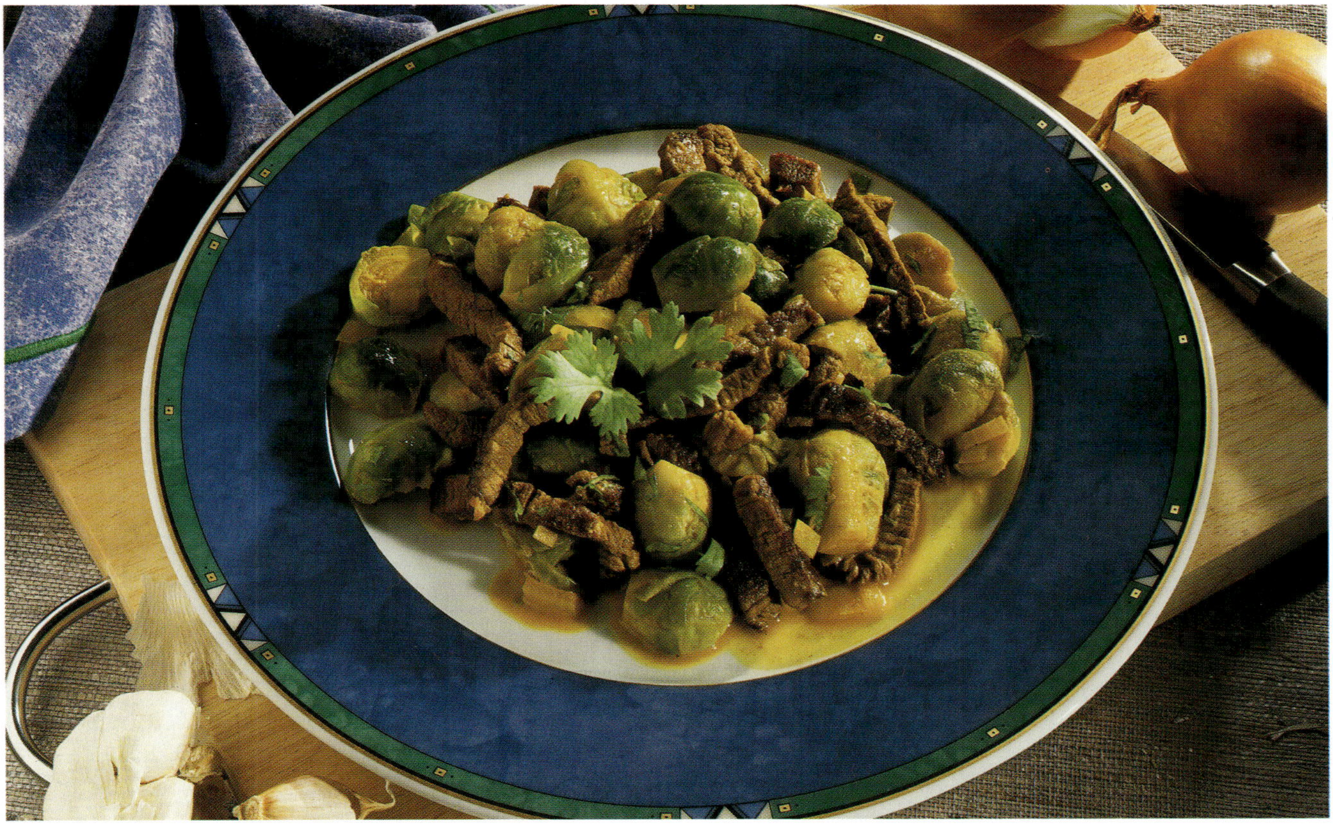

Rosenkohl-Rindfleisch-Pfanne

Zubereitungszeit:
ca. 35 Minuten

Für 2 Personen

400 g Rosenkohl
2 Zwiebeln
250 g Rumpsteak
1 Knoblauchzehe
1 EL ungehärtetes Kokosfett (Reformhaus)
etwas Meersalz
1/2 TL Kurkumapulver (Gelbwurz)
1/2 TL Cayennepfeffer
1/2 TL gemahlener Koriander
250 ml vegetarische Gemüsebrühe
etwas Kräutersalz
1 EL Zitronensaft
evtl. etwas gehacktes Koriandergrün

1. Den Rosenkohl waschen, putzen und halbieren. Die Zwiebeln schälen und fein würfeln. Das Rindfleisch waschen, trockentupfen und in Streifen schneiden. Den Knoblauch schälen und durch die Presse drücken.
2. Das Fett in einer großen Pfanne erhitzen und die Fleischstreifen darin rundherum braun anbraten. Sie dann herausnehmen und salzen.
3. Die Zwiebeln und den Knoblauch ins Bratfett geben und darin glasig dünsten. Den Rosenkohl dazugeben und andünsten. Das Gemüse mit Kurkuma, Cayennepfeffer und Koriander würzen und die Brühe dazugießen. Alles einmal aufkochen lassen und den Rosenkohl in etwa 12 Minuten bissfest dünsten.
4. Nun das Fleisch dazugeben und alles mit Kräutersalz sowie Zitronensaft abschmecken. Das Gericht eventuell mit Koriandergrün bestreuen.

ca. 360 kcal je Portion

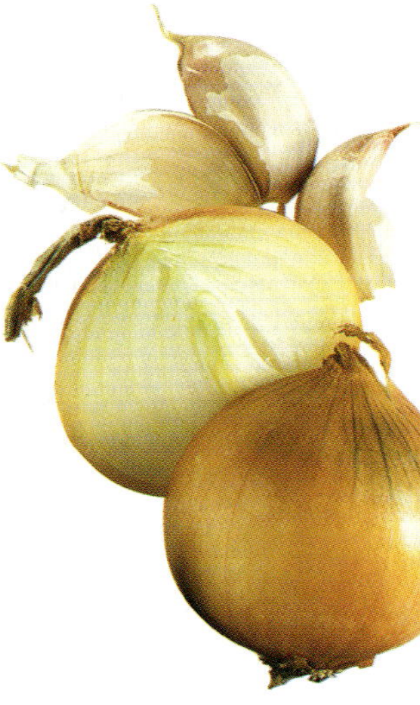

Lammfleischtopf auf provenzalische Art

Zubereitungszeit:
ca. 55 Minuten

Für 2 Personen

1 große Aubergine
1 große Zucchini
2 große Tomaten
300 g Lammgulaschfleisch (Keule)
2 EL kaltgepresstes Olivenöl
2 Knoblauchzehen
200 ml trockener französischer Rotwein
1 EL Kräuter der Provence
$^1/_2$ TL Kräutersalz
$^1/_2$ TL mittelscharfes Paprikapulver

1. Die Aubergine und die Zucchini waschen, putzen und in etwa $1^1/_2$ cm große Würfel schneiden. Die Tomaten über Kreuz einritzen, kurz überbrühen, abschrecken und enthäuten. Sie dann achteln und die Stielansätze herausschneiden.
2. Das Öl in einem Topf erhitzen und den Lammgulasch darin unter Rühren rundherum anbraten. Dann das Fleisch herausnehmen. Das Gemüse in den Topf geben und einige Minuten dünsten.
3. In der Zwischenzeit die Knoblauchzehen schälen und durch die Presse drücken.
4. Das Gemüse mit dem Rotwein ablöschen. Den Knoblauch, die Kräuter, das Kräutersalz und das Paprikapulver darunter rühren und das Fleisch wieder dazugeben. Den Eintopf zugedeckt etwa 40 Minuten bei kleiner Hitze schmoren.

ca. 600 kcal je Portion

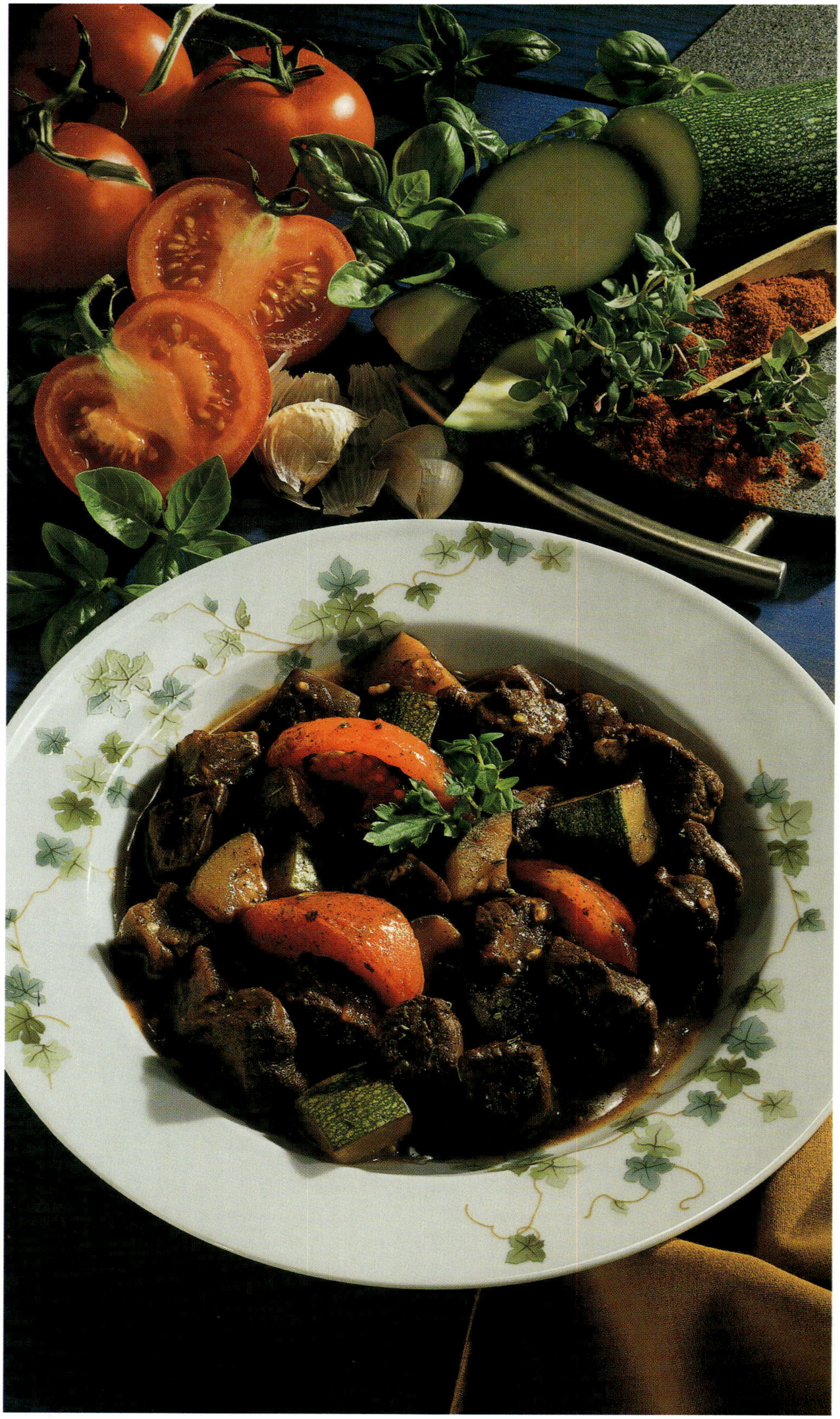

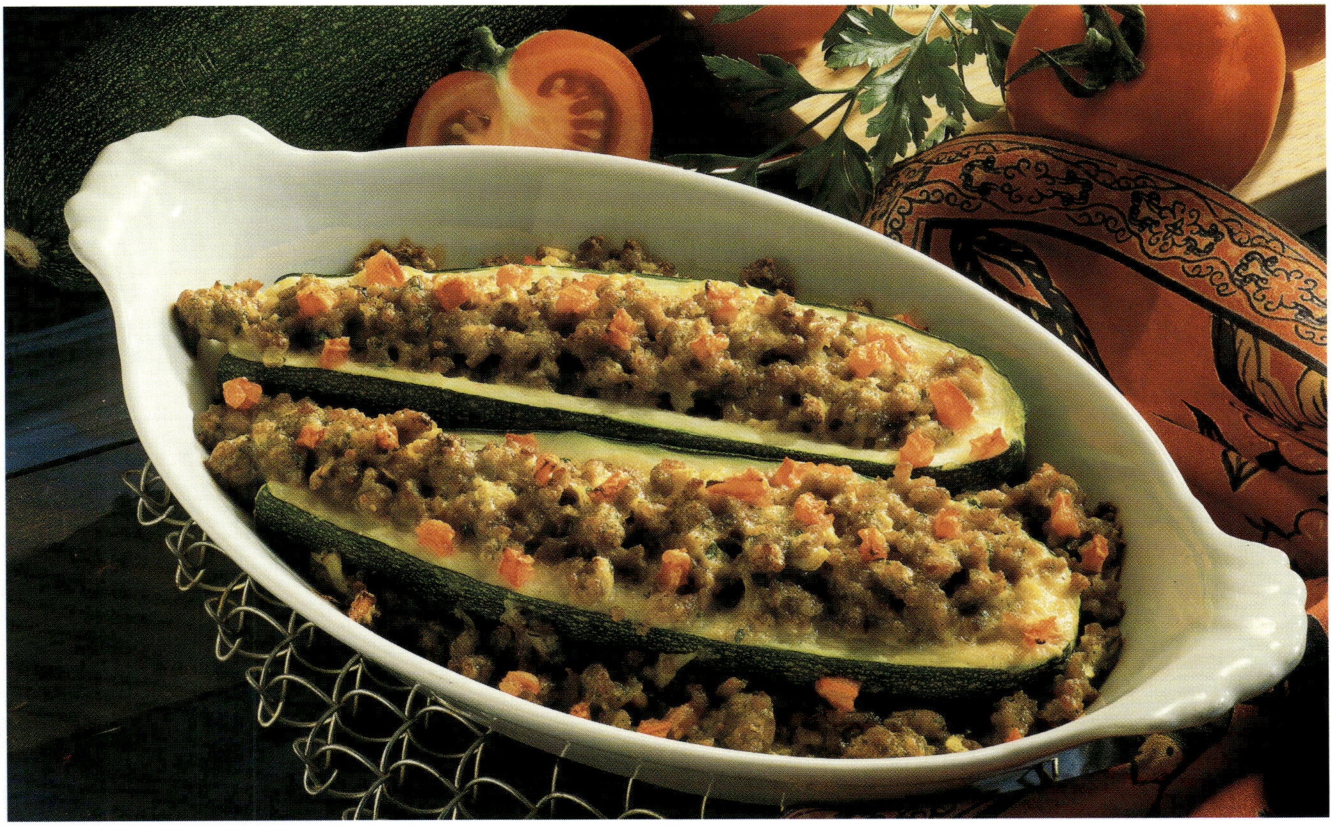

Gefüllte Zucchini aus dem Ofen

Zubereitungszeit:
ca. 45 Minuten

Für 2 Personen

1/2 TL Meersalz
2 mittelgroße Zucchini (ca. 500 g)
1 Zwiebel
1 EL kaltgepresstes Olivenöl
200 g Lammhackfleisch
3 EL gehackte Petersilie
1 EL gehackter Kerbel
2 EL geriebener Parmesan
1 frisches Eigelb
1/2 TL Kräutersalz
etwas Butter für die Form
1 Tomate
3 EL süße Sahne
1 Spritzer Tabasco

1. In einem weiten Topf ein wenig Salzwasser zum Kochen bringen.
2. Die Zucchini waschen, putzen und der Länge nach halbieren. Sie mit der Schnittfläche nach unten im Salzwasser etwa 5 Minuten bissfest dünsten.
3. Inzwischen die Zwiebel schälen und fein hacken. Das Öl in einer Pfanne erhitzen und Zwiebelwürfel sowie Hackfleisch darin unter Rühren krümelig braun anbraten. Den Backofen auf 200 °C vorheizen.
4. Die Zucchinihälften aus dem Wasser nehmen und mit einem Teelöffel bis auf 1/2 cm breiten Rand aushöhlen. Das Fruchtfleisch klein schneiden.
5. Das Fruchtfleisch zusammen mit Petersilie, Kerbel, Parmesan, Eigelb und Kräutersalz mischen.
6. Eine flache Auflaufform (etwa 25 cm lang) dünn mit Butter ausfetten. Die Zucchinihälften nebeneinander hineinlegen. Die Hälften mit Hackfleischmischung füllen. Falls noch Füllung übrig ist, diese neben die Zucchinihälften geben.
7. Die Tomate über Kreuz einritzen, kurz überbrühen, abschrecken und enthäuten. Sie dann halbieren, entkernen und den Stielansatz herausschneiden. Das Fruchtfleisch in Würfel schneiden und diese auf der Füllung verteilen. Die Sahne mit dem Tabasco mischen und über die Tomaten geben. Alles im Backofen auf der mittleren Schiene etwa 20 Minuten backen.

ca. 490 kcal je Portion

Beilagentipp

Zu diesem Gericht schmeckt ein Tomatensalat mit einem Dressing aus Olivenöl, Kräutersalz und Basilikum sehr gut.

Variation

Statt Lammhackfleisch können Sie auch die gleiche Menge Rinderhackfleisch nehmen.

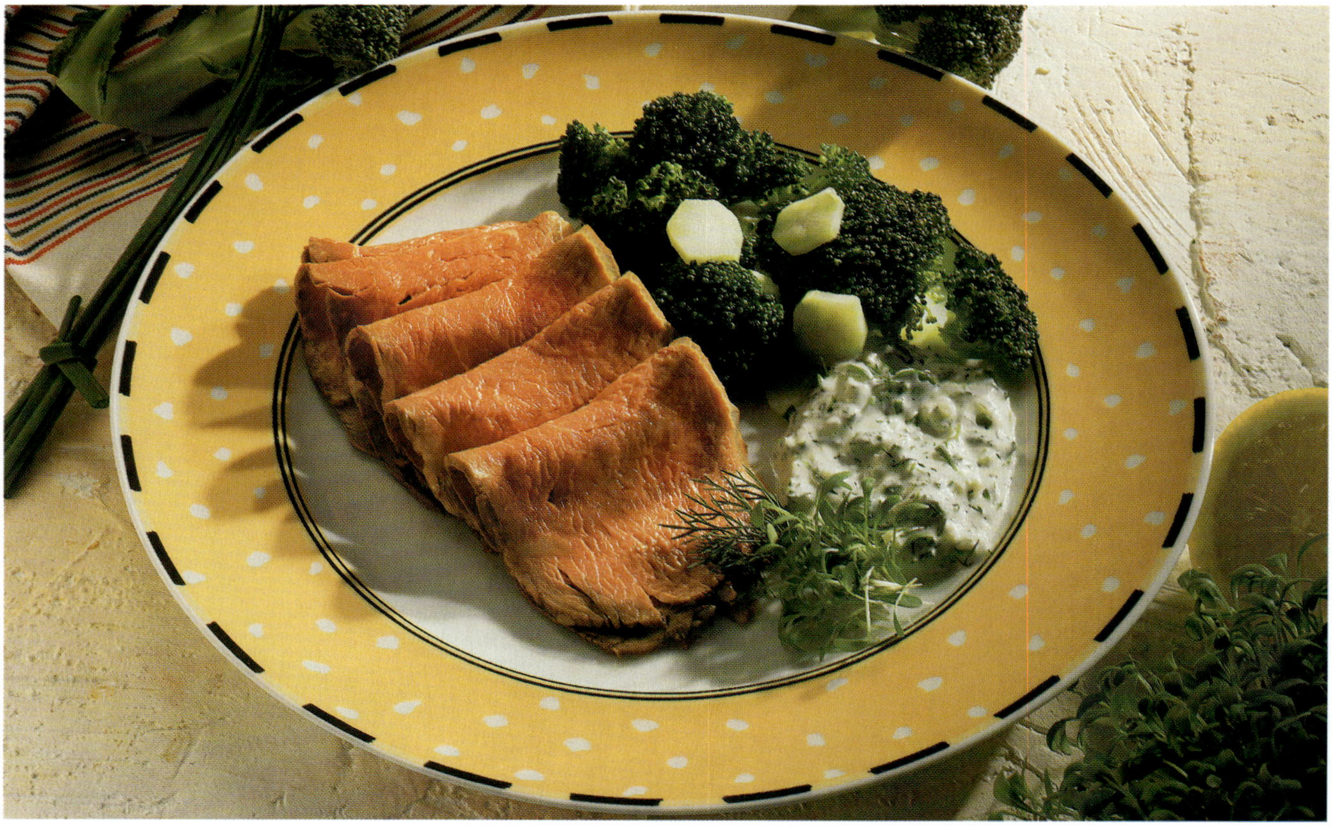

Roastbeef mit Brokkoli und grüner Sauce

Zubereitungszeit:
ca. 20 Minuten

Für 2 Personen

500 g Brokkoli
1/2 TL Meersalz
200 g Joghurt (3,5% Fett)
100 g saure Sahne
2 EL kaltgepresstes Sonnenblumenöl
2 EL Zitronensaft
1 kleine Zwiebel
4 EL gemischte, gehackte Kräuter (z. B. Petersilie, Dill, Schnittlauch, Kerbel, Kresse, Borretsch, Sauerampfer, Estragon)
etwas Kräutersalz
200 g Roastbeef in Scheiben

1. Den Brokkoli waschen, putzen und die Röschen abschneiden. Die Stiele schälen und in dünne Scheiben schneiden. Den Brokkoli in etwas leicht gesalzenem Wasser in etwa 5 Minuten bissfest dünsten und anschließend abkühlen lassen.
2. Inzwischen für die Sauce den Joghurt mit der sauren Sahne, dem Öl und dem Zitronensaft verrühren. Die Zwiebel schälen und fein würfeln. Die Kräuter und die Zwiebelwürfel unter die Sauce rühren und sie mit etwas Salz abschmecken.

ca. 560 kcal je Portion

Tipps

- Wenn Sie noch Brokkoli vom Abendessen übrig haben, können Sie diesen hier gut verwenden.
- Die Sauce passt auch gut zu gebratenem Fisch oder zu hartgekochten Eiern.

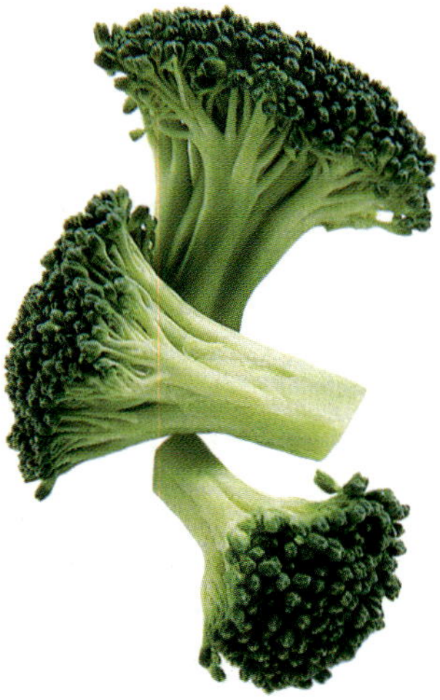

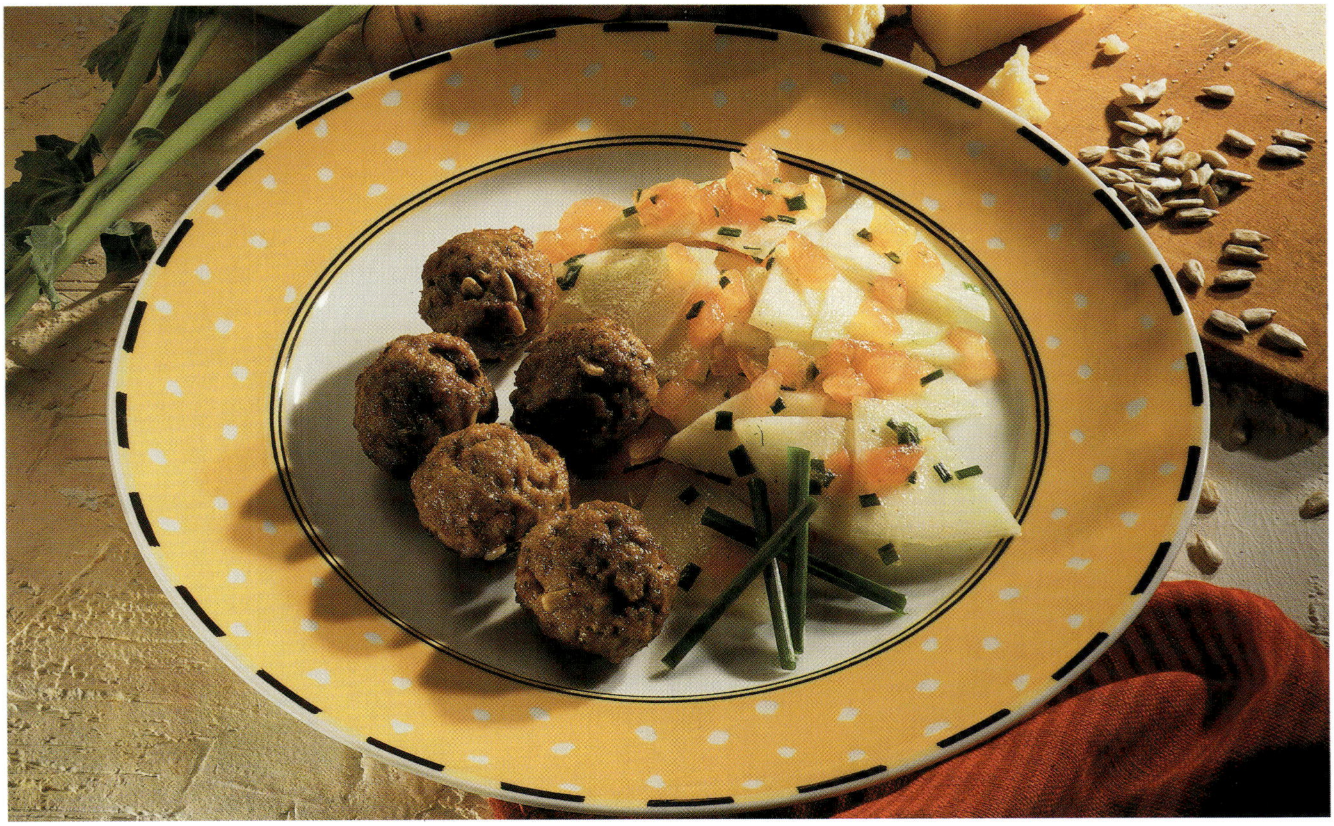

Minifrikadellen mit Kohlrabi-Tomaten-Salat

Zubereitungszeit:
ca. 25 Minuten

Für 2 Personen

Für die Frikadellen:
10 entsteinte grüne Oliven
200 g Rinderhackfleisch
1 frisches Eigelb
2 EL geriebener Parmesan
2 EL Sonnenblumenkerne
1/2 TL gehackter Thymian
1 EL gehackter Estragon
etwas Meersalz
2 TL ungehärtetes Kokosfett

Für den Salat:
1 Kohlrabiknolle
3 Flaschentomaten
1 EL Zitronensaft
1/2 TL Kräutersalz
3 EL Sonnenblumenöl
1 EL Schnittlauchröllchen

1. Für die Frikadellen die Oliven fein hacken. Das Hackfleisch mit Eigelb, Oliven, Parmesan, Sonnenblumenkernen, Thymian, Estragon und Salz verkneten.
2. Den Hackfleischteig zu kleinen Bällchen von etwa 2 cm Ø formen. Das Kokosfett in einer Pfanne erhitzen und die Frikadellen darin in etwa 10 Minuten rundherum braun braten.
3. Für den Salat den Kohlrabi schälen, vierteln und in dünne Scheiben schneiden. Die Tomaten waschen, halbieren, entkernen und die Stielansätze herausschneiden. Das Fruchtfleisch in Würfel schneiden. Kohlrabischeiben und Tomatenwürfel mischen.
4. Den Zitronensaft mit dem Kräutersalz verrühren und das Öl darunter schlagen. Dann den Schnittlauch dazugeben. Die Sauce über den Salat geben und diesen zu den Hackfleischbällchen essen.

ca. 730 kcal je Portion

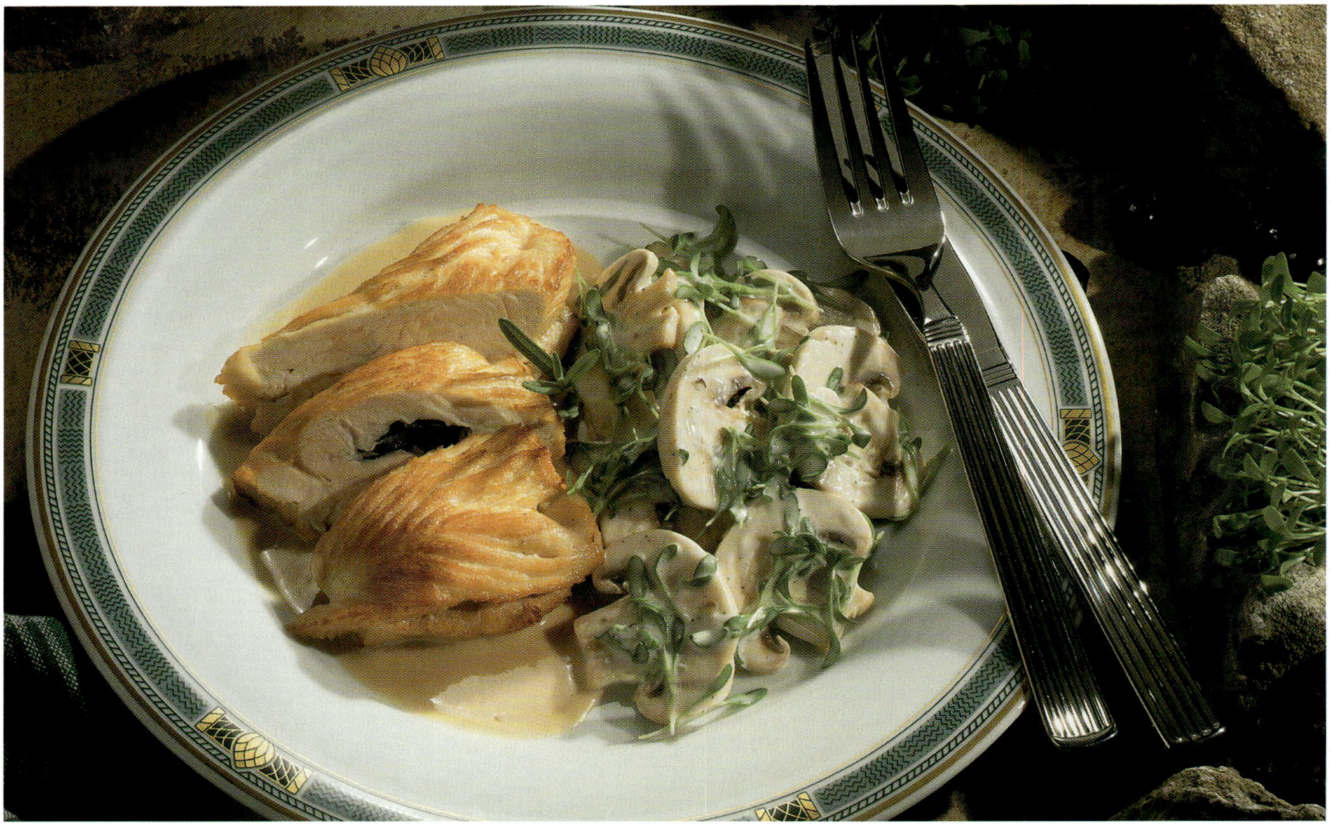

Olivenschnitzel mit Champignon-Kresse-Salat

Zubereitungszeit:
ca. 30 Minuten

Für 2 Personen

Für die Schnitzel:
10 schwarze Oliven
1 TL gehackter Rosmarin
2 dünne Putenschnitzel (ca. 300 g)
1 EL kaltgepresstes Olivenöl
1 EL süße Sahne
2 EL Wasser

Für den Salat:
300 g Champignons
1/2 Kästchen Kresse
2 EL Zitronensaft
1 EL Wasser
etwas Kräutersalz
2 EL kaltgepresstes Distelöl

1. Die Oliven waschen, entsteinen und fein hacken. Mit dem Rosmarin mischen. Die Schnitzel waschen und trockentupfen. Die gehackten Oliven auf die Schnitzel geben und diese zusammenklappen. Die Schnitzel mit Holzspießchen zusammenstecken.
2. Das Öl in einer Pfanne erhitzen und die Schnitzel auf beiden Seiten darin braun anbraten. Sie dann zugedeckt bei kleiner Hitze etwa 15 Minuten weiterbraten.
3. Inzwischen die Champignons waschen, putzen und in sehr dünne Scheiben schneiden. Die Kresse abschneiden, waschen und trockentupfen. Den Zitronensaft mit 1 Esslöffel Wasser und dem Kräutersalz verrühren und das Öl darunter schlagen. Die Champignons mit der Sauce und der Kresse mischen.
4. Die Schnitzel aus der Pfanne nehmen und die Sahne sowie 2 Esslöffel Wasser in den Bratfond einrühren. Die Sauce einmal aufkochen lassen. Die Schnitzel zusammen mit der Sauce und dem Salat servieren.

ca. 440 kcal je Portion

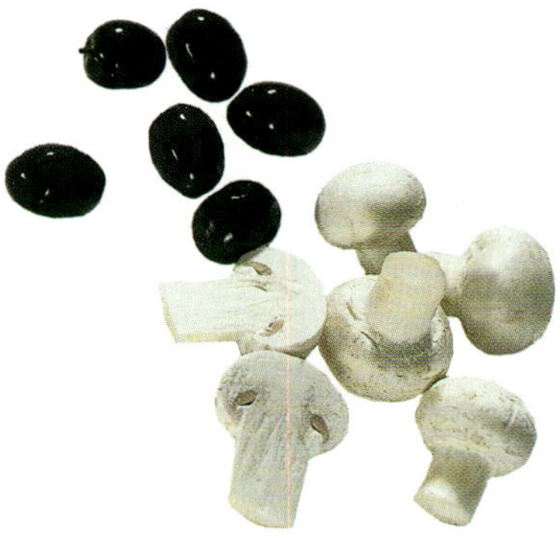

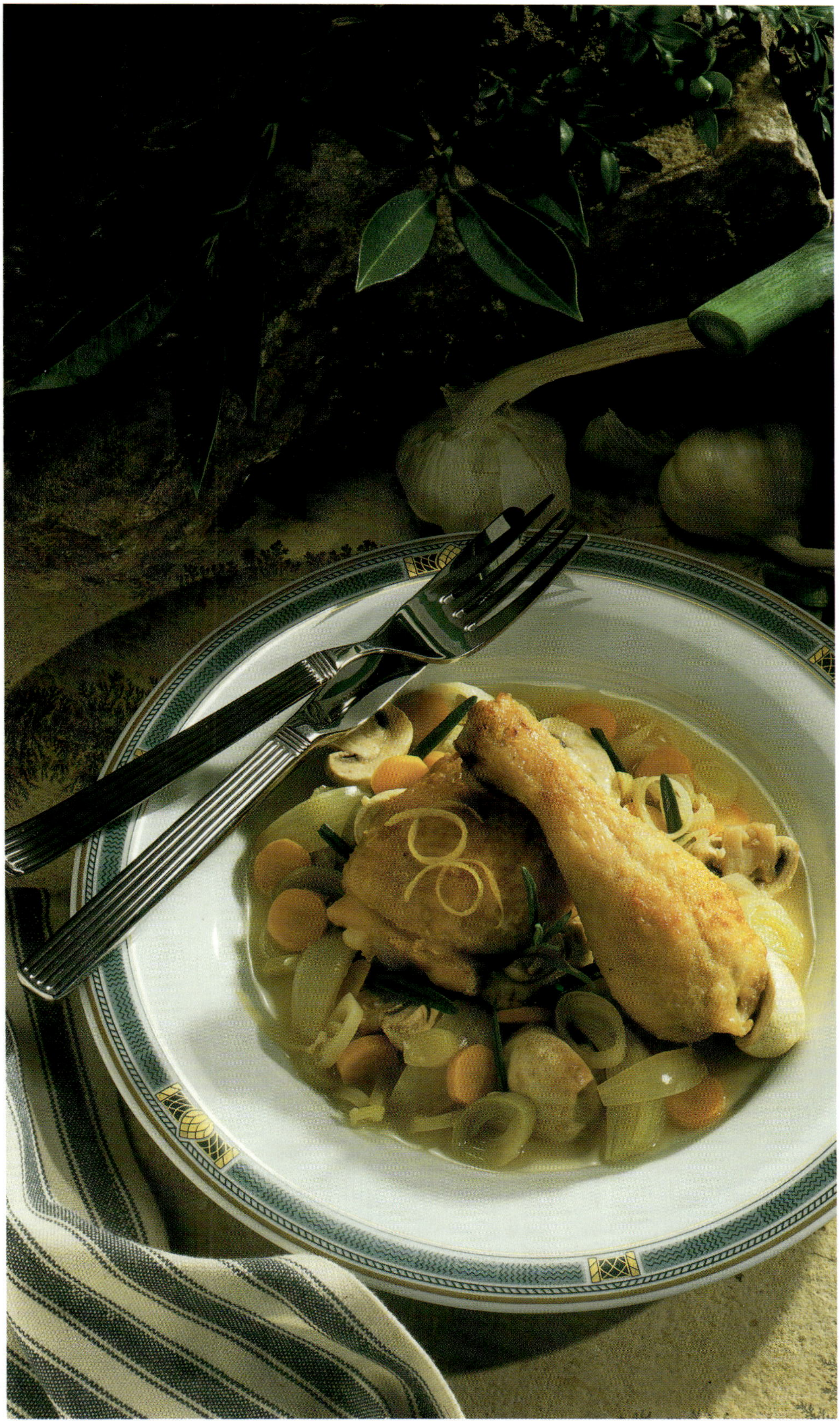

Coq au Riesling

Zubereitungszeit:
ca. 50 Minuten

Für 2 Personen

2 Hähnchenschenkel
2 große Möhren
150 g kleine Champignons
1 Stange Lauch
1 Zwiebel
2 Knoblauchzehen
2 EL kaltgepresstes Olivenöl
200 ml Riesling
100 ml vegetarische Gemüsebrühe (aus Instantpulver zubereitet)
1 EL gehackter Rosmarin
abgeriebene Schale von 1/2 unbehandelten Zitrone
1/2 TL Kräutersalz

1. Die Hähnchenschenkel waschen, trockentupfen und am Gelenk durchschneiden. Die Möhren, die Champignons und den Lauch waschen und putzen.
2. Die Möhren schaben und in dünne Scheiben schneiden. Die Champignons halbieren. Den Lauch in dünne Ringe schneiden. Die Zwiebel schälen und achteln. Den Knoblauch schälen und durch die Presse drücken.
3. Das Öl in einem Topf erhitzen und die Hähnchenteile darin von jeder Seite in etwa 2 Minuten braun anbraten.
4. Den Wein und die Brühe angießen und das vorbereitete Gemüse, die Champignons, den Knoblauch, Rosmarin, Zitronenschale und Kräutersalz dazugeben. Alles einmal aufkochen lassen und zugedeckt bei kleiner Hitze ungefähr 30 Minuten schmoren.

ca. 370 kcal je Portion

Entenbrustfilet mit Zwiebel-Apfel-Sauce

Zubereitungszeit:
ca. 1 Stunde

Für 2 Personen

Für den Rotkohl:
500 g Rotkohl
1 saurer Apfel
1 Zwiebel
1 Lorbeerblatt
3 Nelken
ca. 4 EL Zitronensaft
1/2 TL Meersalz

Für das Entenbrustfilet:
1 großes Entenbrustfilet (ca. 400 g) mit Haut
2 saure Äpfel
1 Bund Frühlingszwiebeln
50 ml trockener Rotwein
etwas Meersalz

1. Den Rotkohl waschen, putzen, achteln, den Strunk herausschneiden und den Kohl in Streifen hobeln oder schneiden. Den Apfel waschen, vierteln und das Kerngehäuse herausschneiden. Die Viertel in Scheiben schneiden. Die Zwiebel schälen, vierteln und in Scheiben schneiden.
2. Den Rotkohl zusammen mit dem Apfel, der Zwiebel, etwas Wasser, dem Lorbeerblatt, den Nelken, 2 Esslöffeln Zitronensaft und Salz zum Kochen bringen. Ihn dann bei kleiner Flamme in etwa 35 Minuten gar kochen.
3. Inzwischen die Haut des Entenbrustfilets mit einem scharfen Messer rautenförmig einschneiden. Es mit der Hautseite nach unten in einer Pfanne braun anbraten. Dann die Pfanne mit einem Deckel schließen und das Filet bei reduzierter Hitze etwa 25 Minuten braten. Es zwischendurch mehrmals wenden.
4. In der Zwischenzeit für die Sauce die Äpfel schälen, vierteln und die Kerngehäuse herausschneiden. Die Viertel in Scheiben schneiden. Die Frühlingszwiebeln waschen, putzen und in Ringe schneiden.
5. Das fertig gegarte Fleisch salzen, in Alufolie einwickeln und 5 Minuten ruhen lassen. Das ausgebratene Fett bis auf 1 Esslöffel abgießen und wegwerfen.
6. Die Zwiebelringe in dem Bratfett andünsten. Nach etwa 1 Minute die Apfelscheiben, den Rotwein und etwas Salz dazugeben. Alles zusammen einige Minuten köcheln, bis die Zwiebeln weich sind.
7. Den Rotkohl mit Zitronensaft und Salz abschmecken. Das Entenbrustfilet in Scheiben schneiden, in 2 Portionen teilen und mit der Sauce anrichten. Den Rotkohl dazu servieren.
(auf dem Foto: oben)

ca. 580 kcal je Portion

Aus 1 mach 2
Kochen Sie die doppelte Menge Rotkohl, und servieren Sie den Rest an einem anderen Tag, z. B. mit Rinderfrikadellen.

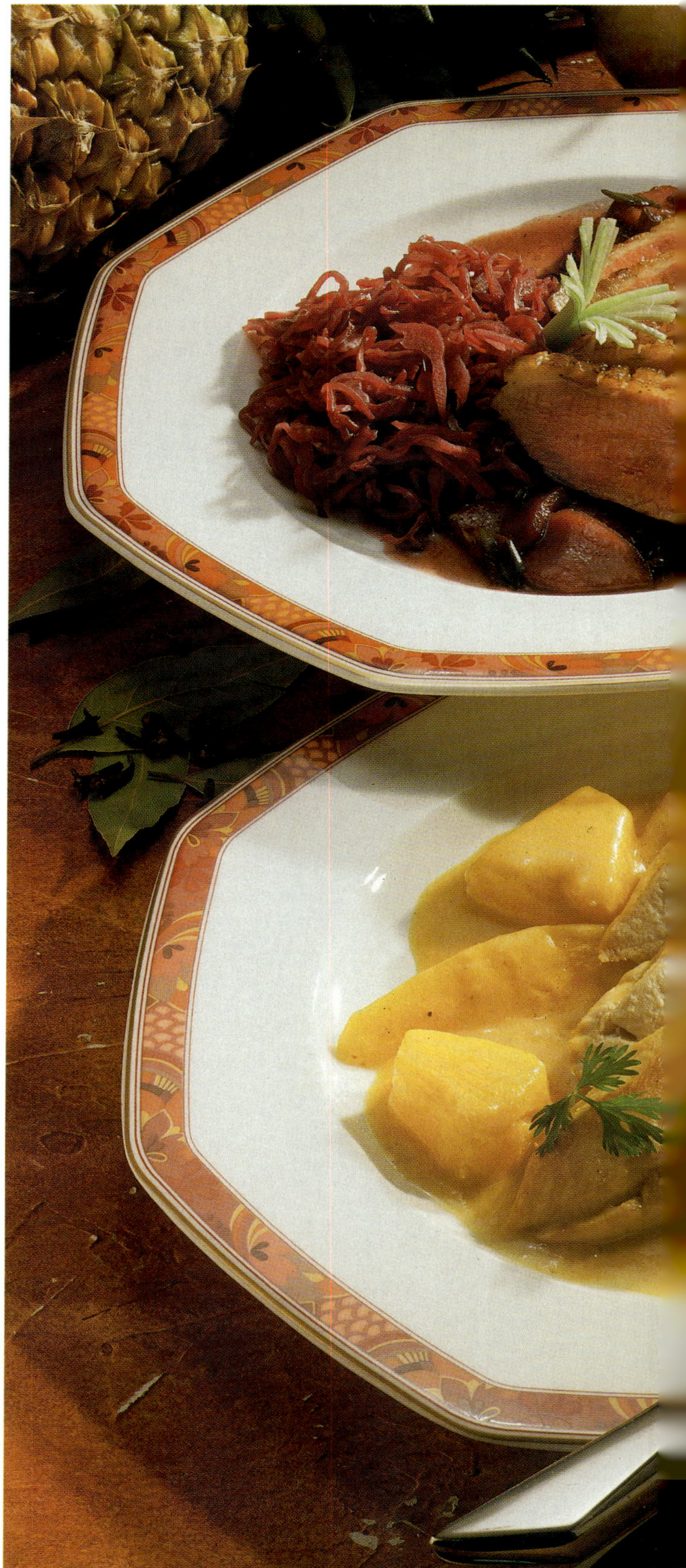

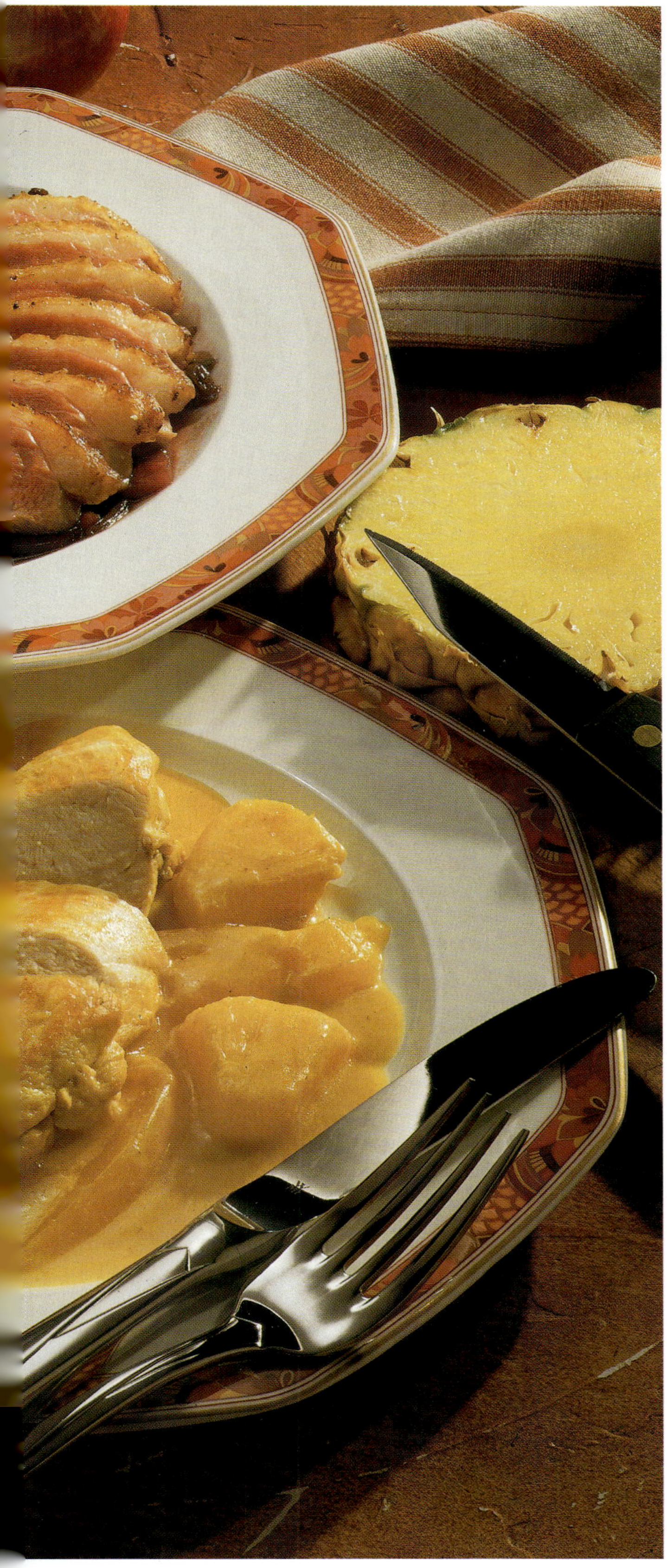

Hähnchenbrustfilet mit fruchtiger Currysauce

Zubereitungszeit:
ca. 30 Minuten

Für 2 Personen

2 Hähnchenbrustfilets (ca. 300 g)
1 EL ungehärtetes Kokosfett (aus dem Reformhaus)
1/2 Mango
2 Scheiben frische Ananas
etwas Meersalz
50 ml vegetarische Gemüsebrühe (aus Instantpulver zubereitet)
50 ml süße Sahne
1/2 TL mildes Currypulver
1 Zweig Koriandergrün oder glatte Petersilie

1. Die Hähnchenbrustfilets waschen und trockentupfen. Das Kokosfett in einer beschichteten Pfanne erhitzen und das Fleisch darin auf beiden Seiten goldbraun anbraten. Dann das Fleisch bei reduzierter Hitze 10 bis 15 Minuten (je nach Dicke) durchbraten. Zwischendurch wenden.
2. Inzwischen den Backofen auf 50 °C vorheizen. Die Mango schälen, das Fruchtfleisch vom Stein abschneiden und in kleine Spalten schneiden. Die Ananasscheiben schälen und die mittleren Strünke herausschneiden. Die Scheiben in mundgerechte Stücke zerteilen.
3. Das fertig gegarte Fleisch aus der Pfanne nehmen, leicht salzen und im Backofen zugedeckt warm stellen. Die vorbereiteten Mango- und Ananasstücke in das Bratfett geben und rundherum andünsten. Dann das Obst ebenfalls warmstellen.
4. Den Bratensatz unter Rühren mit der Brühe und der Sahne ablöschen und mit Currypulver würzen. Fleisch und Obst in die Sauce geben und zugedeckt etwa 1 Minute darin ziehen lassen.
(auf dem Foto: unten)

ca. 290 kcal je Portion

Beilagentipp
Dazu passt gedünsteter Brokkoli sehr gut.

Aus 1 mach 2
Braten Sie 1 Hähnchenfilet mehr. Verwenden Sie es für den Salat mit Hähnchen und Avocado (Seite 69).

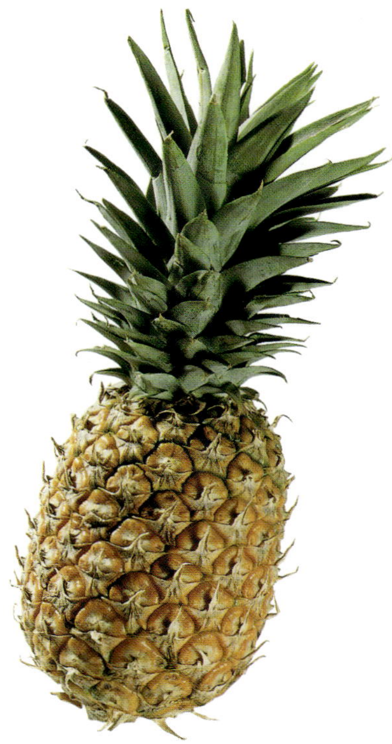

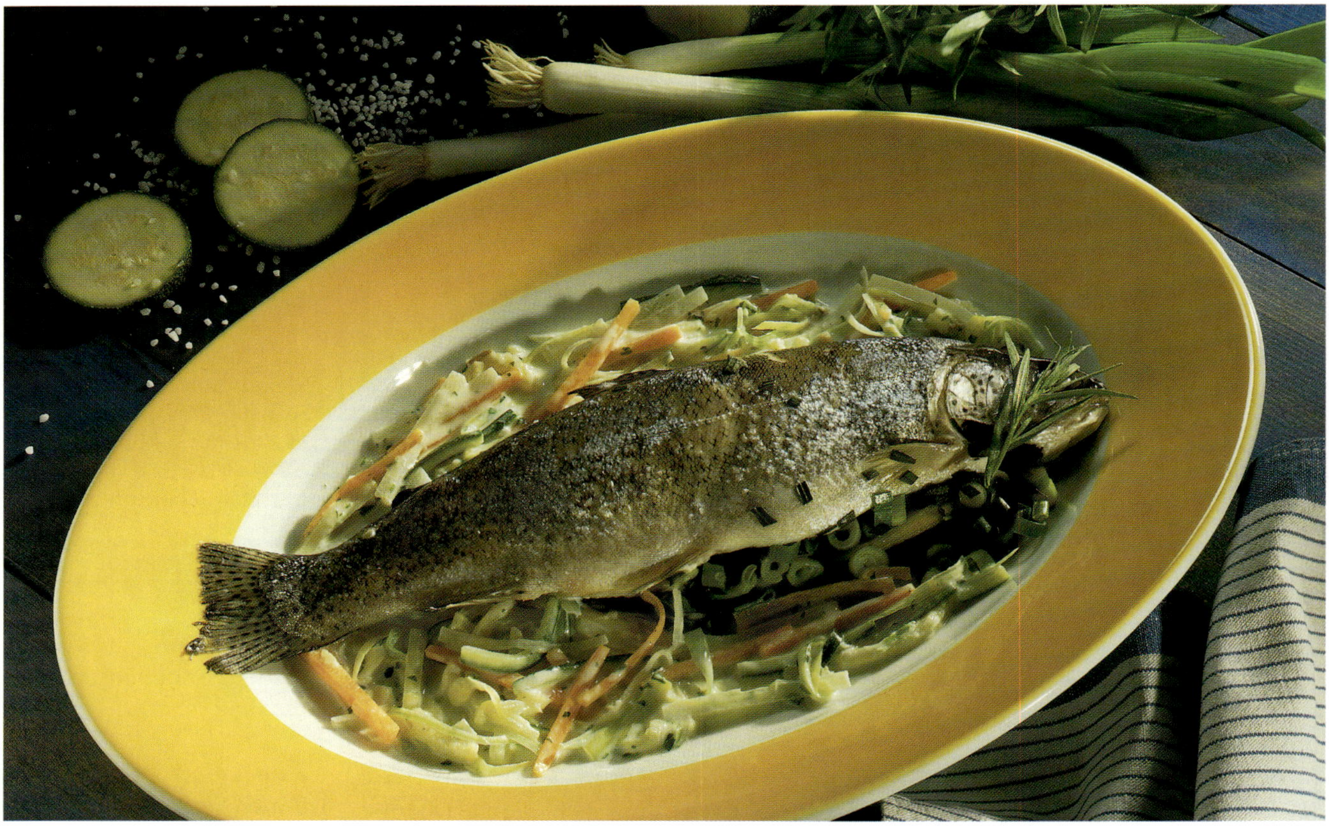

Estragonforelle mit Gemüse

Zubereitungszeit:
ca. 35 Minuten

Für 2 Personen

2 kleine küchenfertige Forellen
1/2 TL Kräutersalz
2 Frühlingszwiebeln
2 EL gehackte Estragonblättchen
Öl zum Fetten der Folie
1 große Möhre
1 mittelgroße Zucchini
1 Kohlrabi
1/4 TL Meersalz
4 EL süße Sahne
1 Messlöffel pflanzliches Bindemittel (z. B. Nestargel aus dem Reformhaus)
etwas Kräutersalz

1. Den Backofen auf 200 °C vorheizen. Die Forellen abwaschen und trockentupfen. Sie innen und außen mit dem Kräutersalz würzen. Die Frühlingszwiebeln waschen, putzen und fein hacken. Sie mit 1 Esslöffel Estragon mischen und die Forellen damit füllen.
2. Zwei große Stücke Alufolie dünn einölen und die Forellen darauf legen. Die Folie fest verschließen.
3. Die Möhre, die Zucchini und den Kohlrabi waschen und putzen. Die Möhre und den Kohlrabi schälen.
4. Die Forellen im Backofen auf der mittleren Schiene etwa 20 Minuten garen.
5. Inzwischen das Gemüse in feine Streifen schneiden und in etwas leicht gesalzenem Wasser in 3 bis 4 Minuten bissfest dünsten.
6. Den restlichen Estragon zusammen mit der Sahne zum Gemüse geben. Die Sauce mit dem Bindemittel binden und mit Kräutersalz abschmecken.
7. Die Forellen aus der Folie nehmen, und mit dem Gemüse und der Sauce servieren.

ca. 240 kcal je Portion

Lachskotelett mit Sellerie-Schnittlauch-Gemüse

Zubereitungszeit:
ca. 25 Minuten

Für 2 Personen

1 kleiner Staudensellerie (ca. 500 g)
2 Lachskoteletts
1 EL Zitronensaft
etwas Meersalz
1 Bund Schnittlauch
1 EL Butter
50 ml süße Sahne
1/2 TL Kräutersalz

1. Den Staudensellerie waschen, putzen und in dünne Scheiben schneiden. Die Lachskoteletts abwaschen, trockentupfen, mit Zitronensaft beträufeln und leicht salzen. Den Schnittlauch waschen und in Röllchen schneiden.
2. Die Butter in einer beschichteten Pfanne zerlassen und den Fisch darin bei mittlerer Hitze 12 bis 15 Minuten unter Wenden braten. Gleichzeitig den Sellerie in sehr wenig Wasser in etwa 10 Minuten bissfest dünsten.
3. Das Selleriewasser abgießen. Die Sahne zum Gemüse geben und darunter rühren. Den Schnittlauch hinzufügen und das Ganze mit Kräutersalz würzen. Den Fisch zusammen mit dem Gemüse servieren.

ca. 460 kcal je Portion

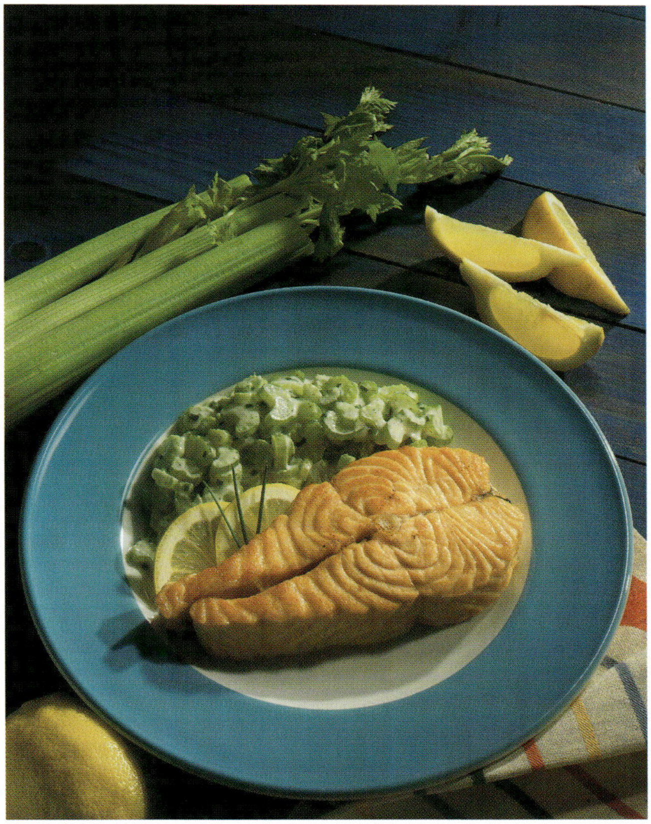

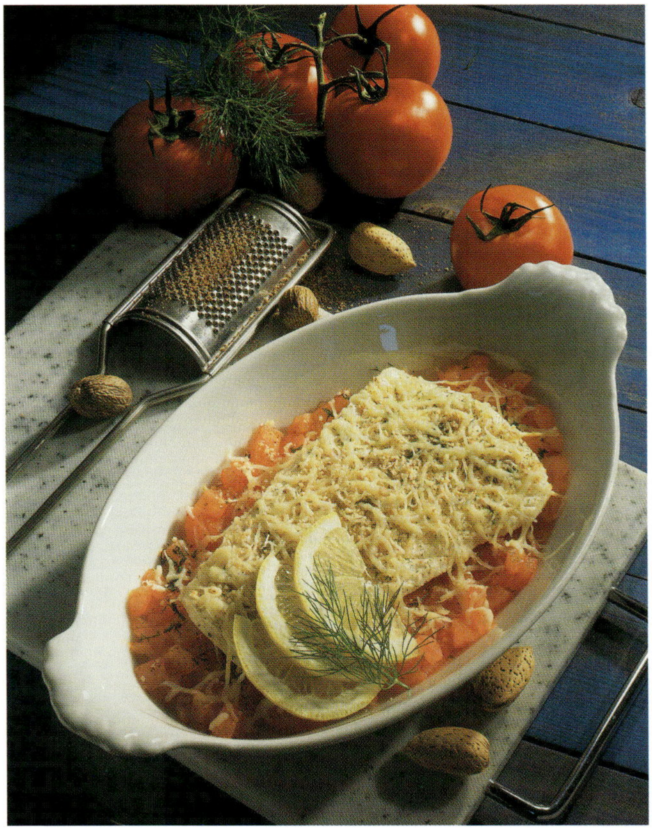

Rotbarschfilet im Tomatenbett

Zubereitungszeit:
ca. 35 Minuten

Für 2 Personen

300 g Rotbarschfilet
2 EL Zitronensaft
1 Bund Dill
500 g Tomaten
1/2 TL Kräutersalz
1/2 TL geriebene Muskatnuss
50 g geriebener, mittelalter Gouda (45% Fett i. Tr.)
2 EL gemahlene Mandeln

1. Den Backofen auf 225 °C vorheizen. Das Rotbarschfilet waschen, trockentupfen, eventuell durchschneiden und mit Zitronensaft beträufeln.
2. Den Dill waschen, trockenschütteln, von den Stielen zupfen und fein schneiden. Die Tomaten über Kreuz einritzen, kurz überbrühen, abschrecken und enthäuten. Sie dann halbieren, entkernen und die Stielansätze herausschneiden. Das Fruchtfleisch in kleine Würfel schneiden.
3. Die Tomatenwürfel in eine flache Auflaufform (20 cm Ø) füllen. Sie mit der Hälfte des Dills sowie mit etwas Kräutersalz und Muskat bestreuen.
4. Das Fischfilet ebenfalls mit Kräutersalz und Muskat würzen. Es auf die Tomaten legen und mit dem restlichen Dill bestreuen. Den Käse mit den Mandeln mischen und darauf verteilen.
5. Alles im Backofen etwa 20 Minuten auf der mittleren Schiene backen, bis das Fischfilet gut durchgegart ist.

ca. 380 kcal je Portion

Register

Alphabetisches Rezeptverzeichnis

Erklärung der Symbole

- ■ (rot) Kohlenhydratgericht
- ■ (blau) Eiweißgericht
- ■ (grau) neutrales Gericht

Rezeptverzeichnis nach Rubriken

Frühstück

Zwischenmahlzeiten

Kleine Gerichte

Gerichte zum Mitnehmen

Gerichte mit Reis und Getreide

Gerichte mit Nudeln und Kartoffeln

Gerichte mit Fleisch und Geflügel

Gerichte mit Fisch und Meeresfrüchten

Vegetarische Gerichte

Gebäck

Salate

Belegte Brote, Sandwiches & Co.

Suppen und Eintöpfe

Erklärung der Symbole

- ■ (rot) Kohlenhydratgericht
- ■ (blau) Eiweißgericht
- ■ (grau) neutrales Gericht

Im FALKEN Verlag sind viele attraktive Titel zum Thema „Trennkost“ erschienen.
Überall erhältlich, wo es Bücher gibt.

Sie finden uns im Internet: **www.falken.de**

Der Text dieses Buches entspricht den Regeln der neuen deutschen Rechtschreibung.

Dieses Buch wurde auf chlorfrei gebleichtem und säurefreiem Papier gedruckt.

ISBN 3 8068 7512 X

Umschlaggestaltung: Peter Udo Pinzer
Redaktion: Elly Lämmlen
Lektorat: Silke von Küster
Herstellung: Petra Zimmer
Umschlagfotos: TLC-Foto-Studio GmbH, Velen-Ramsdorf
Rezeptfotos: TLC-Foto-Studio GmbH, Velen-Ramsdorf
Weitere Fotos: Jump, Hamburg (L. Lenz): S. 27 / **Reinhard Tierfoto,** Heiligkreuzsteinach: S. 3, 4, 35 / **TONY STONE IMAGES,** München: S. 23 / **FALKEN Archiv,** Niedernhausen: **M. Brauner:** S. 37, 55 u. und 63 u. / **W. Feiler:** S. 13 li. zweites v. o., 14 o., 14 u., 15 li.u., 29, 50 u., 80 li., 111 re., 112 u., 137 re. und 144 / **B. Harms:** S. 32 u. / **U. Kopp:** S. 14 zweites v.o., S.43. u., 118 re.,134 u. / **Schilling & Schmitz:** S. 13 li. o. / **R. Schmitz:** S. 5 und 33 re., 49 u. und 86 u. / **Streiflicht:** S. 24 und 32 o. / **Tessmann und Endress:** S. 13 li.u., 30 und 115 re. / **TLC:** S. 8, 9, 11, 12, 13 re.o., 13 re.u., 15 li.o., 15 li. zweites v.o., 15 re.u., 16, 17, 18 li., 19, 25, 26, 28, 33 li., 34, 41 u., 45, 47 u., 54 u., 89, 66 re., 71 u., 72 u., 73 u., 132 u., 94 li., 109 u., 110 li., 121 u. und 124 u., 125 u. und 129 u. / **M. Wissing:** S. 18 re., 22

Die Ratschläge in diesem Buch sind von der Autorin und vom Verlag sorgfältig erwogen und geprüft, dennoch kann eine Garantie nicht übernommen werden. Eine Haftung der Autorin bzw. des Verlags und seiner Beauftragten für Personen-, Sach- und Vermögensschäden ist ausgeschlossen.

Gesamtkonzeption: FALKEN Verlag, D-65527 Niedernhausen/Ts.

817 2635 4453